骨质疏松研究丛书

临/床/编

原发性骨质疏松症治疗

主编◎梁祖建　黄宏兴　李坤寅

U0214406

SPM 南方出版传媒

广东科技出版社｜全国优秀出版社

·广州·

图书在版编目（CIP）数据

原发性骨质疏松症治疗 / 梁祖建，黄宏兴，李坤寅主编 . —广州：广东科技出版社，2018.11（2019. 9 重印）

（骨质疏松研究丛书·临床编）

ISBN 978-7-5359-7033-6

Ⅰ.①原… Ⅱ.①梁… ②黄… ③李… Ⅲ.①原发性疾病—骨质疏松—中西医结合疗法 Ⅳ.① R681.05

中国版本图书馆 CIP 数据核字（2018）第 265318 号

原发性骨质疏松症治疗

Yuanfaxing Guzhishusongzheng Zhiliao

责任编辑：黎青青　马霄行

封面设计：柳国雄

责任校对：李云柯　罗美玲

责任印制：彭海波

出版发行：广东科技出版社

　　　　　（广州市环市东路水荫路 11 号　邮政编码：510075）

http：//www.gdstp.com.cn

E-mail：gdkjyxb@gdstp.com.cn（营销）

E-mail：gdkjzbb@gdstp.com.cn（编务室）

经　　销：广东新华发行集团股份有限公司

排　　版：创溢文化

印　　刷：佛山市浩文彩色印刷有限公司

　　　　　（南海区狮山科技工业园 A 区　邮政编码：528225）

规　　格：787mm×1 092mm　1/16　印张 16　字数 320 千

版　　次：2018 年 11 月第 1 版

　　　　　2019 年 9 月第 2 次印刷

定　　价：88.00 元

《原发性骨质疏松症治疗》编委会

主　　编：梁祖建　黄宏兴　李坤寅
副 主 编：张倍源　王新文　陈卓伟
编　　委：（按姓氏笔画排序）

王胜浪　邓铭忠　石毓灵

刘　剑　许珂瑗　吴春飞

张百挡　张还添　范　帅

林杰彬　林勇凯　易　骏

徐兆辉　唐汉武　梁桂洪

廖志夫

序

　　随着人类预期寿命的延长、人口结构的改变和社会老龄化发展，骨质疏松成为全球关注的、更加严重的公共健康问题，其防治已成为当今国际上的研究热点。我国人口众多，老龄化趋势越来越严重，作为老年人的头号"隐形杀手"，骨质疏松严重影响了人们对美好生活的追求，因此我们应在新时代敲响骨健康的警钟，铸就铜墙铁壁型骨骼，让"会致命的岁月痕迹"的骨质疏松这个"隐形杀手"无所遁形，有效推进"健康中国"建设，时不我待，责无旁贷！

　　随着现代医学的发展及多学科的交叉渗透，为展示骨质疏松领域有价值、前沿及探索性的成就，分享骨质疏松防治策略、驱动骨质疏松学术创新，推进中国骨质疏松事业新发展，广州中医药大学附属骨伤科医院集三十多年来中医骨伤科的临床诊疗、科学研究及骨伤科教育教学之经验、成果，组织专家教授编写了"骨质疏松研究丛书"，旨在实现骨质疏松防治理念与学术创新的深度融合，推动骨质疏松的综合防治工作，提高公众对骨质疏松危害性的认识，提供积极的预防措施，实乃可褒可扬之善举。在该丛书的编纂过程中，作者极尽绵力，汲古求新，博采众长，参详内外，探索前沿，删繁就简，去伪存真，力求言简意赅、层次分明、通俗易懂，同时做到系统化、全面化、多方位化。

该丛书分为基础编、临床编和科普编，不但详尽梳理和介绍了骨质疏松基础研究、理论研究的国内外最新进展，骨质疏松症防治的主要循证医学证据和中医治疗的特点、预防及护理，还系统而全面地总结了继发性骨质疏松症和骨质疏松性骨折的诊治经验，撷取百家精华，荟萃临床经验，撰写科普书篇，呼吁关注骨骼健康，重视骨质疏松，提升对骨质疏松的预防意识，爱护骨骼，保护未来。

该丛书集科学性、先进性、实用性、权威性和鲜明性于一体，为广大医护人员，尤其是从事骨质疏松防治和研究的青年学者、临床医生和学生提供了极有价值的参考资料。

该丛书科普编内容翔实，通俗易懂，图文并茂，可供广大患者与人民群众阅读，以积累知识，拓宽视野，提升素养，重视骨健康，重视骨质疏松，提高骨质疏松防治能力，远离"骨松君"。

中华医学会骨科学分会副主任委员、骨质疏松学组组长

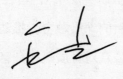

前言

　　骨质疏松症是多种原因引起的全身性骨代谢疾病，涉及骨科、儿科、妇科、内分泌科等多学科，被称作"寂静的杀手"，也被称为"具有老年期影响的儿科疾病"。本套丛书旨在跨学科、跨专业、跨形式，从基础、临床、科普三个层面对骨质疏松症进行全面的解析，让广大读者了解骨质疏松症，认知"骨松君"的可怕之处，明白其可防可治，更教会大家从生活中拿起健康武器修筑骨健康长城，练就"骨坚强"御敌于国门之外。

　　本套丛书分基础编、临床编、科普编，共有 9 本，内容丰富、涵盖面广，本丛书的构思、编辑、出版，是一项庞大的工程，也是一次大胆的尝试，对于骨质疏松症的科研教学、科普教育都有着不寻常的意义。我们更是希望通过不同形式的表达，将研究成果传播出去，让不同专业、不同知识背景的读者都能从中有所收益。

　　由于水平所限，书中不足和错漏在所难免，欢迎广大读者提出宝贵意见。

内容简介

　　本书探讨骨质疏松及骨质疏松性骨折的流行病学特征，并对引起骨质疏松的高危因素进行分析，重点分析了骨衰老在骨质疏松症病因及发病机制中的作用。特别是对骨衰老与骨质量、骨质疏松及骨质疏松性骨折关系的阐述，使读者更为深刻地理解骨质疏松的病理生理机制、危险因素和早期干预的重要意义。同时从现代医学与传统医学的防治措施入手，重点介绍了立足肝郁肾虚治疗高龄骨质疏松症的方法，并详细介绍了骨质疏松症防治的主要循证医学证据和中医治疗特点、预防及护理。本书可供临床医生、科研人员、医学院校师生、中医药爱好者及广大患者参考阅读。

梁祖建，医学博士，广州中医药大学第三附属医院、广州中医药大学附属骨伤科医院主任医师、硕士研究生导师，从事骨科临床、科研和教学工作二十余年，具有广博的理论知识和扎实的基本技能。主要研究领域为中西医结合治疗骨关节疾病及中药作用机制研究。在中西医结合治疗复杂骨关节损伤、骨质疏松性骨折、疑难颈肩腰腿痛、顽固性骨关节炎、骨肿瘤方面有丰富的临床经验和较高的学术水平。

目 录

第一章 骨质疏松症概述 001

第一节 骨质疏松症的基本概念 **001**

一、骨质疏松症的定义 001

二、骨质疏松症的分类 001

三、原发性骨质疏松症的分型 003

第二节 原发性骨质疏松症的流行病学研究概况 **003**

第二章 原发性骨质疏松症的病因及发病机制 006

第一节 原发性骨质疏松症发病的危险因素 **006**

一、固有因素 006

二、非固有因素 007

第二节 原发性骨质疏松症的病因 **009**

一、内分泌紊乱 009

二、营养因素 010

三、遗传因素 010

四、生活习惯 011

五、物理因素 011

六、免疫因素 012

第三节 原发性骨质疏松症的发病机制 **012**

一、原发性骨质疏松症的分子机制 012

二、原发性骨质疏松的细胞机制 022

三、原发性骨质疏松症的细胞信号转导机制 026

四、原发性骨质疏松症的衰老机制 036

五、原发性骨质疏松症的炎症机制 038

六、原发性骨质疏松症的骨骼免疫机制 041

第三章　原发性骨质疏松症的诊断与检查方法·············· 047

第一节　骨质疏松症的诊断·····································047
一、诊断标准···047
二、诊断程序···047

第二节　原发性骨质疏松症的检查方法·························051
一、骨密度测量···052
二、生化检查···055

第四章　原发性骨质疏松症的鉴别诊断······················ 062

第一节　原发性骨质疏松症与继发性骨质疏松症的鉴别·········062
第二节　原发性骨质疏松症与其他骨病的鉴别···················062
一、类风湿关节炎···062
二、强直性脊柱炎···063
三、成骨性不全症···063
四、多发性骨髓瘤···063

第三节　原发性骨质疏松症与内分泌疾病的鉴别·················064
一、甲状旁腺功能亢进···064
二、性腺功能减退···064
三、任何原因引起的维生素 D 不足·····························064

第四节　原发性骨质疏松症与其他恶性疾病的鉴别···············065

第五章　原发性骨质疏松症的临床表现······················ 066

第一节　原发性骨质疏松症的临床表现·························066
一、疼痛···066
二、身高变矮、驼背···067
三、呼吸功能下降···068
四、骨折···069

第六章　原发性骨质疏松症的治疗··························· 070

第一节　治疗目的···070
第二节　治疗原则···071
一、增加或保持骨量···071
二、改善骨的强度···071

三、增强骨的力学性能 072

四、消除病因 072

五、防止骨折的发生 072

六、对症处理 073

第三节 治疗方法 **073**

一、原发性骨质疏松症一般治疗 073

二、原发性骨质疏松症药物治疗 077

三、原发性骨质疏松症物理治疗 082

第四节 骨质疏松性骨折的治疗 **084**

一、骨质疏松性骨折的特点 084

二、骨质疏松性骨折与青壮年骨折愈合机制及药物促愈机制 ... 085

三、目前临床诊治骨质疏松性骨折的实际状况 091

四、骨质疏松性骨折治疗策略 092

第五节 常见骨质疏松性骨折的诊治 **095**

一、胸腰椎压缩性骨折 095

二、肱骨近端骨折 112

三、股骨粗隆间骨折 132

四、股骨颈骨折 147

五、桡骨远端骨折 148

第七章 原发性骨质疏松症的中医治疗 **153**

第一节 原发性骨质疏松症的中医病因病机 **153**

一、原发性骨质疏松症的中医病因 153

二、原发性骨质疏松症的中医病机 158

三、原发性骨质疏松症的病因病机现代医学研究进展 ... 161

第二节 原发性骨质疏松症的中医衰老机制 **165**

一、中医对衰老的认识 165

二、衰老理论与原发性骨质疏松症 169

第三节 原发性骨质疏松症的辨证分型 **170**

第四节 原发性骨质疏松症的中医治则 **171**

第五节 原发性骨质疏松症中医疗法 **176**

第六节 中医治疗骨质疏松症存在的问题及对策 **184**

第七节 中医疗效评估 **186**

一、疗效判定 186

二、疗效判定标准 188

三、关于骨折干预研究及评价 188

四、药物干预的质量控制标准 189

五、疗效监测 189

第七节　中医药防治原发性骨质疏松症的作用机制 **190**

第八章　原发性骨质疏松症的预防及护理 195

第一节　原发性骨质疏松症的预防 **195**

一、危险因素的干预 195

二、骨质疏松的三级预防 197

三、骨质疏松的预防措施 198

四、中医养生理论在防治老年性骨质疏松症中的预防作用 199

五、注重中医药在防治老年性骨质疏松症中的作用 202

六、治未病理论抗骨质疏松的实践 204

第二节　原发性骨质疏松症的护理 **211**

一、心理护理 211

二、疼痛护理 213

三、饮食护理 214

四、用药护理 216

五、安全护理 217

第三节　运动指导 **221**

一、适当日照 221

二、力量训练 221

三、护理措施 222

第四节　循证护理在骨质疏松症健康教育中的应用 **223**

第九章　医案精选 226

第一章
骨质疏松症概述

第一节　骨质疏松症的基本概念

一、骨质疏松症的定义

1885 年 Pommer 首先提出骨质疏松症，但有关骨质疏松的相关研究进展缓慢。直到 1990 年在丹麦举办的第三届国际骨质疏松研讨会及 1993 年在香港举办的第四届国际骨质疏松研讨会上，骨质疏松症才有一个明确的定义：原发性骨质疏松症是以骨量减少、骨的微观结构退化为特征的，致使骨的脆性增加及易于发生骨折的一种全身性骨骼疾病。2001 年美国 NIH（美国国立卫生研究院）的专家组对骨质疏松的定义增加了"骨强度的降低"，从此将骨强度概念纳入骨质疏松的定义中。

二、骨质疏松症的分类

骨质疏松症分为三类：第一类为原发性骨质疏松症，是一种随着年龄的增长必然发生的生理性退行性病变，占所有骨质疏松症的 90% 以上。第二类为继发性骨质疏松症，是由其他疾病或药物等一些因素所诱发的骨质疏松症。第三类为特发性骨质疏松症，多见于 8~14 岁的青少年或成年人，多半有家族遗传病史，女性多于男性。妊娠妇女及哺乳期女性所发生的骨质疏松也可列入特发性骨质疏松症，以便引起人们的重视。见表 1-1。

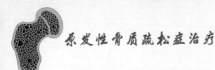

表1-1 骨质疏松症的分类

第一类：原发性骨质疏松症	
Ⅰ型：绝经后骨质疏松症	Ⅱ型：老年性骨质疏松症
第二类：继发性骨质疏松症	
A. 内分泌	
1）肾上腺皮质	2）性腺疾病
柯兴氏病	非正常绝经骨质疏松
阿狄森氏病	性腺功能减退
3）垂体	4）胰腺
肢端肥大症	糖尿病
垂体功能减退	
5）甲状腺	6）甲状旁腺
甲状腺功能亢进	甲状旁腺功能亢进
甲状腺功能减低	
B. 骨髓	C. 药物
骨髓瘤	类固醇类药物
白血病	肝素
淋巴瘤	抗惊厥药
转移瘤	免疫抑制剂
高歇病	酒精
贫血（镰状细胞、地中海贫血、血友病）	
D. 营养	E. 慢性疾病
维生素 C 缺乏（坏血病）	慢性肾病
维生素 D 缺乏（佝偻病或骨软化病）	肝功能不全
维生素 D、维生素 A 过剩	胃肠吸收障碍综合征
维生素 K_2 缺乏（钙代谢紊乱）	慢性炎性多关节病
F. 先天性	G. 失用性
骨形成不全症	1）全身性
高胱氨酸尿	长期卧床
Mairan 症候群	肢体瘫痪
宇宙飞行、失重	2）局部性骨折后
第三类：特发性骨质疏松症	
A. 青少年骨质疏松症	
B. 青壮年成人骨质疏松症	
C. 妊娠妇女、哺乳期女性骨质疏松症	

三、原发性骨质疏松症的分型

原发性骨质疏松症可分为两型：Ⅰ型为高转换型骨质疏松症，为绝经后骨质疏松症。Ⅱ型为低转换型骨质疏松症，包括老年性骨质疏松症，一般认为发生在65岁以上女性和70岁以上男性的老年人（国外把70岁以上老年妇女骨质疏松列为Ⅱ型骨质疏松症）。

有些继发原因，如失重、制动、久病卧床、长期使用激素等都可造成Ⅰ型高转换型骨质疏松症。两型的特点各有不同，见表1-2。

表1-2　原发性骨质疏松症两型区分特点

项目	Ⅰ型	Ⅱ型
年龄	50~70岁	> 70岁
性别比（男∶女）	1∶6	1∶2
骨量丢失	主要为松质骨	松质骨、皮质骨
丢失速率	加速	不加速
骨折部位	椎体（压缩性）	椎体（多个楔状）和桡骨远端、髋部
甲状旁腺素	降低	增加
维生素 K_2	减少↓	减少↓
钙吸收	减少	减少↓↓
25（OH）D→1, 25（OH）$_2$D$_3$	继发性降低	原发性降低
主要原因	绝经	老龄化

第二节　原发性骨质疏松症的流行病学研究概况

骨质疏松症是一种常见的全身性骨代谢疾病，在老龄化社会中患病率甚高，危害极大，严重影响老年人生活质量。目前，美国已有1000万患者和1800万的低骨量患者，根据美国第3次全国营养与健康调查（NHANES Ⅲ 1988—1994年），50岁以上女性和男性的骨质疏松症患病率分别为13%~18%（400万~600万）和3%~6%（100万~200万）。加拿大50岁以上人群中的骨质疏松症患病率为16%，西班牙为9.1%~22.8%，挪威为14%~36%。德国50岁以上人群椎体骨折的患病率高达50%。据估计，我国中老年人群中有大量骨量低于正常标准者，存在骨质疏松的风险，但由于诊断设备缺乏及认识不足，大量骨质疏松患

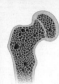

者并未能得到及时诊断和治疗。我国近期骨质疏松症流行病学研究结果表明：40 岁以上人群中骨质疏松症及骨量减少症（低骨量）的患病率女性分别为 19.9% 和 32.4%，男性分别为 11.5% 和 45.8%；60 岁以上人群中骨质疏松症及低骨量患病率女性分别为 28.6% 和 13.8%，男性分别为 15.0% 和 12.7%，总患病率分别为 22.6% 和 13.3%。据此推测我国 60 岁以上骨质疏松症患者大约为 2900 万。随着我国城市化进程加快，目前城镇和乡村人口分别占全国总人口的 36.09% 和 63.91%，老年人口在城镇和乡村的比重分别为 6.30% 和 7.31%。如果以双能 X 线骨密度仪检测的股骨颈、正位腰椎（L_2~L_4）平均骨密度值为依据，凡是骨密度值与当地同性别人群的峰值骨密度相比减少 ≥ 25% 诊断为骨质疏松症，则有学者认定为女性在 60 岁、男性在 75 岁以后就可以诊断为骨质疏松症；60 岁以上的女性患者包括绝经后骨质疏松和老年性骨质疏松，而男性患者均为老年性骨质疏松。目前我国将进入高龄高峰期，60 岁以上人口将占总人口的 27%，达到 4 亿人。1999 年调查发现中国 60 岁以上人群正位腰椎（L_2~L_4）的骨质疏松发病率，男性为 11%、女性为 21%，股骨颈的骨质疏松发病率分别为 11% 和 27%。据统计，我国 60~69 岁的老年女性的骨质疏松症发生率高达 50%~70%，老年男性为 30%。在华北、华东、华南、西南及东北 5 大区对 40 岁以上 5602 位汉族人口的调查结果显示，骨质疏松症患病率为 12.4%（男性为 8.5%，女性为 15.7%）；骨量减少发生率为 15.8%。

　　骨质疏松症是一种常见的慢性全身性的疾病，其特点主要为骨量减少，骨骼微结构破坏，从而导致骨骼脆性增加，并呈进行性发展，使之容易发生脆性骨折。骨质疏松最严重的后果是骨质疏松性骨折，它不仅降低患者生活质量甚至还可能致残，增加社会负担和经济负担，并增高死亡风险，所以骨质疏松症又被称为是一种"沉默杀手"的疾病。骨质疏松性骨折以腕部、腰椎和髋部骨折多见。据推测，50 岁以上白人女性中腕部骨折的患病率为 14%，白人男性为 5%~6%。据统计，挪威、美国、英国和日本 35 岁以上女性髋部骨折的发病率分别为 421/10 万、320/10 万、294/10 万和 108/10 万，前臂远端骨折的发病率分别为 767/10 万、410/10 万、405/10 万和 149/10 万。而在美国和欧洲，50 岁以上白人妇女分别有 25% 和 20% 发生椎体骨折。美国每年大约有 130 万人发生骨折，髋部骨折为 25 万人，脊柱骨折大约 50 万人，腕部骨折超过 17 万人。澳大利亚髋骨骨折发病率为（390~570）/10 万，总骨折发病率为（1600~1880）/10 万。我国对 50 岁以上人群进行问卷调查和胸腰椎侧位 X 线测量，结果表明：50 岁以上人群骨折总患病率为 26.6%，其中男性为 24.6%，女性为 28.5%。髋部骨折患病率为 1.9%，前臂骨折为 4.0%，脊椎骨折为 13.3%。

　　调查发现 2242 例 60 岁以上老年骨折患者中 21.41% 为髋部骨折。北京市 50

岁以上的妇女脊柱骨折发病率为 15%，其中 80 岁以上者比 60 岁以下者的发病率高 6 倍；佛山地区中老年骨质疏松中男性腰椎和股骨近端骨质疏松症发病率为 27.1% 和 2.2%，女性为 46.4% 和 11.8%。上海地区 60 岁以上人群骨折发生率为 20.10%，其中男性为 15.58%，女性为 24.43%；女性骨折发生率明显高于男性，且多在 60 岁以后发生，好发于股骨近端和桡骨远端；男性没有特异好发骨折部位。

1990 年，全世界范围的髋部骨折人数为 166 万（其中北美和欧洲占一半，女性占 70%），到 2025 年将达到 394 万（女性占 71%）。2050 年全世界 65 岁以上人口约有 15.55 亿，在亚洲、拉丁美洲、中东和非洲老年人将上升至 12.71 亿，将有 630 万人发生髋部骨折，其中 1/4 将发生在北美和欧洲，超过一半发生在亚洲，特别是中国。北欧一些国家的报告显示，60 岁以上的人群中髋部骨折发病率约为 6.9%，英国研究资料显示 70 岁以上女性脊柱骨折发生率为 20%~25%，75 岁以上的女性中每年有 1% 者发生髋部骨折，髋部骨折占骨折的 15%~25%。在美国，已有 1000 万骨质疏松症患者和 1800 万可能发展成为骨质疏松症的低骨量患者。据估计，在美国、欧洲和日本大约有 7500 万人受累，包括 1/3 的绝经后妇女和一定数量的男性患者。仅在美国和欧洲，每年大约有 250 万人因骨质疏松症引发骨折，仅此项医疗费用每年约为 230 亿美元。椎体骨折可能是最常见的骨质疏松性骨折，有较高的发病率，可引起驼背和身材变矮，长期随访病死率超过 4%。髋部骨折带来了很大的社会和经济负担，每年约有 6.5 万患者发生髋部骨折，病死率高达 10%~20%，同时尚有 1/3 留有残疾，19% 的患者需要长期护理；且髋部骨折的发生率和病死率随年龄增长而急剧上升。在高龄老年人中，1/3 的女性和 1/6 的男性将会发生髋部骨折。

随着国民经济的发展，人民生活水平的提高，预期寿命的延长和人口结构的改变，由骨质疏松引起的沉重的医疗和社会负担，已成为全球关注的、更加严重的公共卫生问题。预计到 2050 年，由骨质疏松症引的骨折将增加一倍，医疗费用将会以惊人的速度增长，同时，男性骨质疏松症的发病率也将增加。来自欧洲的一些研究资料表明，用年龄校正的骨质疏松性骨折也有增加，但其他地区是否亦如此，尚待认真研究。骨质疏松性骨折后的并发症使患者的生活质量下降、寿命缩短、医疗费用支出增多，这不仅对患者的心理造成伤害，也增加了家庭负担和社会负担，因此研究骨质疏松及其骨折的发病规律和危险因素具有重大意义。

第二章
原发性骨质疏松症的病因及发病机制

第一节　原发性骨质疏松症发病的危险因素

骨质疏松症是在遗传因素和环境因素的共同作用下，影响高峰骨量及骨量丢失并最终发展至骨质疏松。原发性骨质疏松症的危险因素主要有固有因素和非固有因素两类，固有因素包括年龄、性别、绝经、遗传和人种；非固有因素主要包括低体重、性腺功能低下、吸烟、饮食因素、缺乏体力活动或制动、钙和/或维生素 D 缺乏及服用影响骨代谢的药物等。

一、固有因素

（一）年龄和性别

年龄作为骨质疏松症的危险因素已被广泛认可。Neelam 的研究表明，增龄为骨质疏松症的独立危险因素。伴随年龄的增大，骨代谢逐渐发生变化，骨吸收大于骨形成，致使骨量逐渐减少。尤其对于女性而言，年龄的增长使得体内雌激素水平逐渐降低，骨密度逐渐减低，50~69 岁女性的骨质疏松症的发病率已高于50%，而相同年龄段男性的骨质疏松症发病率则降低了一半，约为 27.5%。国外更是有学者表示，女性的骨质疏松症发病率为男性的 2.765 倍。中国已经进入老龄化社会，随着老龄人口，尤其是高龄人口的增多，骨质疏松症患者的绝对数量也在不断累积。

（二）遗传和人种

迄今对骨质疏松症相关基因的研究正受到越来越多学者的关注，但研究结果尚存争议。目前已经报道出来的骨质疏松症候选基因超过 100 个，其中研究比较多的包括雌激素受体（ESR1/ESR2）基因、维生素 D 受体（VDR）基因、低密度脂蛋白受体相关蛋白 5（LRP5）基因和 1 型胶原 A（COLIA1）基因。骨质疏松症的临床评估需要与骨质疏松性骨折相关的家族史相结合，如果双亲有髋部骨折病史，那么子女发生骨折的风险将会增加 3 倍。骨质疏松症患病率及骨折发生率以白种人和黑种人分别为最高与最低。

（三）绝经

女性在绝经期后卵巢功能加速衰退，雌激素水平明显降低，骨吸收加速，而逐渐发生骨质疏松。女性在绝经后的第一年骨流失就已经开始，在绝经后的 5~10 年雌激素水平降低最为显著。绝经年龄的早晚对骨质疏松症的患病风险存在显著影响，绝经年龄早的女性有较高的患病风险。

二、非固有因素

（一）体重和体重指数

目前，关于体重和体重指数与骨质疏松、骨密度的关系尚存在一定争议。大多数学者认为低体重可以作为骨质疏松症的预测因子，超重则是骨质疏松症的保护性因素，有相关研究支持了这一观点。而另外一部分研究者则发现超重或肥胖是骨质疏松症的危险因素，这类人群的骨质疏松及脆性骨折发生率较高。

（二）运动

通过体育运动获得骨量峰值在青少年时期起着至关重要的作用。适当运动和应力有助于抑制骨吸收，刺激成骨细胞活性，促进成骨作用。适当运动也能刺激肌肉组织，加速血液流动，增加营养供应，促进骨组织对营养的吸收，以达到增强骨质的作用。适量运动对预防骨质疏松作用明显。而长期卧床的患者则会因制动使肌肉萎缩，加快骨量的丢失，更容易发生骨质疏松和骨折。同时户外体育运动还有一个特别的优点，可以接受更多阳光的照射，其可以促进皮肤合成维生素 D，以促进肠道对钙的吸收，进而促进骨的形成。经常在室内工作的人群骨质疏松症的发病风险是户外劳作人群的 1.779 倍，而基本不参加体育锻炼的人群骨质疏松症发病风险则是经常参加体育锻炼人群的 7.867 倍。我国 2011 年发布的《原发性骨质疏松症诊治指南》建议负重运动每星期 4~5 次为宜，如果是抗阻运动则调整为每星期 2~3 次，对于强度的要求为每次运动后肌肉有酸胀和疲乏感，经休息后，次日此种感觉消失最适宜。

（三）吸烟、酗酒

长期吸烟是骨质疏松症的危险因素，长期吸烟者容易过早停经，性激素水平下降加快，骨吸收加速，致使骨量丢失加快。吸烟亦可使肠钙吸收减少。长期吸烟者易患肺部疾病，使血液中氧含量降低，从而间接影响骨密度。长期吸烟者骨量丢失速度超过不吸烟者的2倍。大多数学者认为酗酒或过多饮酒可明显降低成骨细胞的活性，减少成骨细胞增殖，使骨形成减少。过多饮酒指平均每天饮酒≥3个单位，3个单位相当于白酒30mL、开胃酒60mL、葡萄酒120mL和啤酒285mL。但也有研究不支持此种观点，认为饮酒是骨质疏松症的保护性因素。亦有研究发现适当饮酒能增加降钙素分泌，有助于维持骨密度。因此，饮酒的量就成了关键。酒精摄入与骨质疏松风险存在剂量效应。饮酒量对骨质疏松的影响尚需要大规模的调查和试验来证实。

（四）钙剂与维生素 D 的摄入

钙是形成和维持骨骼强度所必需的，钙的摄入充足对于获得骨量峰值至关重要，我国营养学会就针对钙的摄入量制定了详细的标准，推荐成年人每天摄入钙元素800mg，而绝经后妇女和老年人每天为1000mg。但是目前的调查显示，我国老年人平均每天的饮食获钙量还远远不足，仅为约400mg，因此还需要大量额外地口服钙剂予以补充。维生素 D 是在钙的吸收过程中必不可少的元素，因此在补充钙剂的同时还应补充维生素 D，我国营养学会给出的推荐剂量标准为：成年人每天200个单位，老年人每天400~800个单位。

（五）糖皮质激素

糖皮质激素的长期或大量的使用可以导致或促进骨质疏松的发生，糖皮质激素可以直接作用于破骨细胞、成骨细胞及骨细胞，减少成骨细胞的生成，加速成骨细胞和骨细胞的凋亡，并延长破骨细胞的寿命，从而使骨吸收大于骨形成，引起骨质疏松。

（六）性激素

雌激素和雄激素对骨量峰值的获得、促进骨骼的生长及成年后骨量的丢失都十分重要。雌激素能够抑制破骨细胞活性，减慢骨吸收，促进成骨细胞活性及骨质形成，并具有拮抗甲状腺激素和皮质醇的作用。成年人性激素的缺乏会促使骨量减低，这是缘于骨转换速度加快，同时伴随骨形成与骨吸收的失偶联。近年来，雄激素对男性骨质疏松症的作用也得到了越来越多的关注，雄激素水平的降低是老年男性骨质疏松症的一个重要危险因素。有研究显示，50岁以上男性的游离睾酮小于7ng/dL，生物有效性睾酮小于180ng/dL，性激素结合球蛋白大于55nmol/L，其发生骨质疏松症的风险明显增加。

其他可能引起或促进原发性骨质疏松症的危险因素有饮食习惯（浓茶、咖啡、高盐饮食和低蛋白饮食等）、文化程度、心理因素、地理环境、工作种类等，目前这些因素暂时还没有统一的结论，需要更多、更充分的研究予以证明。

第二节 原发性骨质疏松症的病因

原发性骨质疏松已成为公认的老年性疾病之一，骨质疏松症不仅影响患者身心健康、生活质量，还会导致巨额医疗消耗，因此逐步明确其病因显得尤为重要。目前对其病因的研究主要包括内分泌因素、遗传因素、营养状况、物理因素、生活方式及心理状况等方面，病因的明确对于骨质疏松的预防和治疗有着重要的意义。

一、内分泌紊乱

（一）雌激素

雌激素对骨的作用主要为抑制骨吸收，女性原发性骨质疏松主要病因之一是绝经后雌激素缺乏引起骨的吸收和重建平衡失调。雌激素可通过成骨细胞表面的雌激素受体发挥直接作用。更年期因雌激素缺乏导致的骨缺失是多因素作用结果，这一过程中细胞因子以协同方式调节破骨细胞生成及骨生长，在这些细胞因子中，破骨细胞分化因子及肿瘤坏死因子发挥了核心作用，二者可诱导骨钙素生成及活动。临床和实验研究表明雌激素生成对长期骨生长、骨骺闭合及年轻人正常骨重塑过程是十分重要的。除此之外，随着年龄增长，雌激素水平的个体性变化可能显著影响骨丢失及骨折风险。很多学者发现妇女在怀孕后因为孕激素、雌激素水平的改变会导致暂时性骨质疏松，并有可能导致骨折。

（二）降钙素

降钙素的主要生理作用是降低血钙，它通过骨、肾等靶器官发挥作用。在正常的生理状态下，人体内的降钙素对血钙的影响很弱，但当血钙升高过度时，降钙素的分泌就会增加，使骨骼中的钙释放减低，而血液中钙则继续进入骨骼，因此血钙降低而使骨量不断增加。降钙素可抑制破骨细胞活性和成熟，减少其数量，从而抑制骨吸收，减少骨钙释放，降低骨量的丢失。降钙素还可抑制近端肾小管对钙和磷的重吸收，小剂量降钙素可抑制小肠钙吸收，而大剂量降钙素促进小肠钙吸收。有关降钙素与骨质疏松的试验结果可总结为以下几点：①女性降钙素储备功能低于男性；②降钙素的基础值、反应值与年龄呈明显负相关；③绝经后骨质疏松症患者，降钙素对钙的反应明显低于正常对照组，提示绝经后骨质疏松症降钙素储备功能降低，表明降钙素的降低与原发性骨质疏松症的发生密切相关。

（三）甲状旁腺激素

目前认为，甲状旁腺激素对骨具有两方面作用：其一，增强破骨细胞活性，促进骨吸收，使骨钙释放入血；其二，在破骨细胞活性增强的同时，增加成骨细胞的数目，促进成骨细胞释放骨生长因子，促进骨形成，增加骨量。间歇性小剂量皮下注射甲状旁腺激素对绝经后骨质疏松患者骨的同化作用已得到认可，它不仅能使已丢失的松质骨重建，刺激皮质骨及骨小梁生长，而且能加速骨折愈合，改善骨强度，促进骨膜形成及骨小梁连续性。而当甲状腺功能亢进时则会加速骨丢失，国外研究表明，患甲状腺功能亢进的男性其骨转换生化标志物会明显升高，并伴有显著骨丢失，甲状腺功能亢进严重性及持续时间长短与骨转换生化标志物、骨丢失两项指标直接相关。

二、营养因素

研究发现碱性饮食可促进体内钙的储留，食物中含适量碳酸氢钾或柠檬酸盐对骨生长有积极作用，而茶类中茶多酚可有效防止骨质疏松。除此之外，钙和维生素 D 也是骨质疏松患者重要的营养素，二者通过甲状旁腺素发挥对骨转换的调节作用，维生素 D 可调节血浆钙浓度及体内磷酸盐平衡，防止软骨病及骨质疏松的发生。通过对骨密度、骨小梁、皮质骨容量等指数的监测，维生素 D 可促进骨组织结构矿化。适当的钙磷比值（一般为 2：1）可以促进肠内钙的吸收，而我国成年人的平均膳食钙磷比值为 1：3.2，这种高磷低钙膳食消费模式可导致甲状旁腺激素的持续增加及肾脏 1，25-（OH）$_2$-VD$_3$ 生成量的持续减少。国外学者有研究发现：①植物蛋白可抑制骨质疏松发生率，而动物蛋白则会增加发生风险；②保持体内高钙水平仅仅摄入高钙是不够的，还需摄入相应量的镁。在微量元素中，氟、锶也发挥着重要作用，可刺激成骨细胞并抑制破骨细胞。HeeokHong 教授研究发现随着钙摄入增加，骨密度也随之增高，而每日适量牛奶或乳制品的摄入可使血清中维生素 D 含量维持在正常水平从而降低骨质疏松发生率。

三、遗传因素

迄今已发现近 100 种骨质疏松相关基因，其中研究较多的是维生素 D 受体（VD R）、载脂蛋白 E 基因等。对骨质疏松相关基因的探讨成为目前研究的热点与难点。维生素 D 是重要的骨代谢调节激素之一，可调节骨钙的内环境稳定。1，25-（OH）$_2$-VD$_3$ 为 VD 的活化形式，通过作用于 VD R 而调节血钙和骨骼矿化，VD R 是一种核内受体，为类固醇受体超家族的成员。载脂蛋白 E 作为一种糖蛋白，其主要功能为清除血浆中的脂蛋白，尤其是乳糜微粒，乳糜微粒是维生素 K 的主要转运蛋白，维生素 K 为骨钙素基因翻译后羧化所必需，而高比例的羧化骨钙素和骨骼密度呈负相关。

四、生活习惯

（一）吸烟

吸烟可促进骨丢失过程，其病理生理机制分为对包括所有骨单位的骨细胞直接、间接影响。尼古丁对细胞增殖有双向性作用，即含量较高时的毒性、抗增殖作用和含量较低时的刺激作用。吸烟可使肾上腺皮质激素产生代谢性改变，导致进一步的骨吸收。烟碱可对体内 1，25-（OH）$_2$-VD$_3$、甲状旁腺激素水平产生负面影响，导致肠内钙吸收减少，吸烟者体内 1，25-（OH）$_2$-VD$_3$ 及甲状旁腺激素水平分别较不吸烟者降低 10%、20%，并可直接或者间接刺激人体破骨细胞，增加碱性磷酸酶活性，使人体骨吸收和形成之间平衡失调。有常年吸烟习惯的老年人骨密度较正常人低，而且吸烟老年人骨密度随吸烟量的增加、吸烟年限的延长而下降。而吸烟降低骨密度，增加骨折风险这一过程可能随戒烟发生可逆性转变。

（二）饮酒

饮酒可增加骨质疏松性骨折风险的机制可从直接、内分泌、新陈代谢、营养作用等多方面加以证明。长期、大量的酒精摄入可导致酒精性骨质疏松，降低睾酮含量，减少钙供应，因此可能促进骨质疏松的发生，经常过量饮酒者患骨质疏松性骨折风险是不饮酒者 1.7 倍。如果已存在骨密度降低、骨质疏松等情况，饮酒则可能成为发生骨折的重要危险因素。长期大量的酒精摄入可抑制甲状腺的有效分泌，增加甲状旁腺素的水平，同时大量酒精可抑制肝、肾脏中维生素 D 代谢酶活性，破坏骨钙平衡，导致骨质的流失。

五、物理因素

骨组织不断经历着损坏、吸收、重建循环，当缺乏体力活动的有效刺激，身体形成的新骨量少于破坏的骨量时，则可发生负平衡，导致骨矿盐严重丢失。运动作为一种积极有效的防治手段，对延缓骨量的丢失具有积极的作用。研究证明，适度体育运动可增加人体的骨质密度，调节机体的骨代谢，预防骨质疏松。有越来越多的证据尤其是 Meta 分析证明成年期适度运动可维持骨密度，减少骨折风险。物理运动及因此产生的负荷传导到骨骼，二者相互作用很有可能发生在骨–肌肉界面。尽管一定的抗阻力训练有助于中老年骨质疏松的防治，但由于各项研究及研究质量的不同，仍需更多高质量的研究成果来指导我们根据不同人群确定相应的最佳运动方案，而对那些愿意并且能够坚持体育锻炼的人来说，物理运动确实是一项有效防止骨质疏松的策略。

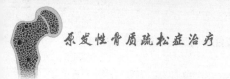

六、免疫因素

免疫系统与骨骼代谢密切相关，目前认为其主要机制是通过有关的体液因子如白细胞介素（IL）、干扰素（IFN）、C- 反应蛋白（CRP）等影响破骨和成骨细胞的数量和活性发挥作用。Wei 等研究发现 T 细胞产生的细胞因子 TNF、IL-1 可通过促进骨髓基质细胞 NF-κB 配体的受体或激活因子（RANKL）的形成促进破骨细胞的分化增殖，抑制破骨细胞的凋亡。Ganesan 等研究发现 65 岁以上的老年女性骨密度（BMD）降低与高 CRP 水平相关（$P < 0.001$）。

综上所述，原发性骨质疏松症的病因十分复杂。因此，在不可能改变遗传基因的情况下，提倡健康的生活方式和合理的膳食结构显得十分重要；同时，对骨质疏松病因的掌握，是临床医生诊断和治疗骨质疏松症的关键所在，并且对骨质疏松病因的研究是为新药开发和新的治疗方法提供新的理论基础和发展前景。

第三节　原发性骨质疏松症的发病机制

原发性骨质疏松症是因为骨强度的问题而引起骨折危险增加为特征的骨骼疾病；骨强度是由骨密度和骨质量综合决定的；骨密度是以单位面积或单位体积的骨量表示，骨密度是由人的骨量峰值和从骨量峰值开始减少的速度决定的；骨质量是由骨的显微结构、骨代谢转换、微损伤的蓄积、矿化的程度及骨胶原等骨基质的特性决定的。自 1885 年 Pommer 提出骨质疏松以来，国内外学者从不同角度对其发病机制等方面进行广泛的研究和探讨，但迄今为止，原发性骨质疏松症的详细发病机制仍不明确。

一、原发性骨质疏松症的分子机制

（一）激素与骨质疏松

1. 雌激素

雌激素对于维持骨吸收与骨形成的平衡具有极其重要的作用。雌激素可通过成骨细胞和破骨细胞雌激素受体直接作用，来限制骨转换。当雌激素缺乏时，这种限制开始丧失，则整个骨转换增加。雌激素缺乏引起的骨丢失导致骨髓腔增大，骨皮质变薄，小梁骨量减少，最终引发骨质疏松。雌激素受体（ER）分布于成骨细胞（osteoblast，OB）和破骨细胞（osteoclast，OC）及其前体细胞，在 OB 和 OC 的表达水平比在生殖器官至少低 10 倍，故雌激素对非生殖器官骨的分子作用机制与其在生殖器官不同，后者通过经典转录活性介导为促基因效应，前者可以通过快速非促基因效应的方式实现作用。在非促基因效应作用方式途径中，雌激素与成骨细胞膜上经典 ER 或其他受体结合，通过一系列信号级联反应，激活 OB 胞浆激酶，后者再转运至核内，调节其他转录因子，实现抗 OB 凋亡的作用。

在细胞水平上，雌激素降低成骨细胞和破骨细胞从其各自前体细胞分化的速率，从而降低骨转换频率；同时促使破骨细胞凋亡。当雌激素不足时，破骨细胞募集增多，凋亡减少，使破骨增强。目前认为这是通过影响某些细胞因子而起作用。例如骨保护素（OPG）、胰岛素生长因子-1（IGF-1）、IGF-2 和转化生长因子 β（TGF-β），分别能抑制破骨细胞成熟，刺激成骨细胞，促进骨形成。雌激素不足时下调了这些因子，从而增强了骨吸收。

雌激素与其他钙调激素的相互作用间接影响骨代谢：如降低骨对甲状旁腺激素（PTH）的敏感性，增加降钙素的合成，二者均可抑制骨吸收，增多肾脏合成 $1, 25-(OH)_2D_3$，从而增加肠钙吸收，降低肾排钙。当雌激素不足时，与其他钙调激素的作用与上述相反，增强了骨吸收。

2. 雄激素

雄激素在骨骼的生长发育和维持内环境的稳定中有重要作用。成骨细胞、破骨细胞、骨细胞、骨髓基质细胞的表面均有雄激素受体（AR），雄激素对成骨细胞的调控是直接通过成骨细胞上的 AR 实现的，睾酮（T）、双氢睾酮（DHT）与 AR 具有较强的亲和力。最近的研究证实破骨细胞中也存在 AR，雄激素在骨吸收方面的作用可能与雄激素对破骨细胞前体细胞分化成破骨细胞的抑制作用有关。骨组织中存在 5α 还原酶和 P450 芳香化酶，骨细胞中的 5α 还原酶，可将 T 转化为对 AR 更具结合力的 DHT；另外，T 可在 P450 芳香化酶的作用下转化为雌激素，即作为一种雌激素前体发挥生物学作用。

雄激素参与成骨细胞的一系列功能，包括骨细胞的增殖、合成与分泌各种生长因子和细胞因子，产生骨基质蛋白（骨胶原、骨钙素、骨桥蛋白等），同时影响各种局部因子在骨代谢中起调节和相互平衡的作用。DHT 能增加骨细胞内 TGF-βmRNA 的稳定性，促进成骨细胞分泌碱性成纤维细胞生长因子（FGF）和胰岛素样生长因子 Ⅱ（IGF-Ⅱ），从而刺激成骨细胞的增殖，增加骨质的生成。此外，T、DHT 具有抑制骨吸收的作用，可抑制对骨吸收作用很强的骨质吸收刺激因子，如甲状旁腺素、白细胞介素 1 的作用。雄激素还可以通过增加 Ⅰ 型前胶原肽的分泌，刺激骨钙素的分泌及抑制基质细胞分泌 IL-6 而影响破骨细胞的增殖分化。

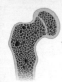

3.1, 25-(OH)$_2$-VD$_3$

1, 25-(OH)$_2$-VD$_3$ 发挥生物活性作用主要是通过与靶器官组织细胞核上的维生素 D 受体（VDR）结合发挥作用。在肠道，1, 25-(OH)$_2$-VD$_3$ 通过主动转运机制增加钙的吸收；在骨组织，1, 25-(OH)$_2$-VD$_3$ 刺激骨的细胞分化和碱性磷酸酶（ALP）、血清骨钙素（BGP）、骨桥蛋白和胶原的合成，抑制细胞因子，如 IL-1α、TNF-α 的产生。

1, 25-(OH)$_2$-VD$_3$ 在骨的吸收和形成代谢过程中起着双向作用：活性维生素 D 促进前体破骨细胞向破骨细胞分化，增加破骨细胞数量引起骨吸收增加；活性维生素 D 在刺激成骨细胞时能产生增强破骨细胞活性的因子，促进骨吸收。对骨形成的作用在于，活性维生素 D 促进肠钙吸收，提高血钙浓度，为骨矿化提供原料，对骨形成起间接作用；通过基因途径（核内受体介导生物活性）和非基因途径（细胞膜活化介导生物活性）直接作用于成骨细胞，并能增加骨基质蛋白，包括 I 型胶原、骨钙素和骨桥蛋白的质量，促进 TGF 和 IGF 等生长因子的产生与激活，维持正常骨重建过程，从而增加骨量及改善骨质量。此外，1, 25-(OH)$_2$-VD$_3$ 通过增加肠钙吸收间接抑制 PTH，也可直接抑制甲状旁腺细胞增生，并通过降低 PTHmRNA 合成速率，干扰 PTH 基因转录，抑制 PTH 合成；活性维生素 D 通过对 PTH 活性的调节抑制各类骨质疏松症中增强的骨吸收，其对 PTH 的直接抑制作用超过破骨细胞介导的骨吸收作用。

4. 降钙素

降钙素是由甲状腺 C 细胞分泌的多肽类激素，它是维持体内钙磷代谢的重要激素，降钙素通过抑制破骨细胞活性和数量，促进成骨细胞的形成而参与骨代谢。

降钙素通过与靶细胞膜上的降钙素受体特异结合而起作用，这些细胞包括骨骼上的破骨细胞、肾皮质表层及髓质外层细胞、大脑内及下丘脑的细胞，其中主要的靶细胞为破骨细胞。降钙素与降钙素受体高亲和力结合，激活霍乱毒素敏感蛋白，进而通过 G 蛋白偶联途径激活腺苷酸环化酶，使 cAMP 的水平增高；此外，还可通过 Ca^{2+} 为第二信使的信号途径，引起胞浆游离 Ca^{2+} 水平升高。

降钙素通过与破骨细胞膜上的降钙素受体特异结合而起作用。降钙素可抑制 OC 从皱褶缘向吸收区排出有机酸，特别是抗酒石酸盐的酸性磷酸酶（TRAP），还可抑制 OC 溶酶体酶，通过降低 Na$^+$-K$^+$-ATP 酶的活性和局部碳酸酐酶的活性，还可直接抑制 H$^+$-ATP 酶。降钙素的另一作用可能由百日咳敏感性 G 蛋白所介导，其激活进一步引起胞浆游离钙浓度的升高，继而使 OC 的微丝、微管重新排列，导致 OC 的皱褶缘消失，使 OC 与骨的接触面积明显减少，甚至离开骨表面。另外，降钙素还可使 OC 数量减少，推测降钙素可使 OC 分裂为单核细胞，使 OC 寿命缩短，或通过阻止骨髓单核细胞（即 OC 前体）的融合而降低 OC 的形成率，使骨吸收得到抑制。有研究还表明，除了直接作用于破骨细胞外，降钙素还通过影响成骨细胞上 OPG、RANKL 的分泌间接调控破骨细胞功能，抑制骨吸收。此外，降钙素可直接作用于人成骨细胞，刺激成骨细胞增殖和分化。体外实验还表明，降钙素对大鼠成骨细胞的增殖、分化和矿化功能具有刺激作用，也可阻止成骨细胞的凋亡。研究发现，适当浓度的降钙素对体外培养的 OB 增殖、分化、矿化均具有促进作用，其机制可能与降钙素可以刺激 IGF-1 表达有关。

5. 甲状旁腺激素

甲状旁腺激素（PTH）是维持机体钙磷代谢平衡的一种重要的调钙激素，骨骼是其主要的靶器官之一。PTH 在骨代谢中具有促进骨形成与骨吸收的双重效应，腺苷环化酶—环磷酸腺苷—蛋白激酶（PKA）和磷脂酶 C（PLC）—胞浆钙离子—蛋白激酶 C（PKC）两条信号转导通路在介导这两种效应中发挥着关键性调节作用。

PTH 能通过 cAMP/PKA 转导通路的介导促进骨髓中的成骨祖细胞向成骨细胞的增生分化，直接抑制成骨细胞凋亡，从而延长其成骨作用时间；PTH 还可能作用于成骨细胞，使之分泌生长因子类物质如胰岛素样生长因子，后者进一步以旁分泌的方式刺激衬里细胞向成骨细胞转化；除直接作用外，PTH 还通过 PKA 或 PKC 途径刺激成骨细胞产生胰岛素样生长因子（IGF）和转化生长因子（TGF），后两者再以自分泌的方式来发挥成骨效应。

PTH 对破骨细胞的调节主要由成骨源性细胞介导：PTH 通过对成骨细胞中 OPG 与 RANKL 的反比例调节有效地促进了破骨细胞的分化与激活；成骨细胞受 PTH 刺激后，还可分泌 IL-6、IL-11、MCF 等溶骨性细胞因子来活化破骨细胞；PTH 可诱导成骨细胞分泌合成 MMP-2，3，9，13 等基质金属蛋白酶，分解骨基质，促进骨吸收。PTH 还可直接作用于破骨细胞，通过 PKA 与 PKC 转导通路的共同作用，诱导破骨细胞产生酸性物质促进骨吸收。

PTH 对骨代谢的整体调节与剂量密切相关。PTH 小剂量间断应用具有骨合成效应，在 PTH 间断注射的早期，破骨细胞有短暂的活化，表现为体积增大和功能增强。而当 PTH 大剂量应用时，一方面引起破骨细胞广泛活化，另一方面成骨细胞内特异性转录因子、骨钙素、骨唾液蛋白和 I 型胶原蛋白的表达水平均有不同程度的下调，反映了当 PTH 发挥骨吸收作用时成骨细胞的功能受到抑制。同时，PTH 与肾小管上皮细胞、十二指肠肠细胞上的 PTH 受体结合，调节机体对钙、磷的转运和吸收，也从整体水平上调控骨代谢。

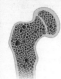
6. 甲状腺素

甲状腺素（TH）对骨代谢的影响主要是起调节作用，一方面 TH 能使 BGP、BALP 等的活性升高，另一方面又能使成骨细胞和破骨细胞的功能恢复动态的平衡。TH 在细胞水平对成骨细胞和破骨细胞的调节，T_3 通过与成骨细胞核受体结合而发挥细胞效应，可刺激骨钙素和胶原的产生，T_3 还可通过成骨细胞增加生长因子和结合蛋白的合成及分泌；TH 还能直接促进破骨细胞活性的增强和数量的增加。

7. 糖皮质激素

糖皮质激素（GC）对骨组织有直接和间接两方面的影响。人成骨细胞和骨细胞具有 GC 受体，GC 可通过受体介导作用直接抑制成骨细胞的功能，诱导成骨细胞和骨细胞的凋亡，减少骨质的形成。GC 能直接作用于骨基质，使 I 型骨胶原和骨钙素基因表达减少、蛋白质合成受抑制。与此同时，成骨细胞和软骨细胞表面胶原酶 Ⅲ mRNA 含量增加，后者可使 I 型和 Ⅱ 型骨胶原迅速降解，骨基质减少。GC 还能通过受体介导的细胞周期停止的调节机制抑制成骨细胞的分化和增殖，导致具有分泌基质功能的成骨细胞的数目减少。人类骨组织形态学研究发现，GC 对破骨细胞很可能具有双重调节作用，即在用药初期抑制破骨细胞合成，而长期使用则又显著促进该类细胞的生成，使骨吸收增强。

GC 可通过影响体内激素水平对骨代谢产生作用。GC 减少肠道钙的吸收，增加尿钙的排泄，导致血清中的钙减少，继发高甲状旁腺激素血症，而 PTH 通过作用于成骨细胞，诱导破骨细胞的分化增殖，增强骨吸收，增加骨钙的释放，以供机体对钙的需求，致使骨代谢负平衡，导致骨量的减少，发生骨质疏松；GC 能够抑制促卵泡激素（FSH）的分泌，降低雌二醇和睾酮的生成，从而起到拮抗性激素对骨吸收的抑制作用；GC 还可抑制促肾上腺皮质激素（ACTH）的分泌，使肾上腺网状带的雄烯二酮及雌酮的分泌减少，从而加速骨丢失；长期应用 GC 使人体降钙素水平下降，GC 可能通过降低降钙素的水平而间接促进骨吸收；长期应用 GC 导致的高皮质醇血症可以抑制生长激素（GH）的分泌，从而抑制 GH 促进骨形成的作用。

GC 还可通过细胞因子影响骨代谢。GC 能直接从转录水平抑制人成骨样细胞 IGF-1 mRNA 的表达，同时也影响胰岛素样生长蛋白（IGFBP）的活性及 mRNA 的表达，从而削弱 IGF 的骨形成作用而影响骨重建过程；GC 还能够抑制人胚胎成骨细胞系、骨髓基质细胞系、成骨细胞系和骨肉瘤细胞 OPG mRNA 的表达，与此相反，GC 能够刺激骨髓基质干细胞和破骨细胞骨保护素配体（OPGL）的 mRNA 持续表达，增加破骨细胞的形成及活性。

（二）骨代谢局部调节因子

局部细胞的自 / 旁分泌效应对前成骨细胞的增殖、分化及成骨细胞和破骨细胞的活动骨细胞的体外培养研究证实，PDGF-AA 在成骨细胞复制过程中可作为一种自增强因子发挥作用；PDGF-AA 还可以通过加速细胞周期循环和诱导细胞周期中的静止细胞进入增殖状态而促进成骨细胞的复制。PDGF-BB 和表皮生长因子（EKC）一起激活蛋白激酶 B（PKB/AKT）（后者对调节细胞生长、周期循环和细胞生存至关重要），从而维持成骨细胞的存活。

PDGF 有明显促进破骨细胞骨吸收作用。PDGF-BB 能通过与破骨细胞膜上的 PDGF-β 受体结合直接促进破骨细胞骨吸收，而在成骨细胞-破骨细胞复合培养体系中，PDGF 能刺激成骨细胞产生一氧化氮，从而抑制 PDGF-BB 对破骨细胞骨吸收功能的直接促进作用；PDGF 还能通过对促血小板生成素（TPO）的负调节作用，增加巨噬细胞系统中的破骨细胞前体细胞而加速破骨细胞的形成，从而促进骨吸收，因为 TPO 的作用是抑制破骨细胞形成，减少骨吸收。

1. 转化生长因子 - β

转化生长因子（TGF）是一类能刺激细胞表型发生转化的生长因子，是细胞生长与分化的重要调节因子。人体中 TGF-β 的最大来源是骨。TGF-β 有 5 种异构体，其中储存于骨内的主要是 TGF-β1。TGF-β1 与膜受体结合后，激活细胞膜上的 G 蛋白，G 蛋白被激活后，GDP 转换为 GTP，进一步激活多种效应器，引发一系列细胞内反应，从而发挥 TGF-β1 的生物学效应。

TGF-β1 与骨代谢的关系密切。TGF-β1 具有促进成骨细胞增殖、分化的作用。TGF-β1 能直接刺激成骨细胞中 DNA 的合成与重组，从而促进成骨细胞的分裂、增殖；同时，它可通过刺激骨髓成骨细胞祖细胞克隆数量和增殖能力，从而达到增加成骨细胞数量和活性的作用。

TGF-β 可由于浓度的不同对破骨细胞产生促进和抑制双重作用：TGF-β 低浓度（10~100pg/mL）时，可促进依赖 1，25-（OH）$_2$D$_3$ 的破骨细胞样细胞的形成，该作用由 PGE2 介导；TGF-β 高浓度（500~1000pg/mL）时，对破骨细胞形成呈抑制性，当浓度达 4ng/mL 时，产生完全抑制效应。TGF-β 对破骨细胞的抑制作用主要通过抑制破骨细胞前体细胞的增殖与分化，从而抑制破骨细胞形成；还可以通过超氧化物的产生直接抑制成熟破骨细胞活性。

TGF-β 可增加骨细胞外基质的合成，包括胶原、纤维连接蛋白和蛋白多糖。还能阻止基质的降解，减少基质蛋白水解酶的合成；增加基质蛋白水解酶抑制物的合成，如促进纤维蛋白溶解酶原激活酶抑制物和金属蛋白酶抑制物的合成和分泌；促进某些黏附分子在骨细胞膜上的表达，如淋巴细胞功能相关抗原-1（LFA-1）及细胞间黏附分子-1（ICAM-1）等，有利于骨细胞与基质蛋白成分的

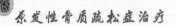

黏附作用，有利于基质合成。

一项研究通过测定 TGF-β1 在绝经前后女性中的分布及与腰椎、左髋骨密度之间的变化相关性，结果发现 TGF-β1 与腰椎正位、侧位及股骨颈骨密度之间存在良好的相关关系。可见，TGF-β1 与绝经后骨质疏松有关。

2. 骨形态发生蛋白

骨形态发生蛋白（BMPs）属于 TGF-β 超家族成员，是由人和动物的成骨细胞和瘤性成骨细胞产生，随着骨改建进程扩散进入松质骨和骨髓。BMPs 是具有骨诱导作用的一类独特的骨源性生长因子，能诱导未分化的间充质细胞向成骨细胞分化，正常的 BMPs 含量是维持骨结构和功能的重要条件之一。

诱骨活性是 BMPs 最重要的一种生物活性，BMPs 是公认的高效骨诱导因子，它能诱导机体内的间充质细胞不可逆地分化为软骨和骨细胞，再通过软骨内成骨过程形成新骨，这一过程在远离骨骼处的肌肉、韧带中也可发生。有研究证实，不表达 BMP-2 的成骨细胞前体细胞不具有分化的能力，但若对这种细胞加入外源性的重组 BMP-2 或将 BMP-2 导入这种细胞后，可促进其分化。在 BMPs 诱导新骨形成的过程中，需要激素和其他生长因子的参与。研究显示，BMPs 对骨代谢的作用受雌激素的调节，雌激素能促进 BMPs 的分泌，调节成骨细胞分泌一种或多种 BMP，反过来 BMPs 又促进雌激素对骨及软骨的作用。因此，BMP 是调节骨代谢的重要因子，雌激素通过促进成骨细胞分泌 BMPs 促进骨形成。

3. OPG/RANK/RANKL 系统与骨代谢

OPG 属 TNF 受体超家族，最初合成的 OPG 是一段含有 401 个氨基酸的多肽，当其中的 21 个氨基酸被裂解后，形成一个有 380 个氨基酸的成熟蛋白质。OPG 在骨组织中有较高的表达，而在甲状腺、肺、心脏、肝、肠、肾等组织中均有表达。人的 RANKL 是一个由 317 个氨基酸组成的多肽，RANKL mRNA 在骨和骨髓中的表达最高，在淋巴组织中也有很高表达。人的 RANK 是具有 616 个氨基酸的肽段，它主要存在于单核和巨噬细胞系，包括破骨细胞前体细胞、T、B 淋巴细胞和树突状细胞及成骨细胞表达。

研究发现 OPG/RANK/RANKL 系统在阐明骨质疏松症发生机制方面具有重要意义，特别是 RANKL/OPG 比率的改变可以直接影响破骨细胞的发育，从而影响骨代谢。一些激素或细胞因子，如：糖皮质激素、IL-11、PTH、PGE2 能拮抗 OPG 的产生，刺激 RANKL 的合成，引起破骨细胞的发育，产生破骨效应；另一些激素或细胞因子，如：雌激素、IL-1、IL-6 能促进 OPG 的合成，抑制破骨细胞的发育，阻滞骨吸收。这些激素与细胞因子几乎都是通过 OPG/RANK/RANKL 系统参与骨代谢的调控作用。

OPG/RANK/RANKL 系统是通过调节破骨细胞的分化和活化调控骨代谢。多种细胞因子或激素可以调控破骨细胞的分化、成熟，但最终都必须通过 RANKL 和巨噬细胞克隆刺激因子实现。成骨细胞和基质细胞可以表达 RANKL 作为膜联系的因子，在存在巨噬细胞克隆刺激因子的情况下，破骨细胞的前体细胞表达的 RANK 可以和在成骨细胞和基质细胞表达的 RANKL 配体通过细胞与细胞间的相互作用结合，诱导破骨细胞前体细胞分化成破骨细胞；成熟的破骨细胞也表达 RANK，成骨细胞和基质细胞通过其上的 RANKL 调节破骨细胞的骨吸收活性。OPG 是一种可溶性的 RANKL 受体，与 RANKL 结合后可以抑制 RANKL 与 RANK 的结合，进而抑制破骨细胞的分化。此时，破骨细胞是否发育主要取决于骨髓微环境中的 RANKL 和 OPG 的比率。RANK 受体和 RANKL 配体结合后，骨髓中破骨细胞的前体细胞迅速分化为成熟的破骨细胞，如果 RANKL 和 OPG 的比率增加，结合的 RANK 受体和 RANKL 配体较多，可以促进破骨细胞的活化和减少成熟的破骨细胞凋亡；相反，如果 RANKL 和 OPG 的比率减少，则破骨细胞的分化和活化减少。由雌激素缺乏和糖皮质激素过剩而诱发的骨代谢紊乱引起的骨丢失主要在于上述因素刺激 RANKL 的产生，拮抗 OPG 的产生，使 RANKL 和 OPG 的比率增加，促进破骨细胞分化、活化，引起骨吸收增强。

此外，动物实验和临床研究表明，去卵巢小鼠、老年鼠、老年骨质疏松症患者、老年女性绝经后骨质疏松症患者血清 OPG 浓度明显高于对照组，而骨密度则低于对照组，且骨密度值与 OPG 浓度呈显著负相关。因此认为，OPG 蛋白血清浓度的升高，可能是人体对骨质疏松发生后的生理性代偿反应或由于骨吸收增加，OPG 释放入血或老年人肝肾功能降低使其排泄受阻所致。

4. 瘦素

瘦素是 ob 基因编码的产物，主要由白色脂肪组织产生，具有多种生物效应。瘦素影响骨代谢的机制尚未完全明了，目前的研究认为主要通过外周和中枢两种来影响骨代谢。

瘦素可直接作用于人骨髓基质细胞，促进其向成骨细胞分化。瘦素可以与骨髓间质细胞的瘦素受体结合发挥效应，虽然不影响骨髓基质细胞的增殖，但却呈剂量、时间依赖性地提高了其碱性磷酸酶（ALP）、Ⅰ型胶原及骨钙素（BGP）的 mRNA 与蛋白质水平，并使长期培养的骨髓基质细胞的矿化基质增加。同时，瘦素可使脂肪细胞分化早期标志物——脂蛋白脂肪酶（LPL）的 mRNA 水平呈剂量依赖性的增加，却降低了 adipsin（脂肪组织特异性蛋白酶，属于丝氨酸蛋白酶，由脂肪组织和坐骨神经产生）与瘦素的 mRNA 水平，亦降低脂滴的形成，表明瘦素使脂肪细胞成熟水平下降，由此认为瘦素可直接作用于人骨髓基质细胞，促进其向成骨细胞分化而抑制其向脂肪细胞分化。此外，瘦素可影响成骨细胞的增殖分化与矿化，并且通过抑制细胞凋亡过程延长人原代培养成骨细胞的寿命。而目前，仍未见有研究证实瘦素对骨吸收有作用。

研究证实，瘦素是一种很强的中枢性骨形成阻滞剂，但其机制并未阐明。研究发现，瘦素可能通过调节下丘脑分泌的 NPY 和 α–MSH 两种介质来实现其抑制骨形成的作用。除下丘脑通路之外，瘦素还能直接通过自主神经来影响骨形成，瘦素缺乏导致自主神经张力降低，伴严重垂体功能低下和多种内分泌功能异常患者的骨丢失就是通过这一途径作用的结果。

5. 白细胞介素 –6

白细胞介素 –6（IL–6）是一种多功能的细胞因子，由 T 细胞、B 细胞、单核巨噬细胞、成纤维细胞及某些肿瘤细胞、基质细胞和成骨细胞激活后分泌。在体内含量甚微，以自分泌和旁分泌作用于局部，发挥多种生物学活性，对骨细胞吸收有独特的作用。

IL–6 对骨代谢的作用是通过调节破骨细胞和成骨细胞发育和功能实现的，gpl30 信号转导途径可能在调节骨重塑率中具有重要作用。IL–6 与其受体结合促进破骨细胞前体增殖、分化，刺激干细胞形成成骨细胞或增强这些细胞对 IL–6 的反应性，而这些细胞又分泌更多的 IL–6，使其成骨作用进一步加强。IL–6 和 IL–1 可以直接加强破骨细胞的活性，抑制其凋亡，并延长破骨细胞的寿命。此外，IL–6 还通过 OPG/RANKL/RANK 系统加强破骨细胞的能力，促使破骨活动加强，骨丢失增加，而致骨质疏松。

6. 肿瘤坏死因子– α

肿瘤坏死因子– α（TNF– α）主要由活化的单核巨噬细胞产生，TNF 与受体结合后，信号传入细胞内，通过 NF–κB 或活化蛋白（AP）–1 转录因子来实现其功能。TNF– α 是一种强有力的骨吸收诱导剂，主要作用于破骨细胞形成的早期阶段，其作用依赖于成骨细胞的存在。TNF– α 具有抑制骨形成、促进骨吸收的作用，TNF– α 引起骨吸收主要是通过增加破骨细胞数量并减少骨基质钙化来完成的。TNF– α 是十分重要的破骨细胞激活因子，它刺激前祖细胞产生新的破骨细胞，并可间接激活成熟的破骨细胞形成骨吸收陷窝，导致破骨细胞性骨吸收的增强。研究表明，TNF– α 可直接促进破骨细胞前体细胞的有丝分裂及破骨祖细胞的分化，对成熟破骨细胞的骨吸收功能也有促进作用。TNF– α 还可间接通过介导基质细胞和成骨细胞分泌参与破骨细胞分化所必需的"下游"细胞因子，如：巨噬细胞集落刺激因子（M–CSF）、粒细胞–巨噬细胞集落刺激因子（GM–CSF）、IL–6、IL–11，促进破骨祖细胞的增殖。此外还可通过前列腺素 E2（PGE2）诱导 RANKL 的表达并降低 OPG 的表达，促进破骨细胞前体分化及成熟破骨细胞的功能。同时，TNF-α 可以间接激活成熟的破骨细胞，增强其吸收功能，并抑制破骨细胞的凋亡，呈现出对骨的快速分解效果。此外，TNF-α 还可抑制成骨细胞的功能，降低成骨细胞碱性磷酸酶的活性，抑制骨形成和钙化。除了对骨系细胞的直接作用外，TNF-α 还可引起肾脏的钙、磷转运障碍，骨钙、磷的代谢失调和肾脏羟化酶活性下降等而间接影响骨代谢。

（三）介质

1. NO

NO 是由 NOS 催化 L- 精氨酸脱胍基而产生的。NOS 有两种同工酶：一种为依赖 Ca^{2+} 和钙调蛋白的结构型（cNOS），包括神经元型（nNOS）和内皮细胞型（eNOS）；另一种为不依赖 Ca^{2+} 和钙调蛋白的诱导型（iNOS）。eNOS 在骨髓间质细胞、成骨细胞、破骨细胞中广泛表达，能产生 pmol 级的 NO，对维持成骨细胞和破骨细胞的正常功能是必需的，雌激素、他汀类药物等均能调节 eNOS 产生 NO，从而防治骨质疏松。在细胞因子、脂多糖等刺激诱导下，iNOS 将被大量诱导产生，合成 nmol-μmol 级的 NO，影响正常骨代谢。

骨代谢与 NO 浓度的高低密切相关。低浓度的 NO，指 cNOS 产生 pmol 级的 NO，能促进成骨细胞的生长和分化。cNOS 基因敲除动物，由于缺乏必需的 NO，骨形成明显缺陷，并对雌激素应答降低。同时，NOS 能抑制破骨细胞的活性和运动性，cNOS 基因敲除小鼠与野生型对照组相比，其皮质骨和小梁骨 BMD 显著下降，骨组织形态学存在明显缺陷。相对高浓度的 NO，指上调 cNOS 表达所产生的 NO 或由某些 NO 供体释放产生的略高于正常浓度的 NO，这种浓度的 NO 只表现为对破骨细胞的抑制，而对成骨细胞却有促进其生成的作用，其作用与雌激素相似。高浓度的 NO，指 iNOS 诱导产生的 nmol 水平的 NO，则会抑制成骨细胞和破骨细胞的形成和分化。

NO 对骨代谢的作用可能是通过 OPG/RANK/RANKL 系统来调节的。NO 能显著增加 OPG 水平并降低 RANKL 的表达，从而增加骨形成、抑制骨吸收。NO 还可通过 N- 甲基 -D- 天冬氨酸受体（NMDA-R）通路调节破骨细胞，而通过调节 ALP 调节成骨细胞。

2. P 物质

体内外研究均证实，与 PPARγ、糖皮质激素、雌激素、雄激素和维生素 D_3 受体结合的配体可调节骨髓间质干细胞的脂肪生成和骨生成。如糖皮质激素的应用可导致骨丢失伴随骨髓脂肪增加；组织选择性核激素受体配体如 PPARγ 或糖皮质激素受体拮抗剂，在促进骨髓间质干细胞成骨性定型分化的同时阻止骨髓脂肪细胞的生成。

骨形态发生蛋白受体和瘦素受体是调节骨髓间质干细胞分化的两种激酶受体

复合物。骨形态发生蛋白受体作为一种异二聚体丝氨酸苏氨酸激酶，其Ⅰ型成分具有多种亚型。其中，结构活性 BMP ⅠB 受体的转染可促进骨髓间质干细胞分化为成骨细胞，而 BMP ⅠA 受体的转染则促使骨髓间质干细胞向脂肪细胞分化。因此，选择性结合 BMP Ⅰ型受体亚型的配体可调节骨髓间质干细胞谱系的分化方向。骨髓脂肪细胞分泌的瘦素，是一种活化骨髓基质细胞跨膜酪氨酸激酶受体的细胞因子。体外研究证实瘦素在阻止骨髓间质干细胞向脂肪细胞分化的同时促进其向成骨细胞分化；而将瘦素注射于瘦素缺陷小鼠脑室内，则导致骨量丢失，提示瘦素可通过中枢神经系统途径调节骨形成。可见瘦素在成骨细胞水平发挥促进骨形成作用，而在中枢神经系统则发挥促进骨量丢失作用。

随着年龄的增加骨髓中的脂肪细胞逐渐增多，而增龄、去卵巢及其他原因造成的骨质疏松都存在骨量减少和骨髓脂肪增加的现象。在骨质疏松患者中不仅骨祖细胞减少，MSCs 本身的成骨能力也降低，而成脂能力提高。虽然 MSCs 的变化与骨质疏松密切相关，但其中的机制并不清楚。不同研究得出不同观点：增龄引起的骨减少可能是骨髓微环境中生长因子（如 TGF-β）对 MSCs 的作用降低和 / 或 MSCs 对生长因子反应降低引起的；增龄引起 MSCs 的 PPARγ2 表达增加或活性增加，导致 MSCs 的可塑性下降，引起成骨减弱；成骨细胞中存在着大量的缝隙连接（GJC），一方面 GJC 调控着成熟成骨细胞表型的基因表达，另一方面，又受脂肪细胞的调控，脂肪细胞形成的增多，阻断了 GJC，从而引起成骨细胞生成的减少。

二、原发性骨质疏松的细胞机制

骨代谢是由成骨细胞的骨形成和破骨细胞的骨吸收构成的动态平衡过程。成骨-破骨细胞活动是维持骨重建平衡的核心。骨重建失衡是骨质疏松症的重要病理基础。成骨细胞是研究骨代谢、骨生长调控机制、骨组织工程等骨科领域成骨研究的主体，但人成骨细胞为完全分化的体细胞，增殖潜能有限，易衰老死亡，因此探索成骨细胞增殖途径对防治骨质疏松症具有重要意义。骨髓间充质干细胞（bone mesenehymal stem cells，BMSCs）具有强大的增殖能力和多向分化潜能，在适宜的体内或体外环境下可分化为成骨细胞、软骨细胞、造血细胞、肌细胞等多种细胞的能力，有望成为细胞治疗和基因治疗的新型靶细胞，具有广阔的应用前景。BMSCs 被认为是骨修复过程中成骨祖细胞的主要来源，其作为成骨细胞和成脂肪细胞的共同祖细胞，在维持成骨-成脂平衡中处于关键地位，定向调控 BMSCs 成骨分化对骨再生具有重要意义。老年人存在 BMSCs 衰老的改变，衰老的 BMSCs 成脂和成骨分化能力失衡，向成脂方向分化增多而向成骨方向分化减少是骨质疏松等成骨障碍疾病的发病机制。骨质疏松症患者由于骨髓基质细胞向成骨细胞方向分化受抑制，成骨细胞分裂增殖缓慢及骨形成因子合成分泌减少等原因，导致成骨细胞数量减少、骨形成期延长、骨形成率降低，表现为"低转换"型骨质疏松症。而在成骨细胞数量和骨形成功能明显减退的同时，破骨细胞分化、成熟和骨吸收活性却仍处于活跃状态，从而形成了老年性多孔骨改变。这是骨质疏松症发生的细胞学基础。

（一）髓腔内脂肪细胞

各种原因（增龄、骨质疏松症等）引起的骨量减少现象中，脂肪细胞的增加和成骨细胞的减少总是相伴行的，提示成骨细胞分化和脂肪细胞分化可能有共同的作用调控点。成骨细胞与脂肪细胞都来源于 MSCs。一方面成骨细胞与脂肪细胞两者可以相互转换，并且存在"此消彼长"的关系，在各种类型的骨质疏松患者中发现髓腔中的脂肪细胞与松质骨的骨量成反比。另一方面某些脂肪组织来源的基质细胞可以具有成骨分化的潜能。来源于皮下脂肪细胞在过氧化物酶增殖蛋白激活受体（PPAR）的配体或糖皮质激素的作用下，可以分化为脂肪细胞，但当细胞在 1，25-（OH）$_2$D$_3$、维生素 C、β- 甘油磷酸钠的作用下，这些细胞可以表现为成骨细胞的表型：骨基质矿化，表达成骨细胞的特异基因。一项研究，通过建立脂肪细胞和骨髓基质细胞共培养体系，共同培养 12 天，检测细胞内碱性磷酸酶活性，利用原位杂交方法检测 I 型胶原 mRNA 表达，3H- 脯氨酸掺入实验检测骨髓基质细胞胶原合成能力。结果，在同时段的共培养体系中，随着脂肪细胞浓度上升，骨髓基质细胞内碱性磷酸酶相对活性下降，I 型胶原 mRNA 表达减弱实验组 3H- 脯氨酸掺入实验 min-1 值均低于同期对照组，并认为髓内脂肪细胞干扰了骨髓基质细胞的成骨能力，可能与原发性骨质疏松症的发病有关。

体外研究还发现，脂肪细胞还可以抑制成骨细胞的增殖和细胞 ALP 的活性，而且脂肪的前体细胞系要比成骨细胞系更能促进破骨细胞的形成和功能活化，而不需要前列腺素 E 的协同作用，脂肪的前体细胞系要比成骨细胞系产生更多的破骨细胞形成促进因子。因此脂肪细胞的大量形成，不仅是成骨细胞生成减少的原因和结果，还可能导致破骨细胞的大量生成和功能活化，从而引起成骨-破骨的失偶联，最终导致骨丢失。

（二）破骨细胞与骨质疏松

破骨细胞来源于造血前体细胞，如集落形成单位-粒细胞巨噬细胞系（CFU-GM）或单核细胞系。骨吸收刺激因子是通过 3 条信号转导通路刺激成骨细胞或骨髓基质细胞产生破骨细胞分化因子（ODF）：1，25-（OH）$_2$D$_3$ 受体通路、蛋白激酶 A 途径 [甲状旁腺激素（PTH）、前列腺素（PG）E2]、gp130 通路（白介素）。骨保护素 / 破骨细胞生成的抑制因子（OPG/OCIF）能抑制上述刺激成骨细胞的 3 种转导通路，抑制破骨细胞的生成。OPG/OCIF 通过与其配基结合来抑制和阻断该配基的信号传递，从而抑制破骨细胞的生成和分化。OPG/OCIF 配基是骨保护素配体 / 破骨细胞分化因子（OPG-L/ODF），后者是重要的促进破骨细胞生成和分化的细胞因子，它与破骨细胞分化和活化受体（ODAR）/NF-kappa B 受体活化区域（RANK）结合，促进骨髓破骨细胞前体形成破骨细胞，增强破骨细胞功能，降低破骨细胞凋亡。雌激素缺乏骨髓微环境中 OPG/OCIF 和 OPG-L/ODF 比例失调，导致骨质疏松的发生。

此外，雌激素可抑制造血干细胞、单核细胞和成骨细胞分泌细胞因子，如 IL-1、IL-6、巨噬细胞集落刺激因子（M-CSF）、粒细胞巨噬细胞-集落刺激因子（GM-CSF）和 TNF，这些细胞因子能刺激破骨细胞增殖与分化、激活成熟破骨细胞和抑制破骨细胞凋亡，增强破骨细胞骨吸收的能力。绝经后雌激素缺乏，导致这些细胞因子产生增加，从而使骨吸收作用增强，导致骨质疏松的发生。

（三）细胞凋亡与骨质疏松

骨重建涉及骨形成与骨吸收两方面，骨吸收-形成动态偶联的失调引起骨形成的减少或骨吸收的增加，终导致骨量的减少和骨质疏松症的发生。参与骨重建的细胞包括成骨细胞和破骨细胞，它们的生物学活性及存活时间直接影响着骨转换的动态平衡，而成骨细胞和破骨细胞的动态平衡可通过细胞凋亡的形式实现。

1. 破骨细胞凋亡

破骨细胞是参与骨重建的最重要细胞之一。破骨细胞的数量与活性将直接影响骨转换的状态及骨量的多少。破骨细胞寿命的延长可使破骨细胞的数量相对增多，导致破骨性骨吸收的增强而发生骨质疏松。破骨细胞的生存和凋亡与凋亡蛋白酶（caspases）的活性密切相关。

雌激素能以受体介导的方式直接诱导破骨细胞的凋亡，还通过 TGF-β 介导，促进破骨细胞的凋亡而抑制过度的破骨性骨吸收。此外，雌激素还可增加体外培养的破骨前体细胞的凋亡数目和 caspase-3 的活性，表明雌激素对最终分化为破骨细胞的骨髓细胞起着负调控作用，即诱导破骨前体细胞凋亡。而雌激素的缺失将导致破骨细胞凋亡的减少而使破骨细胞的数量相对增多和相应骨吸收的增强，最终导致骨吸收形成的负平衡状态和骨质疏松症的发生。此外，一些抗骨质疏松药物，如维生素 K_2、双磷酸盐等均可通过促进破骨细胞凋亡的途径达到治疗效果。

2. 成骨细胞凋亡

成骨细胞在发挥功能之后有 3 种转归：一部分被埋于其自身分泌的骨基质中，转变为骨细胞，一部分转变为静止的衬里细胞，其余的则以凋亡的形式死亡。成骨细胞的凋亡可能与 Fas/Fas-L 系统有关。人的成骨细胞可以表达 Fas 抗原，并与外周血中单核细胞经细胞因子刺激所产生的 Fas-L 结合导致成骨细胞的凋亡。体外研究表明细胞因子对成骨细胞的凋亡起调节作用。骨髓局部微环境中的细胞因子如 IL-1、TNF-α，可能通过调节成骨细胞的生存时间而维持内环境的稳定；而在病理状态下，细胞因子则通过诱导成骨细胞发生异常凋亡而致骨吸收-形成的偶联细胞数量失调，从而导致骨质疏松的发生。

糖皮质激素过量应用常能引起继发性骨质疏松症。其发生机制被证明与成骨细胞前体的补充量降低和成骨细胞生存时间缩短等原因有关。体外研究发现，地塞米松可促进鼠骨髓细胞培养中 OB 祖细胞的凋亡，细胞因子 IL-6 可对抗凋亡的发生。另一项研究，在接受泼尼松治疗的小鼠和糖皮质激素治疗的患者中，发现成骨细胞和骨细胞凋亡增加 30%。骨细胞凋亡造成细胞间的紧密网状连接破坏，从而改变骨质，导致骨机械强度的降低，这是糖皮质激素性骨质疏松症骨异常的有力证据。

（四）成骨细胞增殖与细胞周期调控

细胞周期是单个细胞生长、分裂成两个子细胞的过程，细胞从一次分裂结束到下一次分裂结束所经历的过程称为一个细胞周期。研究发现大多数细胞的细胞周期为 10~48h。增殖细胞的细胞周期按序可分为四期，即 DNA 合成前期或有丝分裂后期（G1 期）、DNA 合成期（S 期）、DNA 合成后期或有丝分裂前期（G2 期）和有丝分裂期（M 期）。G1 期主要合成 RNA、蛋白质及 DNA 合成的前体物质，S 期主要合成 DNA，G2 期 DNA 合成终止，RNA 和组蛋白合成减少，作为有丝分裂期中纺锤丝原料的微管蛋白合成，M 期又可分为前期、中期、后期和末期等各期，完成染色体凝集、中心粒移向细胞核对应的两极、核仁解体、核膜消失（前期），纺锤体形成和染色体排列于其间（中期），姐妹染色体分开并移向两极（后期），子核形成和胞质分裂（末期）。

近年来对细胞周期的研究取得了突破性进展，发现并确立了细胞周期素（cyclin）、细胞周期蛋白依赖激酶（cyclin dependent kinase，CDK）和细胞周期蛋白依赖激酶抑制因子（cyclin dependent kinase inhibitor，CKI）。细胞周期的运行与否，能否按序完成上述众多的细胞周期时间，受控于精密的细胞周期调控机制。细胞周期调控机制的核心是 CDK-Cyclins 系统，即依赖于 Cyclins 的周期特异性的表达、累积与分解的 CDK 的时相性激活。而 CKI 通过与 CDK，Cyclin 或 Cyclin-CDK 复合物的结合而抑制 CDK 活性，引起细胞周期阻滞。

细胞周期由严格有序的四期 G1、S、G2、M 组成，在完成有丝分裂后，细胞可退出周期进入 G0 期，即静止期。G0 期细胞若经历终末分化则停止于该期，若被预定增殖则进入 G1 期。在 G1 期，细胞对外界刺激因素较为敏感。G1/S 转换中存在着一个检查点（checkpoint，restriction point），通过此点，细胞不再依

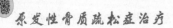

赖生长刺激因子而定向地进入 S 期，进行 DNA 的合成。G2 期，细胞检查 DNA 复制是否完成或是否发生错误。G2/M 转换中也有一个检查点，检查 DNA 复制的准确性。M 期，双倍 DNA 物质被平均分配到两个子细胞中。如果纺锤体装置与染色体着丝点的连接不合适，有丝分裂检查点将使细胞停滞于 G2 期。可见，细胞周期检查点对细胞周期具有调控作用，Cyclins、CDKs、CKIs 是这些检测点的关键。

目前，对细胞周期调控的研究，多集中于探讨肿瘤的发生机制及治疗上，对于成骨细胞周期素与骨质疏松的关系研究甚少。2002 年日本学者 Fujita 发现雌激素通过诱导 Cyclin D 来提高 CDK4/6 活性，进而促进成骨细胞的生长。Elisheva Smith 等研究发现，糖皮质激素会使 Cyclin A 和 CDK2 水平同时下降，使成骨细胞无法由 G1 期进入 S 期。2004 年 Michitaka 等用槲皮素刺激 p21 的表达，使成骨细胞停滞于 G1 期，p21 是细胞周期的负调节因子。国内学者祝颂松等实验研究发现下颌骨牵张成骨过程中，牵张间隙内成骨细胞 Cyclin A、Cyclin D、Cyclin E 的高水平表达，血清 CDK4 水平升高，说明 Cyclin A、Cyclin D、Cyclin E 及 CDK4 对成骨细胞系的增殖起着重要作用。

可见，细胞周期素对成骨细胞的增殖具有重要作用，而成骨细胞的增殖和成骨细胞数量在骨质疏松症的发病过程中扮演着重要角色。因此，进一步研究成骨细胞周期调节蛋白及调控机制，对揭示骨质疏松症的病理机制具有重要意义。

三、原发性骨质疏松症的细胞信号转导机制

（一）细胞信号转导研究概况

1. 细胞与信号转导

细胞是生物活动的基本单位，在多细胞生物中，细胞不是孤立存在的，细胞与细胞、细胞与周围组织之间密切联系，相互协调，以保持正常生理活动。细胞间的协调、细胞与环境的相互作用是由信号转导来完成的。细胞通过信号转导调控细胞生长、繁殖、分化、衰老和凋亡等重大生命活动。细胞必须识别、筛选、变换、集合、放大、传递、发散信号，并经过汇集、分析、整理、归纳，做出最有利于细胞生存和发展的反应，使各个细胞或者多细胞生物能够与周围环境之间保持高度的和谐与统一，使各种生命现象得以绚烂地呈现，使生命过程得以完美地进行。当前，生命科学研究领域中的调节细胞生长、增殖、分化和凋亡等一系列基本生命活动的细胞信号转导成为最热门的研究方向之一。

2. 信号转导系统

细胞信号转导一般包括信号、受体、胞内信号分子与生物效应等几个环节，共同构成一完整的"通路"，呈非线性排列。细胞对信号转导的诸多反应，涉及

蛋白质与 DNA 的相互识别和相互作用。各种不同的蛋白质因子对各种不同的 DNA 元件的识别和结合有重复性和普遍性等特性，这些特性可能就是形成信号转导网络的分子机制之一。错综复杂的信号转导系统内存在多方式、多途径、多环节、多层次的交叉作用，协调机体的生命活动。

3. 信号转导调控机制

信号通路将病理刺激、信号传递分子与生物效应相联系，通过"串话（cross talking）"与其他信号途径相协调，以调控细胞对刺激信号的反应，从而发挥其复杂联系与整体协调的作用。现在认为，细胞内信号转导的机制就是提供一种生物化学和分子生物学的分子机制，使机体在整体上对外界环境的变化发生最为适宜的反应。阐明细胞信号转导的调节机制意味着认清细胞在整个生命过程中的增殖、分化、代谢及死亡等诸方面的表现和调控方式，不仅有利于认识正常生理过程，而且对于揭示人类重大疾病的分子机制及开发细胞信号转导相关的药物都有着重要意义。研究认为，二聚作用是调节信号转导的一个重要机制。二聚作用是一种有效而灵活的调节机制，它能产生各种各样的物理学和生理学效应，调控不同的细胞生物学反应。

4. 信号转导与疾病

信号转导在许多重要生命现象中有非常重要的作用。信号转导一旦失误，就会产生疾病，甚至危及生命。目前已知许多重要疾病如肿瘤或免疫性疾病，就是细胞信号转导失误所致。细胞信号转导异常是疾病的重要分子病理特征。因此，从细胞信号转导角度认识疾病，使微观深入与综合整体相统一，有利于深入了解疾病的分子病理机制，并促进疾病治疗学研究。信号转导过程异常及信号转导通路中的信号分子异常均可造成疾病。前者如 Jak 酪氨酸激酶转递的信号途径异常造成生长激素受体异常症，Ras 信号转导通路异常造成各种糖尿病，依赖钙离子的钙释放途径的 Reanosin 受体的通道异常会造成恶性的热症，内皮素的 B 型受体异常造成与 G 蛋白偶联的信号转导通路异常诱发 Hirschsprung 病；后者如 ALK 异常造成的 Ki-1 淋巴瘤，细胞间黏附蛋白 ICAM-1 的异常造成自身免疫症，细胞周期蛋白 D 增加诱发 B 淋巴细胞瘤，转录因子 AML1 异常造成急性骨髓性白血病。还有一些在信号转导通路中起作用的信号分子，它们的异常也是造成疾病的原因，如 GP1 锚蛋白质的异常造成发作性夜间血色素尿症，细胞周期蛋白异常造成恶性淋巴瘤等。

5. 信号转导与疾病治疗

信号转导通路对细胞的增殖、分化、死亡和转化起到非常重要的调节作用。因此，调控信号转导通路中起调节介导作用的信号分子及信号转导通路可以用来治疗疾病。目前已经设计和制造了一些专门针对信号转导通路中激酶的药物和针对配基或者受体的药物。如针对激酶的药物：包括 PKC 活性调节剂、PKA 抑制剂、PTK 抑制剂和受体介导的钙通道调节剂等抗肿瘤药物，其中有的已经进入临床试验。针对配基和受体的药物：非肽类分子、可溶性受体、IL-1 受体拮抗剂、突变的细胞因子、抗细胞因子的自身抗体。细胞因子及其受体的拮抗剂已经有所研究和开发。细胞的增殖、分化和死亡受跨膜信号转导途径控制，而这些信号途径的最后环节就是基因的诱导表达。因此，干扰信号途径，控制信号转导过程，或者干扰信号诱导的基因表达，控制细胞分化、增殖、凋亡，从而对疾病进行有成效的治疗，增进机体健康，这是非常有意义的研究和实践。通过调控信号转导途径来治疗疾病是目前生物治疗的新兴领域，这方面的研究已经非常活跃。

（二）原发性骨质疏松症的信号转导通路

骨质疏松是由于破骨细胞（OC）骨吸收与成骨细胞（OB）骨形成之间时空偶联过程失衡所致。探讨细胞信号转导途径在成骨-破骨细胞增殖、分化、凋亡中的作用，为深入研究骨重建的时空变化规律提供了重要的线索，对于了解信号转导在骨质疏松症的发生、发展和治疗中的作用开辟新途径。

1. 成骨细胞事件中的信号转导

成骨细胞又称骨母细胞，常见于生长期的骨组织中，多聚集在新形成的骨质表面。它由骨内膜和骨外膜深层以及骨髓的骨祖细胞分化而成。在膜内成骨和软骨内成骨中，间充质细胞分化为成骨细胞，同时分泌胞外基质（ECM），随着 ECM 的钙化，成骨细胞被包埋在骨质中成为骨细胞。

（1）MAPK 信号转导通路。

丝裂素活化蛋白激酶（mitogen-activated protein kinase，MAPK）属丝氨酸苏氨酸激酶，是一类分布于胞浆中具有丝氨酸和酪氨酸双重磷酸化能力的蛋白激酶。MAPK 信号转导途径是细胞外信号引起细胞核内反应的通道之一，可参与细胞的形成、运动、凋亡、分化及生长增殖等多种生理过程。其基本的信号转导通路为：细胞外信号→受体→募集鸟核苷酸交换因子→GTP 与 GDP 交换→启动 MAPK 链→MAPK 转入核内→核内事件→生物效应。目前在真核细胞中已确定有 4 条 MAPK 信号转导通路：细胞外信号调节激酶（ERK）、c-jun 氨基末端激酶（JNK，又称 SAPK）、P38 和 ERK5 通路。近年研究表明，ERK、P38 和 JNK 通路参与成骨细胞分化增殖的信号转导，并在应激、凋亡及骨质代谢、炎症中有重要作用。成骨细胞中 3 种 MAPK 通路相对较独立，ERK 通路在细胞发育的各期均可激活，增殖期尤为重要。P38 通路在细胞开始分化时激活，调节 ALP 表达。ECM 与细胞（主要是成骨前体细胞）的接触及相互作用是激发 MAPK 途径，促使其进一步分化增殖及成熟的关键。目前对 ERK 的通路较为清楚：当 ECM 与前体细胞接触，ECM 与细胞表面整合素受体（主要

是 α2β1、α1β1）结合，受体异源二聚化，并自身磷酸化，继而使黏附斑激酶（focal adhesion kinase，FAK）PP125FAK 磷酸化并活化，然后募集鸟核苷酸交换因子（guanine enucleotide exchange factor，GEF），促使与 Ras 结合的 GDP 脱落而结合 GTP，从而激活 Ras。而当胞外信号为生长分化因子如 BFGF、PDGF、EGF 等时，与胞膜上相对应受体结合，引起受体酪氨酸蛋白激酶（RTK）二聚化并自身磷酸化，激发 Ras。另外，各种胞外刺激如应力刺激、白介素 –1（IL-1）、紫外线照射及细菌病原体（如金黄色葡萄球菌）等都能激活 JNK 和 P38 通路。Lai 等运用显性失活法（dominant negative），将 ERK1DN 转染人成骨细胞，ALP 表达及骨基质沉积均受抑制，同时由于细胞与胶原、OPN、Vitronectin 等黏附降低，细胞的伸展、移位也受抑制，由此认为 ERK 不仅对于成骨细胞的分化和增殖，而且对成骨细胞的黏附、伸展、位移及整合素的表达均具有重要意义。

在 MAPK 激活成骨细胞分化过程的众多靶蛋白中，转录因子复合物 AP1 和成骨细胞特异性转录因子 Osf2/Cbfa1 备受关注。AP1 在骨形成和成骨细胞分化中具有明确的作用：激活骨形成细胞，表达高水平的 c-fos 和 c-jun mRNA。体外培养成骨细胞发现，c-fos、c-jun 和 junB mRNA 在增殖期高表达，而 Fra-1、Fra-2 则在分化期提高，而且 Fra-2 和 jun D 构成的 AP1 复合物可以激发骨钙素（OCN）的表达。Jochum 和 Sabatakos 分别证实超表达 Fra-1 或 ΔfosB 的转基因鼠明显提高骨的形成和骨基质蛋白的表达。这些资料显示，AP1 可以通过 MAPK 通路介导胞外生长因子等对成骨细胞分化及骨形成的诱导。Osf2/Cbfa1 基因表达受高度限制，仅在骨组织和成骨细胞检测到。现已发现 PST 结构域特异的 DNA 结合序列存在于 OCN 上游调控序列内，且在Ⅰ型胶原（CollⅠ）、骨桥蛋白、骨结蛋白等成骨细胞特异表达基因的启动子元件。通过调节这些基因在成骨细胞的表达，可促进成骨细胞的分化和成熟。Osf2/Cbfa1 第二个转录激活区的 QA 结构域与顺式反应元件 OSE2 结合，可诱导 OCN、OPN、骨涎蛋白等分泌，促使基质沉积，使成骨细胞包绕在骨陷窝内，成为骨细胞。体外实验证明，重组 MAPK 可以导致 Cbfa1 蛋白磷酸化，MEK1/MEK2 抑制剂 PD98059 可抑制成骨细胞特异基因表达。MAPK 参与对 Osf2/Cbfa1 的转录调节在成骨细胞特异基因表达中发挥重要作用。

（2）G 蛋白信号转导通路。

G 蛋白偶联受体的磷酸化水平对骨代谢的调控起重要作用。G 蛋白信号 2 调节因子（regulators of G protein signaling 2）可能介导成骨细胞内 PKA 和 PKC 通路间的相互作用。RGS 在 G 蛋白受体介导的信号转导中起负调控作用。研究表明，过表达 GPCRs 激酶抑制剂的转基因小鼠，因受体的磷酸化水平下调，其骨

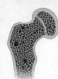
量和骨密度均高于野生型小鼠。PTH/PTHrP 受体属 G 蛋白偶联受体（GPCRs）超家族中 B 亚族成员，PTH 或 TIP39 与 PTH2 受体结合后，可活化 cAMP/PKA 信号转导通路介导成骨样细胞增生的效应，从而延长其成骨作用时间。Divieti 等发现 PTH 的 C 末端仍可与骨组织细胞特异性结合，PTH C 末端的受体具有调节骨细胞中钙离子浓度的功能。PTH/PTHrP 还可刺激成骨细胞产生胰岛素样生长因子（IGF）和转化生长因子（TGF）来发挥成骨效应。PTH 对 TGF-1 和 TGF-2 调节则分别是通过 PKC 和 PKA 途径完成。与 PTH 不同，PTHrP 可能对成骨细胞的凋亡并无影响。

（3）BMP 信号转导通路。

BMP 能引起多种细胞增殖、分化、凋亡，参与组织再生和再建（remodeling），在细胞游走和分裂等多种生命活动中发挥调节作用。Smad 蛋白家族是完成 BMP 信息转导的重要介质。BMP 受体激活 R-Smads 可以发生在成骨细胞和成软骨细胞，也可以发生在其他型细胞，如上皮细胞。BMPs 诱导 PEBP2αA/AML3/CBFA1 表达，是成骨细胞分化的关键。Smad1、Smad5 能特异地与 PEBP2αA/AML3/CBFA1 的启动子结合，通过与某一种 DNA 结合蛋白一起诱导成骨细胞分化。在成骨细胞和非成骨细胞的间充质细胞 PEBP2αA/AML3/CBFA1 通过 BMP4、BMP7 异源复合体和其过表达，抑制 I 型胶原和骨钙蛋白基因的表达。实验证明，Smad/ERK/BMP-2 在成骨细胞分化诱导的信号级联调节中存在潜在的、持久的、交叉的信号调节系统。

（4）TGF-β 信号转导通路。

转化生长因子 -β（transforming growth factor-β，TGF-β）是参与调节骨重建过程中最重要、最基本的调节因子之一。TGF-β 增加成骨细胞的分化，增加骨髓基质中骨细胞的浓度，刺激破骨细胞的活性改变，引起骨吸收改变。TGF-β 超家族信号的正调节和负调节都是由 Smad 家族成员调控的。Smad1、Smad5、Smad8 参与 BMP 信号转导，Smad2/3 参与 TGF-β 或激活素信号转导；通用型 Smad 蛋白，主要是 Smad4，是 TGF-β 各类信号转导过程中共同需要的介质；抑制型 Smads 蛋白，其中 Smad6 优先抑制 BMP 信号转导，Smad7 抑制 TGF-β 和 BMP 信号转导。

（5）TLRs 信号转导通路。

Toll 样受体（toll-like receptors，TLRs）在早期固有免疫中对入侵病原微生物的识别发挥重要作用，并在高等脊椎动物的固有免疫和适应性免疫中起着枢纽作用。研究发现，TLRs 对 OB 及 OC 具有重要的调控作用。TLRs 信号转导由作为转接蛋白的髓样细胞分化蛋白 MyD88 介导。目前认为，OB 表达 TLR2、TLR4、TLR5 和 TLR9，通过 TLRs 识别细菌相应配体并对其产生应答。TLR2

和 TLR4 通过 LPS 结合 LBP、解聚 LPS，使 TLR4 二聚化，激活 MyD88，IRAK 自身磷酸化，活化 TRAF6，降解 IκB，结合 I-RAK2，激活 MKK，MKK 磷酸化 MAPK 家族（包括 c-jun 氨基酸激酶、p38 和细胞外信号调节激酶）最终激活 AP-1，刺激 OB 增殖、转化。

（6）PI3-K 通路。

磷脂酰肌醇 -3- 激酶（phosphatidylinositol-3-kinases，PI3-Ks）在细胞信号转导中起重要的作用，在骨中它能增加骨对生长因子和激素的反应。Lee 等研究证实 PI3-K 在 RANKL/SCF-1 依赖的小鼠成骨细胞分化中起重要的作用，用 PI3-K 抑制剂能迅速降低成骨样细胞的增殖、生长和分化，同时能降低骨吸收的活性。PI3-K 和 c-Src 结合能增加成骨细胞对 CSF-1 的反应，CSF-1 依赖 PI3-K 聚积和 c-Src 激活。研究证实骨钙素同整合素 αvβ5 整合能促进包括凝胶溶素、c-Src 和 PI3-K 复合物的装配并使之激活。

（7）雌激素信号转导通路。

成骨细胞、破骨细胞同时表达 ER 两种亚型 ERA、ERB，这两种亚型可能通过形成异二聚体的形式共同发挥作用。在成骨细胞和破骨细胞中，E2 快速激活 MAPK，可能参与了激素的增殖和抗凋亡效应，这也许是雌激素骨保护作用的一个机制。研究发现，雌激素通过激活在生长骨板的软骨细胞中的 ER 影响骨的生长和生长骨板的闭合，通过作用于成骨细胞影响骨小梁处的骨形成。ERA、ERB 在成骨细胞的分化和矿化作用中可能产生不同的效应，其详细机制有待进一步研究。

（8）Ca^{2+} 信号转导。

钙离子能促进细胞黏合和胞间通讯，能稳定细胞膜结构和对膜兴奋剂拮抗的作用。成骨细胞广泛存在 L 和 T 亚型电压门控的钙离子通道。钙离子通道的存在对于成骨细胞的进一步分化、代谢、凋亡起重要作用。直接作用于成骨细胞的众多亲钙离子激素和细胞因子通过钙离子通道影响骨的重建。目前应用对钙离子代谢影响较大的雌激素、降钙素、钙剂和活性维生素 D 等对骨质疏松症进行治疗，取得一定的疗效，其主要机制是通过调节钙离子通道的关闭与开放影响进入成骨细胞的钙离子。因此研究成骨细胞钙离子通道的变化很可能在骨质疏松症的发病机制和治疗方面产生新的突破。

（9）力学信号转导。

机械应力作用下，应力敏感性离子通道、腺苷酸环化酶和蛋白激酶 C 被激活，促使细胞内第二信使、NO 及一些早期迅速反应基因（c-fos、c-jun 和 Egr-1）的合成，从而调节成骨细胞的增殖和分化，影响骨重建。近年研究证明，大 G 蛋白、小 G 蛋白是细胞力学刺激反应机制的重要环节，NO 是机械力引起骨反应的重要媒介。力学信号转导通路很可能是在细胞表面早期觉察机械应力刺激信号后，通过细胞骨架介导的下游（downstream）反应。细胞骨架对力学信号的转导有重要的传递作用。机械应力的调节作用依赖于完整的肌动蛋白细胞骨架，其功能能受信号转导系统的影响。研究证明整合素-细胞骨架受体是主要的力学信号转导位点，可以将细胞表面上的应力传递到细胞内各区。Weinbaun 等指出骨细胞对很大的流体压力无反应，但能被作用于骨细胞突起上较小的流体剪切应力所激活，释放细胞内的钙离子。这种钙离子能调节相邻骨细胞间细胞突起接头处蛋白亲水孔的开闭，从而控制通过骨细胞网络的细胞内离子流的多少，控制骨的改建过程。Roelofsen 等研究表明间断性流体静力压（intermittent hydrostatic compression，IHC）能提高未分化骨细胞和类成骨细胞的成骨细胞表型，提示机械环境对保持原始骨细胞表型分化是非常重要的，但持续性压力（compressive pressure，CCP）对成骨细胞有抑制作用。Inoue 实验证明离心力能刺激成骨细胞产生某些可扩散的生长刺激因子，进入培养液中，以自分泌方式促进成骨细胞的 DNA 合成。化学信号和机械信号可通过调节细胞表面受体相互转化。Ngan 等发现机械应变力和 IL-1β 对成骨细胞合成 PGE 和 cAMP 有协同作用，且 cAMP 是 PGE 升高的继发效果，认为局部产生的自分泌和旁分泌因子可以通过 cAMP 旁路，调节机械应变对成骨细胞的作用。Zheng 等研究表明 c-fos 可能参与了成骨细胞受到持续压力后机械信号转变为生物学信号的过程。赵曼等基于 COX-2 基因表达调控与成骨细胞力学信号转导有着密不可分的关系，探讨均匀双轴机械刺激影响成骨细胞 COX-2 的表达，认为该基因表达调控机制的精确阐明将有助于发展有关骨骼新陈代谢和炎症紊乱的新治疗原则。

成骨细胞事件中的信号转导途径是极其复杂的，许多信号途径相互联系，相互影响，构成复杂的调控网络体系，发挥精细的调控作用。就目前而言，研究主要集中在离子通道的变化、G 蛋白介导的信号通路、MAPK 通路、BMP/Smad 通路及各种细胞因子对成骨细胞分化的影响，其中 BMP/Smad 信号途径是近期研究的重点，也是充分认识成骨细胞分化机制的重要方面，要完全认识成骨细胞的分化特征和信号转导机制还需要不断的努力。

2. 破骨细胞事件中的信号转导

破骨细胞（osteoclast，OC）是由单核/巨噬形成的一种多核细胞。巨噬细胞变成具有骨吸收能力的 OC 必须要有骨髓基质细胞/OB 的存在。

（1）RANK 信号转导通路。

骨髓基质细胞/OB 表达两个促进 OC 生成所必需的分子：一个是巨噬细胞集落刺激因子（macrophage colony-stlimulating factor，M-CSF），另一个是激活核因子 NF-κB 受体的配体（receptor activator of nuclear kappa B ligand，RANKL）。

在骨髓基质细胞和 OB 的存在下，M-CSF 和 RANKL 分别与 OC 前体细胞上各自的受体结合并诱导其分化为成熟的 OC。OPG、RANK 和 RANKL 组成网络，这 3 个因子在 OC 的活化、发育、衍变、激活、成熟及骨重建偶联过程中发挥重要的调节作用。当刺激因素作用于 OB/ 基质细胞，诱导其膜上表达 RANKL 分子，与 OC 前体细胞膜上 RANK 直接结合，将信号传入前体细胞，引起级联瀑布反应，使 OC 分化成熟，而 OPG 则由 OB/ 基质细胞旁分泌发挥作用，竞争性与 RANKL 结合，封闭 RANKL 与 RANK 的结合，抑制 OC 的分化、成熟。RANKL/OPG 浓度比是 OC 分化诱导的决定性因素。OC 内的胞浆蛋白 TRAF 是 RANKL 信号转导通路中的关键分子。当 OB 膜上的 RANKL 与 OC 表面的 RANK 结合后，促使 OC 内的 TRAF 与 RANK 的胞内区结合，将 RANKL 的信息进一步传递下去。TRAF6 是 RANKL 信号转导途径中必需的连接蛋白。一方面 RANKL 经 TRAF6 激活 c-Src，JNK，NF-κB，调节 OC 数量及活性；另一方面一些因子也经 TRAF6 发挥作用，如 TNF 可经 TRAF6 促进 OC 生成，而 IL-1 经 TRAF6 抑制 OC 凋亡。所以 TRAF6 在 RANKL 的细胞内信号转导中起枢纽作用，调节 TRAF6 活性可影响 OC 分化。c-Src 是通过抑制 OC 凋亡和改变 OC 骨架两种途径发挥作用的。Xing 等在细胞试验中证实，c-Src 可激活 PI3-K，继之活化蛋白激酶 B，抑制 OC 凋亡。进一步研究发现，RANKL 激活的 c-Src 途径可能通过调节 αVβ3 的表达及细胞分布，来调节 OC 细胞骨架形成，参与 OC 骨吸收。Mizukami 等证实在 RANKL 刺激下，TAK1 迅速活化 IκB 激酶（IKK），从而促进 IκB 磷酸化。IκB 磷酸化是激活 NF-κB 的前提。NF-κB 是 OC 分化必需的细胞因子，直接参与 OC 分化。OC 内 NF-κB 作用途径为：RANKL+RANK → TRAF6 → TAK1 → IKK → IKB → NF-κB → OC 分化。

（2）MAPK 信号转导通路。

MAPK 通路与破骨细胞的分化、增殖和凋亡有关，在代谢性骨病中发挥重要作用。ERK 通路在促进 OC 的生存、防止 OC 凋亡及 OC 的分化方面起关键作用。Faccio 等研究发现 αVβ3、c-Fms 是通过 ERK/c-fos 通路介导 OC 的分化。Miyazaki 等研究发现 IL-1 可迅速激活 ERK 促进 OC 的存活，ERK 的持续激活可使 AP-1 与 DNA 的结合，促进 OC 的生存。P38 和 JNK 则主要参与破骨细胞的生成和凋亡。P38MAPK 在 RANK 介导的 OC 分化中起重要作用。RANKL 与 RANK 结合后，促进 MEK6 的磷酸化，进而激活 P38MAPK，活化的 P38 通过活化其下游底物 MAPK 激活蛋白激酶 -2，促进 OC 的分化。Kim 等发现在前 OC 中，活化的 P38MAPK 可促使小眼相关转录因子（microphthalmia-associated transcription factor，MITF）第 307 位丝氨酸磷酸化，活化的 MITF 与 TRAP 的启动子结合，通过与 OC 靶基因如：TRAP、组织蛋白酶 K 等启动子区域的一个 7

个碱基对的保守序列 TCANGTG 结合而调节 OC 的功能。JNK 通路在 OC 的分化及其功能表达过程中也有重要作用。RANK 结合 TRAF2 后激活 JNK，活化的 JNK 能诱导 AP-1 活化，使转录因子 Elk-1 激活，c-jun 磷酸化，调节 c-fos 表达，从而前 OC 功能活跃，分化形成 OC。

（3）G 蛋白信号转导通路。

PTH N 端前两位氨基酸为其信号转导的关键性区域，通过和受体近膜区（juxtamembrance region）相互作用，主要参与对 cAMP/PKA 信号转导通路的激活。Divieti 等证明 PTH C 末端的降血钙效应是抑制破骨细胞功能的结果，而且可能由 C 末端受体介导。May、Halladay 等观察到 PTH 可直接作用于破骨细胞，通过对 OPG 与 RANKL 的反比例调节，通过 PKA 与 PKC 转导通路的共同作用，有效地促进破骨细胞的分化与激活，诱导破骨细胞产生酸性物质促进骨吸收。但 Uy 等的研究表明 PTH 对破骨细胞的调控仍需要成骨源性细胞的存在。成骨细胞受 PTH/PTHrP 刺激后，可合成 MMP-2、MMP-3、MMP-9、MMP-13 等基质金属蛋白酶，分泌 IL-6、IL-11、MCF 等溶骨性细胞因子来活化破骨细胞，分解骨基质促进骨吸收。

（4）TLRs 信号转导通路。

已知鼠骨髓中的 OC 前体细胞表达所有已知的鼠 TLRs（TLR1-TLR9）。不同的 TLR 配体可活化 OC 前体细胞中的 NF-κB 并上调 TNF-α。TLR 家族与 RANK 一起共享一些下游信号。OB 表达有 CpGDNA 受体 TLR9，CpGDNA 可促进 OB 表达 TNF-α 和 M-CSF。在 TNF-α 协同作用下，CpGDNA 可诱导 OB 表达 RANKL，从而调节 OC 发生。CpGDNA 还可作用于 OB 上的 TLR9，发挥间接促 OC 生成的作用。除激活 NF-κB 外，CpGDNA 还可激活不同的 MAPK 通路。CpGDNA 可双向调节 OC 生成。LPS 诱导 OB 表达 RANKL，促进 OB 分泌 IL-1、前列腺素 E2 和 TNF-α，从而介导骨吸收。LPS 还可直接作用于 OC 上的 TLR4 或通过 OB 上的 TLR4 间接调控 OC 生成。

（5）αvβ3 整合素信号转导通路。

αvβ3 是破骨细胞膜上一种重要的蛋白，影响破骨细胞的运动及骨吸收能力。αvβ3 抗体、NF-κB 受体激活剂配体和巨噬细胞集落刺激因子可通过 αvβ3 调控破骨细胞的分化及功能。αvβ3 整合素信号转导涉及信号蛋白 Cbl 的磷酸化过程。αvβ3 激活后，与富含脯氨酸的酪氨酸激酶 2、c-Src 形成复合物，诱导信号蛋白 Cbl 磷酸化使细胞信号得以传递。实验证明，Cbl 磷酸化及其定位于破骨细胞外周骨架上是 Src 依赖性的，敲除 c-Cbl 基因可使破骨细胞迁移能力下降。Src 家族是一类蛋白酪氨酸激酶，在细胞生存环境中介导细胞表面各种受体信号的转导，具有调节细胞分化、迁移、变形和生存等功能。c-Src 对于破骨细胞的功能至关重要，c-Src 缺乏小鼠可因破骨细胞功能障碍而出现骨硬化。c-Src 缺乏可使破骨细胞功能异常但不影响其他组织细胞骨架，提示 c-Src 可能是一个与 αvβ3 相联系并被其激活的信号分子。在 Src 活化环节中，Src 的自动磷酸化可抑制 Src 激酶活性，敲除 c-Src 可明显改变 podosome 在破骨细胞上的最初分布，甚至影响锚定黏附样结构的形成，同时伴随层形足板、细胞迁移形成及运动能力的下降。

（6）雌激素信号转导通路。

破骨细胞同时表达 ERA、ERB。ERA 的表达和调控可能在破骨细胞形成中发挥重要作用。E2 快速激活 MAPK，可能参与了破骨细胞的增殖和抗凋亡效应。

（7）Ca^{2+} 信号转导通路。

破骨细胞存在 Ca^{2+} 受体细胞外配体控制性钙通道。钙缺乏可导致破骨细胞作用活跃。高 Ca^{2+} 可能通过对 Ca^{2+} 传感的衰减逆转骨吸收的抑制作用。破骨细胞质膜表达的 ryanodine 受体（RyRs）同型，对 Ca^{2+} 传感性起作用，阻止 Ca^{2+} 自细胞内储存中释放。RyRs 在核膜也有表达，能阻止核质 Ca^{2+} 内流。破骨细胞表达 P2Y1 和 P2X7 受体，细胞外的 ADP 可通过 P2 受体调节细胞破骨细胞的功能。高浓度的 ATP 可激活 P2X7 受体，而由机械刺激所释放的 ATP 可通过 P2X7 受体抑制破骨细胞的骨吸收作用。

综上所述，骨重建细胞信号转导是一个复杂的动态的系统过程，受全身和局部多种因素的影响和调节。多种激素、细胞因子通过调控信号转导基因表达，调节 OB、OC 分化、存活及活性。深入研究信号转导系统在成骨-破骨细胞事件中的功能，对于探讨骨质疏松症的发病机制具有重要意义。

（三）信号转导与骨质疏松症发病机制

信号转导的缺陷和异常活化与疾病发生、发展及预后的关系已成为疾病分子生物学的研究热点。骨质疏松症是由于 OC 骨吸收与 OB 骨形成之间时空偶联失衡所致。骨重建细胞信号转导途径的异常变化与骨质疏松症密切相关。研究发现骨质疏松症涉及 118 个表达差异显著的基因介导的 22 条信号转导通路异常，其中 67 条基因上调，51 条基因下调，有 12 条基因共表达调控大于等于 4 套信号转导通路。这些信号转导通路与细胞增殖、凋亡、黏附和迁移，以及血液循环、营养、发育、衰老、内分泌、免疫、能量代谢等密切相关，这反映骨质疏松的病机特点为多系统多脏器的全身性骨骼疾病。利用基因芯片检测发现许多激酶上调，从细胞分子水平上推测骨质疏松的发生发展可能是细胞外骨基质的降解及基质与细胞黏附功能减退，导致输入细胞中的各种"存活信号"转导中断，破骨细胞活性增强，成骨细胞活性降低，导致骨重建失衡，促进骨质疏松发生发展。利用芯片研究还发现骨质疏松 Smad4 显著低表达（Ratio 值 =0.01），推测其介导的

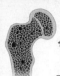

TGF-β1 信号转导通路异常在骨质疏松发病中有重要作用。可见对骨质疏松信号转导基因表达水平上的认识对深入阐明骨质疏松的发病机制有重要意义。

信号转导系统异常与疾病发生密切相关。转录调节因子的 DNA 结合特性的重复性和普遍性是形成信号转导网络的分子机制之一。许多基因如 CD14、MAPKp38 及 NF-κB 是不同转导通路中的信号转导分子，FAK 是 MAPK、JAK/STAT 信号转导通路的交汇点，它们在信号转导过程中起重要作用。芯片研究发现 PI3-K 信号转导相关基因出现显著上调（Ratio 值 > 20），而这些基因广泛参与信号转导调节，据此推测 PI3-K 在骨质疏松症信号转导系统病理机制中起重要作用。共刺激分子及其调节网络在特异性免疫应答过程中起着极其重要的作用。研究发现迄今公认的最基本的共刺激分子 CD28 表达有显著性差异，推测其在骨质疏松症发病中诱导其他多种共刺激分子的表达从而形成调节网络。二聚作用是调节信号转导的一个重要机制。研究观察到 ATF-4、Fos 基因高表达（Ratio 值 > 10），推测 ATF-4 与 fos/jun 形成的二聚体优先结合 CRE 形成混合的异源二聚体调节器在骨质疏松症信号转导系统中起重要调控作用。

随着增龄性变化，机体逐渐衰老，衰老时控制机体的整合功能明显减退，神经内分泌（NEI）网络出现进行性损害，其中最早出现并明显受损当属下丘脑-垂体-生长激素轴和下丘脑-垂体-性腺轴，以及淋巴系统中掌管细胞凋亡和细胞增殖的基因。实验发现大量介导 T 细胞受体信号转导基因低表达，说明骨质疏松症患者下丘脑-垂体-肾上腺-胸腺（HPAT）轴的这 3 个方面明显受损，反映骨质疏松症患者在 HPAT 轴上的基因表达谱是以衰退的表现为主。可见骨质疏松症与衰老密切相关。有理由相信，从骨组织衰老规律的角度来研究骨质量的增龄变化及骨质疏松症的发病规律是切实可行的，有助于维护和改善骨质量有效干预措施的开发和资源的合理应用，可能为防治骨质疏松症开辟全新的途径。

四、原发性骨质疏松症的衰老机制

衰老是健康机体生理功能减退、对疾病易感性增加、最后到达生命终止的一个程序性过程，机体各类器官和组织成分均会随着增龄同步地、以不同的速率衰退或老化。随着衰老的进展，抗病能力减弱，为老年病的发生奠定了病理基础。同时老年病的产生和发展，加速了衰老的进程。骨组织不论其数量和质量、组织成分和细胞活力都会受衰老规律的支配。骨衰老不完全等同于骨退行性疾病，但骨衰老最终表现以骨质疏松等为特征的退行性骨疾病的临床所见。骨质疏松症是生物衰老的一种特殊表现。马宗民等研究认为，老年人由于肌肉力量的降低和运动的减少导致外载荷下降，骨量相对于峰值丢失 25% 以上，产生骨质疏松症。因此，从衰老规律来进行骨质疏松症的相关研究是切实可行的。研究表明，衰老机制是生化副反应损变的失修性累积。自由基氧化与非酶糖基化反应引起的生物大分子的不可逆熵增交联是衰老的关键生化过程。HIRA/ASF1a 介导的 SAHF 的形成是驱使细胞衰老的分子机制。通过细胞衰老的研究可了解衰老的某些规律，对认识衰老和最终找到推迟衰老的方法都有重要意义。因此，把握衰老规律进行骨质疏松症的相关研究是切实可行的。

老年性骨质疏松是生物衰老在骨骼方面的一种特殊表现，细胞衰老是整个机体衰老的基础，自由基损伤学说、基因程控学说（端粒理论）、免疫功能减退学说、神经内分泌功能失调学说等都是衰老发生的重要机制。这些机制与原发性骨质疏松症发生发展息息相关。

（一）自由基损伤学说与原发性骨质疏松症

自由基损伤学说认为人体的衰老可能与机体自由基生成增多，脂质过氧化增强，细胞生物膜结构损害，导致生理功能紊乱，引起细胞及组织的萎缩，变性坏死有关。研究表明，大量的活性氧自由基的产生会从整体细胞和基因不同水平层次上影响骨的代谢过程。在骨重建过程中，胶原蛋白是骨构成过程中的重要组成部分，伴随衰老而来的自由基可以破坏其形成，导致骨中矿物质沉积减少，从而造成钙、磷、镁、锰的流失，抑制骨的形成，造成骨质疏松。

（二）端粒学说与原发性骨质疏松症

端粒生物学功能是维持细胞复制能力和保证染色体的完整性和稳定性，使真正的遗传信息得到完整复制。端粒酶是一种能不断地延长染色体末端的核糖核蛋白复合物。现代医学认为端粒长度和端粒酶活性与细胞衰老、机体衰老密切相关，端粒长度缩短和端粒酶活性下降的改变是机体衰老的重要标志。端粒酶激活机制在骨质疏松症的发生发展中起着重要作用，调控端粒酶的基因表达在防治骨质疏松症方面具有广泛的应用前景及实际意义。

（三）免疫功能衰退学说与原发性骨质疏松症

免疫功能的正常与否影响着骨代谢动态平衡。随着年龄的增长，老年人各种免疫器官的功能日渐衰竭，细胞免疫和体液免疫功能逐渐下降，对外源性抗原的应答反应减弱，对内源性抗原的分辨力降低，导致对疾病的抵抗力减弱，从而诱发各种疾病并加速机体衰老。邢小平等认为骨骼系统与免疫系统联系密切，免疫因素可以调节骨转换过程，影响骨代谢的平衡，在骨质疏松症的发病中发挥着重要作用。机体衰老、免疫功能衰退，必然会打破骨代谢的平衡，进而导致骨质疏松症的发生。

（四）神经内分泌功能失调学说与原发性骨质疏松症

随着年龄的增大，神经内分泌系统功能紊乱，大量的神经细胞萎缩死亡，性激素、神经内分泌系统激素和骨代谢调节因子的分泌逐渐减少，从而导致骨质疏松症的发生。骨代谢活动与神经内分泌系统具有密切的关系。Meinrad认为老年性骨质疏松症责于神经内分泌功能失调。下丘脑弓状核神经元的衰老改变会影响神经元内各种神经递质的合成与分泌，从而导致弓状核对垂体前叶内分泌激素调节失衡，引起各种与增龄有关的疾病。林雁龙等研究发现损毁弓状核导致移植骨骨质疏松，提示弓状核在骨质疏松症的发病中起重要作用。

总之，衰老是一个复杂的退行性生理过程，是多种因素相互作用的结果，骨质疏松症的发生发展与衰老有着密切联系，立足衰老规律，深入研究骨质疏松症的防治具有重要的意义。

五、原发性骨质疏松症的炎症机制

原发性骨质疏松症也被认为是一种与慢性炎症（如类风湿、病毒感染）相关的骨质疾病。研究证实，慢性的系统性的炎症也是引起骨质疏松症发病的因素，这种骨质疏松的类型被命名为炎症相关骨质疏松症（inflammation induced osteoporosis）。

（一）与骨质疏松症相关的炎性疾病

目前的研究发现多种炎性疾病如类风湿关节炎、系统性红斑狼疮、炎性肠病、脂肪泻、囊性纤维化、牙周炎、慢性阻塞性肺病等都与骨的重吸收有关。Roldán等实验发现在类风湿关节炎患者中，掌骨骨干皮层骨有一个早相快速的骨质丢失期，然后是一个逐渐变慢的骨丢失期，系统性的炎症是发生骨质疏松的独立危险因素。骨骼可能是类风湿性关节炎病程中一个重要的靶器官。慢性阻塞性肺病（COPD）是一种影响广泛的慢性疾病，目前发现它是一种慢性炎性状态，重要的致炎因子特别是TNF-α是导致肺部病变进展的重要因素，也是引起骨质破坏，骨量减少的因素。

（二）炎症相关骨质疏松症的发病机制

升高的致炎性介质与临床上很多慢性炎症疾病患者发生骨量减少和骨密度减低有关。Smith等构建了一种慢性系统性炎症诱导骨质丢失的体内的模型。在试验中，缓释微粒剂型的细菌脂多糖（LPS）被置入3月大的雄性SD大鼠皮下。受试大鼠按LPS剂量分为3组，即低剂量组（3.3 mg/d）、高剂量组（33.3 mg/d）和安慰剂组，分别治疗90天。在试验结束时，低剂量和高剂量组大鼠的股骨密度减低，高剂量组的椎体骨密度减低。CT检查提示高剂量组大鼠胫骨干骺端骨小梁处骨质减少。在LPS干预组可见骨小梁减少和骨小梁分离，且高剂量组改变有统计学意义。在发生LPS破坏性改变的干骺端，致炎性介质环氧化酶-2（COX-2）、白细胞介素1、TNF-α的浓度增高。

普遍认为COX-2在体外能诱导破骨细胞形成，COX-2特异的抑制剂抑制破骨细胞生成。而在生物体内，COX-2 与骨质的作用相对复杂。日本学者在动物试验中，使用选择性 COX-2 抑制剂塞来昔布能抑制卵巢切除小鼠的骨吸收，对骨形成没有影响。加拿大的多中心骨质疏松研究对 394 名患者使用选择性 COX-2 抑制剂干预后认为，选择性 COX-2 抑制剂使男性的骨密度降低，而在绝经后没有使用雌激素替代治疗的女性中骨密度增高，且其作用随药物剂量增加而加强。

目前已有相当多的研究聚焦于骨质疏松患者的白介素的改变。研究发现绝经后妇女骨质疏松与白介素-1β、白介素-6 的基因多态性相关。Jurado 等研究发现白介素-1β 可以增加骨保护素（osteoprotegerin，OPG）和 RANKL 的 mRNA 表达，导致破骨细胞活化，骨吸收增加。当单核细胞、巨噬细胞遭遇到细菌或肿瘤细胞时，它产生一种免疫系统的无反应状态，这种状态现在被证实在患败血症、白血病、急性冠脉综合征的患者中出现，与患者血循环中单核细胞过度表达白介素 1 受体相关激酶 M（interleukin-1 receptorassociated kinase-M）有关，而且这种假性激酶是破骨细胞分化和活化的中心调节因子，被认为与骨质疏松的发病相关。

TNF-α 被认为与破骨活化、骨重吸收相关。D'Amelio 等对绝经后妇女的研究发现雌激素减少可以升高 TNF-α 水平从而增加破骨细胞和外周血中的前破骨细胞，增加骨吸收，从而导致骨质疏松。Pacifici 认为雌激素减少，可通过 IFN-γ、IL-7 和 TGF-β（transforming growth factor-beta）等复合机制诱导 T 细胞分泌更多的 TNF-α，而 TNF-α 可直接活化破骨细胞或通过激活 RANKL 系统活化破骨细胞，导致骨吸收。荷兰学者用 TNF-α 阻断剂 adalimumab 治疗活动性类风湿患者，发现治疗组较对照组骨吸收被抑制，骨丢失停止。

RANKL 是肿瘤坏死因子家族的一员，由成骨细胞生成，与破骨细胞形成、产生效用和存活相关的调节因子，在广义上是涉及骨丢失的因子。RANKL 和 RANK 由涉及骨重塑、涉及免疫系统等多种组织细胞表达。在动物的炎症模型中，RANKL 的抑制预防了骨丢失，但对免疫介质或炎症没有可以探查到的影响。OPG 是 RANKL 的拮抗剂，可抑制破骨细胞，抑制骨吸收。Jabbar S 等证实，患骨质疏松症的妇女其 RANKL 和 OPG 水平较正常对照明显升高，且 RANKL 和 OPG 水平与股骨颈、腰椎的骨密度成反比。近期的研究对 RANKL/RANK/OPG 途径的作用已趋于统一，即 RANKL 与 OPG 水平保持动态平衡，使成骨和破骨维持平衡，减少骨丢失和维持正常的骨转换率。现有的文献证实，相当多的炎性疾病可激活 RANKL/RANK/OPG 途径，影响骨代谢。如 Franchimont 等的研究发现，克隆病患者血清 RANKL/RANK/OPG 水平升高，并以此来解释克隆病患者常常合并骨密度减低的情况。Mori 等发现在 II 型胶原诱发的小鼠滑

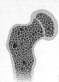

膜炎模型中，发生炎症的滑膜中，抗酒石酸酸性磷酸酶阳性的单核或多个核细胞都是 RANK 阳性的真性破骨细胞或其前体。围绕这些表达 RANK 的细胞的则是滑膜成纤维细胞，而这些成纤维细胞上表达了很强的 RANKL，提示 RANK/RANKL 与炎症反应相关，可能是炎症反应激活骨溶解过程的通路之一。

Koh JM 等对健康女性血清高敏 C 反应蛋白和骨密度的关系进行了研究。在骨量减少和骨质疏松症女性中，对数处理的血清高敏 C 反应蛋白的水平升高，且经年龄、BMI、月经状态校正后，经对数处理的 C 反应蛋白的水平与骨量直线相关。有更高 C 反应蛋白水平的 1/5 的患者血清总 ALP 水平比低 C 反应蛋白水平患者高。具有高 C 反应蛋白水平的妇女绝经前发生骨量减少和骨质疏松的 OR 值为 1.35（95%CI，1.08 to 1.68），绝经后其 OR 值为 1.54（95% CI，1.10 to 2.53），因此研究者认为亚临床的系统性炎症可能与健康女性的骨转换率和骨密度相关。

早在 20 世纪 90 年代，Armour 等制造了炎症诱导骨质疏松的动物模型，并研究了一氧化氮（nitric oxide，NO）对该动物模型的致病作用。他们发现在炎症诱导的骨质疏松动物模型中，NO 的水平升高，这与骨髓部位一氧化氮合成酶的活化相关。骨质疏松模型动物的骨密度降低，其成骨细胞数量减少而破骨细胞数量增加。一氧化氮合成酶抑制剂 L-NMMA 可以反转炎症诱导骨质疏松动物的破坏性的骨量减少和骨转换，却不能使对照组动物的骨密度发生改变。一些疾病如类风湿关节炎、强直性脊柱炎、炎性肠病等即与 NO 的水平升高相关，该实验解释了患有这些慢性系统性炎性疾病患者易发生骨质疏松的机制。

端粒酶缺损导致端粒缩短，端粒缩短使体外培养的骨髓间充质干细胞加快衰老，而端粒酶的过度表达使端粒酶加长，骨髓间充质干细胞寿命延长，促进骨形成。在端粒酶缺乏表型的小鼠，加速的年龄相关的骨流失在小鼠 3 个月大时即开始并在其后的 12 个月中持续发生（双能 X 线）。骨组织形态测定法发现矿化的骨表面减少，骨形成率降低，而破骨细胞则增多、变大。在端粒酶缺乏表型小鼠中分离出来的间充质细胞和骨始祖细胞都存在内在缺陷，其细胞复制数量减少，成骨的分化能力受损。微阵列分析发现在端粒酶缺乏的小鼠骨组织中大量致炎性基因的过度表达参与破骨细胞的分化。端粒酶缺乏表型小鼠的血清可以促进野生型小鼠骨髓培养中破骨细胞的生成。内在的成骨缺陷和致炎性的破骨细胞激活的微环境是端粒酶引起年龄相关骨丢失的机制。

随着研究的开展，越来越多的证据表明炎症也是导致骨转换率改变，破骨活化，骨质丢失的重要因素，与其发病机制相关的环氧化酶、RANKL/RANK/OPG 途径、肿瘤坏死因子、白细胞介素、C 反应蛋白、一氧化氮、端粒酶等与骨质疏松症的联系越来越明确，这不仅进一步明确了炎症对骨质疏松发生的诱导作用，也提示了通过抑制炎症对骨质疏松进行治疗的可能性。

六、原发性骨质疏松症的骨骼免疫机制

近年来，有关原发性骨质疏松症发病机制的研究已经延伸到骨骼系统与免疫系统相互作用的方面。2000 年 Arron 和 Choi 两位学者提出骨骼免疫学（osteoimmunology）的概念，并将这个概念的研究范畴定为免疫系统与骨骼系统之间的相互作用。这一交叉领域研究的兴起推动了各种细胞因子和信号通路参与免疫细胞和骨细胞之间相互作用的分子机制的深入探究。

（一）成骨细胞和破骨细胞形成的主要调节因子

原发性骨质疏松症是老年人常见的一种骨质丢失，骨微结构退化，导致骨质易脆性增加的退行性疾病。从细胞水平的病理机制方面看，原发性骨质疏松症的发生是由于成骨细胞形成与破骨细胞形成之间的平衡被打破，破骨细胞的形成占优，导致大量的骨质丢失。许多细胞因子参与破骨细胞导致的骨质吸收和成骨细胞诱导的骨质形成之间的平衡失调。

成骨细胞起源于骨髓间充质干细胞，促进成骨细胞形成和发挥功能的分子有骨形态蛋白、转化生长因子 –β、Wnt 分子、胰岛素、神经递质、成纤维生长因子和甲状旁腺激素等，这些因子通过细胞之间相互信号通路的作用激活不同转录因子，从而发挥维护成骨细胞功能的作用。成骨细胞分化增殖的关键因子是 Runt 相关的转录因子 2、骨基质蛋白及其他分子。而且，成骨细胞产生破骨细胞生成的正向和负向调节因子，分别是 NF-κB 配体的受体激活因子 RANKL 和骨保护素 OPG。成骨细胞的负调控因子包括 Dickkopf 相关蛋白 1 和骨硬化蛋白，这些蛋白主要由骨细胞分泌，干扰 Wnt 信号通路。而且细胞因子，比如 IL-6 或者肿瘤坏死因子 TNF-δ，抑制成骨细胞功能。破骨细胞起源于造血干细胞。成骨细胞分泌的巨噬细胞集落刺激因子（M–CSF）与受体分子 c–Fms 结合能诱导破骨细胞前体细胞增殖。TNF 家族因子 RANKL 与 NF–κB 受体活化因子（RANK）结合，诱导破骨细胞的分化。RANKL 主要是由破骨细胞表达，骨细胞、成纤维细胞、免疫细胞（包括抗原活化的 T 细胞和成熟的树突状细胞）也表达 RANKL。RANKL–RANK 相互作用，能激活参与诱导破骨细胞形成的主要转录因子、活化 T 细胞的核因子（NFATc1），NFATc1 与其他转录因子相互作用，诱导破骨细胞特异性基因的表达，比如抗酒石酸酸性磷酸酶、降钙素受体和组织蛋白酶 K。破骨细胞形成的负调控因子，RANKL 诱饵受体，骨保护素 OPG，不仅可以由成骨细胞表达，B 淋巴细胞和树突状细胞也可以表达，一些细胞因子，诸如 γ- 干扰素、IL-3、IL-4、IL-10 和 IL-12。尽管 RANKL 和 M-CSF 是破骨细胞形成的重要因子，但是破骨细胞形成需要更多的共刺激因子参与，这些共刺激因子的一个重要特征就是，它们的蛋白结构中包含免疫受体酪氨酸活化结构

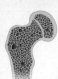

域（immunoreceptor tyrosine–based activation motif，ITAM）或者免疫受体酪氨酸抑制结构域（immunoreceptor tyrosine–based inhibition motif，ITIM）。首先，包含 ITAM 结构域的配体分子，DNAX 活化蛋白 12（DAP12）和免疫球蛋白受体γ链是破骨细胞形成的必需因子，DNAX 活化蛋白 12 和免疫球蛋白受体γ分别与骨髓细胞膜表面的破骨细胞特异性活化受体或者触发受体结合，启动破骨细胞形成。目前这些受体的配体尚未清楚，然而体外细胞研究结果显示，与免疫球蛋白受体γ链相关的受体被成骨细胞表达的受体激活，而与 DAP12 蛋白相关的受体被破骨祖细胞表达的配体活化，也有可能是成骨细胞表达的。一旦 ITAM 通过磷酸化活化，细胞内钙调磷酸酶信号被启动，钙调磷酸酶信号与 RANKL 信号通路相互作用，这对 NFATc1 的表达和破骨细胞形成是决定性的。其次，ITAM 和 ITIM 对免疫球蛋白受体γ链信号通路是非常重要的。在人类所有的免疫球蛋白γ链受体中，除 Fcγ RⅢ B 外，都包含有跨膜区域和胞质片段，当受体通过结合到免疫复合物上交联后，跨膜区域和胞质片段能将信号传递到细胞内。人的 Fcγ RⅢ A、Fcγ RⅢ C 胞质区都包含 ITAM 结构域。2012 年的研究表明，所有的免疫球蛋白γ链受体都在人的破骨细胞上表达，活化的免疫球蛋白γ链受体相互交联刺激破骨细胞的形成。

（二）IgG 免疫复合物与骨质疏松

IgG 通过结合到活化或者异质性 Fcγ 受体上来调节免疫反应，但是 IgG–Fcγ 体系如何调控骨质代谢平衡是知之甚少的。以前的研究只是了解到 Fcγ R 参与破骨细胞的形成，但具体的机制不清楚。研究者发现在小鼠破骨细胞前体细胞表面大量表达 Fcγ RⅢ 活化受体（由 Fcgr3 基因编码）和 Fcγ RⅡ B 抑制性受体（由 Fcgr2b 基因编码），而 Fcgr3 基因敲除的小鼠明显表现出骨质疏松的表型。Negishi–Koga 认为，在生理条件下，Fcγ RⅢ 限制了 Fc Rγ 与相关的 IgG 样的受体结合，从而通过共刺激信号扮演促进破骨细胞形成的负调控作用。在 IgG 存在的情况下，Fcγ RⅢ 如何调控破骨细胞的形成？Fcγ RⅡ B 与 IgG1 亲和力比 Fcγ RⅢ 与 IgG1 亲和力高，通过与 IgG1 结合，拮抗免疫细胞里的 Fcγ RⅢ 信号传递。Fcgr2b 基因敲除的小鼠也表现出骨质疏松的表型，这仅仅与高丙种球蛋白血症或者系统的输入 IgG 复合物相关。因此，研究者就推断，当 Fcγ RⅡ 2B 表达下调时，IgG1 复合物通过 Fcγ RⅢ 刺激破骨细胞形成，而 IgG2 免疫复合物通过与活化的受体 Fcγ RⅠ 和 Fcγ RⅣ 结合，刺激破骨细胞的形成。

（三）T 淋巴细胞及其亚群

T 淋巴细胞发生于骨髓的造血干细胞，然后迁移到胸腺，在胸腺里 T 淋巴祖细胞分化为静息 T 细胞，成熟的静息 T 细胞一方面从胸腺里释放到血液循环体系中，另一方面归巢到次级淋巴器官，包括骨髓里。T淋巴细胞在细胞表面表达αβ或者γδT细胞受体（TCR），这些T细胞受体可以识别各种抗原。绝大部分T淋巴细胞是αβT细胞，这类细胞表达CD4或者CD8表面抗原，即CD4$^+$T细胞和CD8$^+$T细胞。相反，绝大多数γδT细胞则不表达CD4或者CD8表面抗原，这类T细胞的功能目前不是很清楚。另外很小一部分T细胞是自然杀伤细胞（NK细胞）样T细胞，这类T细胞既表达NK细胞的表面抗原NK1.1，也表达αβT细胞表面抗原。尽管NK样T细胞数量很少，但它表达大量的细胞因子，参与各种免疫反应。

（四）不同CD4$^+$T淋巴细胞亚群与骨质疏松

CD4$^+$T细胞按照分泌细胞因子不同，分为Th1细胞（分泌IFN-γ）、Th2细胞（分泌IL-4）和Th17细胞（分泌IL-17）。Th17细胞被认为是破骨形成相关的T细胞，它通过双重机制调控骨质吸收：一方面，Th17细胞表面表达高水平的RANKL，RANK与破骨细胞前体细胞表面的RANK结合，促进破骨细胞前体细胞发育成破骨细胞，加速骨质吸收；另一方面，Th17细胞分泌IL-17，IL-17既能够直接诱导成骨细胞和骨髓基质细胞表达RANKL，同样通过破骨细胞前体细胞表面的RANK结合，促进破骨细胞成熟和骨质吸收，除此之外，IL-17诱导巨噬细胞产生TNF-α、IL-6等炎性细胞因子成骨细胞和骨髓基质细胞表达RANKL，促进RANKL与破骨细胞前体细胞表面的RANK结合，促进破骨细胞形成和骨质吸收。CD4$^+$T细胞的Th1和Th2细胞亚群则分别分泌IFN-γ和IL-4，它们通过抑制破骨细胞前体细胞发育成成熟的破骨细胞，从而抑制骨质吸收。Th1细胞分泌IFN-γ，与破骨细胞前体细胞表面IFN-γ受体结合，诱导细胞内的TRAF6降解，TRAF6是TRANCE/TRANCE-R信号通路中关键信号传递因子，从而干扰破骨细胞前体细胞中TRANCE/TRANCE-R信号通路传递，阻止破骨细胞前体细胞的分化与成熟，抑制破骨细胞形成和骨质吸收。Th2细胞分泌的IL-4是抗破骨细胞形成的重要免疫调节蛋白。以前的研究显示IL-4通过选择性的阻断RANKL诱导的NF-κB和MAPK信号通路，从而阻断破骨细胞前体细胞的分化。进一步研究发现，IL-4这种抗破骨细胞形成的作用需要持续的IL4处理，而且如果预先对破骨细胞前体细胞加入RANKL处理，IL-4则不能发挥抗破骨细胞形成的作用。即使是同时加入IL-4和RANKL，也不能阻断RANKL诱导的NF-κB或者MAPK信号通路，即不能干扰破骨细胞的形成。自NFATc1蛋白被发现后，关于IL-4抑制破骨细胞前体细胞分化的分子机制有了突破性的进展：NFATc1是一种重要的破骨细胞形成信号通路中的钙依赖的调控蛋白，Cheng J等发现通过STAT6在基因转录水平抑制RANKL诱导的NFATc1的表达，从而抑制破骨细胞前体细胞向破骨细胞分化。IL-4结合到破骨细胞前体细胞表面的受体上，激活 JAK 蛋白酪氨酸激酶，从而激活转录因子 STAT6 的磷酸化、二聚体化和转入核内，在核内 STAT-6 结合到 MMP9、Car2、Ctsk 和 TRAP 等参与破骨细胞形成和骨质吸收的靶基因启动子区域，干扰 NFATc1 转录因子结合到这些靶基因诱导它们的表达，从而抑制破骨细胞形成和骨质吸收。另外一类 CD4⁺T 细胞是表达 CD25 表面抗原和转录因子 FoxP3 的细胞，被称为调节性 T 细胞（Tregs），它在防止自免性疾病发生中扮演关键角色。Treg 细胞通过表达 CTLA-4，与破骨细胞前体细胞表面的 CD80/CD86 结合，诱导破骨细胞前体细胞内的吲哚胺 2，3- 双加氧酶的活化，活化的吲哚胺 2，3- 双加氧酶降解色氨酸，促进破骨细胞前体细胞的凋亡，从而抑制骨质吸收。

（五）B 淋巴细胞与骨质丢失

B 淋巴细胞包含多种亚群（CD19⁺CD5⁻B 淋巴细胞、CD19⁺CD5⁺B 淋巴细胞），广泛分布于骨髓、血液、淋巴结、脾脏等。B 淋巴细胞不仅仅通过分泌抗体参与获得性免疫，而且还通过分泌细胞因子和趋化因子促进或者抑制细胞增殖和炎症。尤其是 B 淋巴细胞还参与 RANK/RANKL/OPG 信号通路的调控，RANK/RANKL/OPG 是调节骨代谢平衡，破骨细胞形成和骨质吸收的关键信号通路。B 淋巴细胞大量的存在于骨髓中，骨髓是骨形成的基础，考虑到 B 淋巴细胞与骨髓之间的空间紧密相临性，我们有理由推测 B 淋巴细胞与骨髓之间存在相互作用，事实上，存在于骨髓中的前 B 细胞，经过抗原刺激后，逐渐分化成浆细胞并归巢到骨髓微环境，在骨髓微环境下，B 淋巴细胞一方面通过分泌多种细胞调节因子来维持骨质平衡，另一方面，通过和其他细胞因子和趋化因子及其受体共同作用，启动下游的信号分子来调节骨质吸收和骨质形成。相互的，骨髓基质细胞和成骨细胞分泌生长因子、CXC12、M-CSF 刺激前 B 细胞前体在骨髓中的发育。一个很经典的研究结果表明 B 淋巴细胞的发育与骨代谢平衡存在着紧密联系：Valenzona 等学者建立 IL-7 转基因小鼠，持续表达 IL-7，发现前 B 细胞过度增殖，导致骨髓腔明显扩大，骨皮质发生局部骨溶解。早在 1998 年，Yun 等学者体外研究发现，B 淋巴细胞通过分泌抗破骨细胞形成蛋白 OPG 直接参与了骨质吸收的调控，CD40 结合到 B 淋巴细胞，刺激 OPG 蛋白的表达，OPG 与破骨细胞前体细胞表面的 RANK 结合，阻断了 RANK 与 RANKL 的结合，从而干扰了破骨细胞前体细胞向破骨细胞分化，这就体现了 OPG 骨保护素在骨代谢平衡的免疫调节中的重要作用。Li 等学者的体内研究也证实了这一观点：在生理条件下，B 淋巴细胞是体内骨微环境中 OPG 的主要生产者。这些结论来源于以下研究：B 淋巴细胞敲除的小鼠，表现出骨质疏松的基本特征，随着 B 淋巴细胞敲除的小鼠成长，破骨细胞型的骨质吸收更加明显。在炎症环境下，B 淋巴细胞表达大量的 RANKL，同时值得注意的是，在抗体和 CD40 的共刺激下，B

淋巴细胞表达的 OPG 也显著上升。以上的研究表明，B 淋巴细胞是 RANKL 和 OPG 的主要表达和调控的细胞，在生理条件或者病理条件，B 淋巴细胞通过调控 RANKL 和 OPG 的比例，通过免疫反应与骨骼体系相互作用，在骨质代谢中扮演重要角色。在研究绝经后女性骨质疏松患者的免疫功能变化过程中发现：相对于健康妇女来说，绝经后骨质疏松女性患者的记忆性 B 淋巴细胞的数量显著下降，而且绝经后骨质疏松女性患者的 B 淋巴细胞分泌的粒细胞-巨噬细胞集落刺激因子 GM-CSF 也水平上升，并且与骨密度呈负相关，作者由此推测，在骨微环境改变下，B 淋巴细胞的功能发生紊乱，向记忆性 B 淋巴细胞或者浆细胞分化过程被干扰，转而发展为促进骨质疏松形成的重要因素。在 Pineda 最近的关于雌性小鼠绝经后骨质疏松的研究中，建立去卵巢小鼠模型，运用基因组学研究小鼠骨髓的基因表达，发现相对于正常小鼠而言，去卵巢小鼠中参与 B 淋巴细胞分化发育、基础的免疫缺陷、PI3K、Fcγ R Ⅱ B 信号通路的基因表达都表现差异化，根据这些研究数据，Pineda 等在招募的 706 名女性绝经后骨质疏松患者的进一步研究中，选择 CD79a 基因进行分析，发现 CD79A（rs3810153 和 rs1428922）的单核苷酸多态性与骨密度的相关。骨质吸收和关节破坏是类风湿性关节炎患者面临的主要问题，Engelmann 等在类风湿性关节炎患者的研究中，发现 CD5[+]B 淋巴细胞的百分比与患者血清中的 β-CTX（骨质吸收的标志物之一）浓度正相关，但其中的作用机制需要进一步研究。

（六）树突状细胞与骨质疏松

树突状细胞（DCs）是最重要的抗原递呈细胞，负责活化静息 T 细胞及介导免疫反应，这预示树突状细胞在骨骼系统与免疫系统相互作用中扮演间接和直接的角色。在树突状细胞间接参与炎症诱导的破骨细胞形成和骨质丢失的过程中，树突状细胞作为抗原递呈细胞，激活 T 淋巴细胞表达 RANKL，与单核细胞 / 巨噬细胞系的破骨细胞前体细胞表面的 RANK 结合，启动经典的破骨细胞形成的 RANKL-RANK 信号通路，促进单核细胞 / 巨噬细胞系的破骨细胞前体细胞分化为破骨细胞。Alnaeeli 等研究者发现，小鼠的 CD11[+] 细胞在体外与 CD4[+]T 细胞发生免疫相互作用时，以一种 RANKL/RANK 信号通路依赖的方式，分化成 TRACP[+]/CT-R[+]/cathepsinK[+] 的破骨细胞，RANKL/RANK 信号通路的活化，需要 M-CSF 的刺激。这些研究就揭示了未成熟 CD11c[+] 树突状细胞具有分化为破骨细胞的潜力，在一定的炎症环境下，M-CSF 能刺激未成熟 CD11c[+] 树突状细胞进一步分化为破骨细胞，参与骨质疏松形成过程。DaCosta 等人进一步研究发现，组织细胞增多症患者的朗格罕氏细胞病变处的破骨细胞样多核巨大细胞表达 CD11c 和 HLA-D R，这就在体内印证了在 MCSF 和 RANKL 的刺激下，未成熟 CD11c[+] 树突状细胞可分化为破骨细胞。上述研究表明，树突状细胞既可以通过

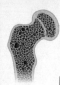

间接的方式，与 CD4$^+$T 细胞结合，启动经典的 RANKL/RANK 破骨细胞形成的信号通路，参与骨质疏松的形成；也可以作为破骨细胞前体细胞（DDOC）的方式，在 M–CSF 等炎性因子的刺激下，直接分化为破骨细胞，参与骨质疏松的形成。尽管骨骼免疫学是 21 世纪初才提出的新的研究领域，但是 10 多年的研究成果显著提升了人们对骨骼与免疫系统之间相互作用的认识与理解。通过免疫细胞 T 淋巴细胞和 B 淋巴细胞、树突状细胞等，分泌多种细胞因子，并与多种细胞因子相互作用，通过信号通路的正负反馈调控，精细调节成骨细胞和破骨细胞的分化与增殖平衡，从而影响原发性骨质疏松症的发生。

第三章

原发性骨质疏松症的诊断与检查方法

第一节　骨质疏松症的诊断

一、诊断标准

1994年世界卫生组织（WHO）推荐的骨质疏松诊断标准为：患者骨密度低于同性别人群峰值骨量均值 1.0~2.5 个标准差，诊断为低骨量；低于同性别人群峰值骨量均值 2.5 个标准差以上，诊断为骨质疏松。或患者骨密度比同性别人群峰值骨量均值减少 13%~24% 为骨量减少；比同性别峰值骨量均值减少 25% 以上诊断为骨质疏松。虽然此方法已被世界上许多国家和地区采用，但与中国学者调查的结果相差较大，人种差异表现为骨密度的差异，应用于中国有待调整。由于我国汉族人峰值较白人低，因此研究者建议在流行病学人群中调查筛选病例，进行危险因素分析和对骨质疏松高危人群进行干预实验时可参考以 BMD 峰值减少 2.0 个标准差作为诊断骨质疏松症的标准。

国内还有研究者对 BMD 用美国 NOLAND 双 X 线骨密度仪测定，应用积水潭医院软件分析，以 BMD < −2.0SD 诊断为骨质疏松症。以骨代谢生化指标与 BMD 测定相结合，认为能全面合理评价骨转换，有利于骨质疏松症的个体化治疗。

二、诊断程序

骨质疏松症诊断一般以骨量减少、骨密度下降及 / 或者发生脆性骨折等为依据，发生脆性骨折即可诊断为骨质疏松。骨密度检查结果对于人群的早期诊断比

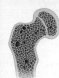

较重要。

鉴别原发性、继发性或特发性骨质疏松，参考年龄、性别、病史、临床表现、实验室检查和影像学检查（X线平片、CT、MRI、骨密度测量、ECT等）。实验室生物化学指标可以反映人体骨形成和骨吸收情况，生化测量本身不能用于诊断骨质疏松，但有助于骨质疏松症的诊断分型和鉴别诊断，以及早期评价对骨质疏松治疗的反应。

（一）疑似诊断

1. 临床表现

症状轻微时不易察觉，严重时有疼痛、脊柱变形和发生脆性骨折等骨质疏松症的最典型的临床表现。

2. 高危人群筛查方法

（1）骨质疏松风险的筛查：IOF骨质疏松症风险一分钟测试题和OSTA指数评估。

① IOF骨质疏松症风险一分钟测试题

题号	请回答以下问题，只要其中一题回答结果为"是"，即为风险阳性。	是	不是
	问 题		
1	您是否曾经因为轻微的碰撞或者跌倒就会伤到自己的骨骼？		
2	您的父母有没有轻微碰撞或者跌倒就发生髋部骨折的情况？		
3	您经常连续3个月以上服用"可的松、泼尼松"等激素类药品么？		
4	您身高是否比年轻的时候降低了（超过3cm）？		
5	您经常大量饮酒吗？		
6	您每天吸烟超过20支吗？		
7	您经常腹泻吗？（由于消化道疾病或者肠炎而引起）？		
8	女士回答：您是否在45岁以前就绝经了？		
9	女士回答：您是否曾经有过连续12个月以上没有月经（除了怀孕期间）？		
10	男士回答：您是否患有阳痿或者缺乏性欲这些症状？		

② OSTA指数评估

OSTA指数＝（体重−年龄）×0.2

风险级别	OSTA指数
低风险	> −1
中风险	−1~−4
高风险	< −4

③年龄、体重与风险级别

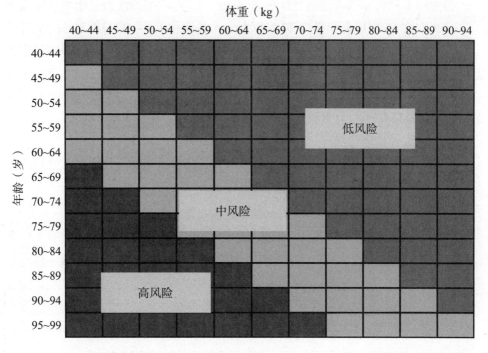

（2）FRAX骨质疏松性骨折风险预测：FRAX工具计算出髋部骨折概率≥3%或任何重要的骨质疏松性骨折发生概率≥20%时，视为骨质疏松性骨折高危患者。

3. 其他骨测量方法

如定量CT（quantitative computed tomography，QCT）、定量超声测定法（QUS）、X线摄片法、外周双能X线吸收测定法（pDXA）判断为骨量低下或骨质疏松症者可作为疑似诊断的参考依据。

（二）确诊标准

1. 任何部位发生了脆性骨折临床上即可诊断骨质疏松症

2. DXA骨密度测量结果为骨质疏松症确诊的金标准

具体标准如下表：

诊断	T 值
正常	T > −1.0
骨量低下	−2.5 < T ≤ −1.0
骨质疏松	T ≤ −2.5

3. DXA 骨密度检测的指征

符合以下任何一项者应进行骨密度测量：

（1）女性 65 岁以上和男性 70 岁以上，无其他骨质疏松危险因素；

（2）女性 65 岁以下和男性 70 岁以下，有一个或多个骨质疏松危险因素；

（3）有脆性骨折史或 / 和脆性骨折家族史的男、女成年人；

（4）各种原因引起的性激素水平低下的男、女成年人；

（5）X 线影像示片有骨质疏松征象者；

（6）接受骨质疏松治疗、进行疗效监测者；

（7）有影响骨代谢疾病或使用影响骨代谢药物史；

（8）IOF 骨质疏松症一分钟测试题回答结果阳性；

（9）OSTA 结果 ≤ −1；

（10）其他评估方法怀疑有骨质疏松高危者。

（三）诊疗流程

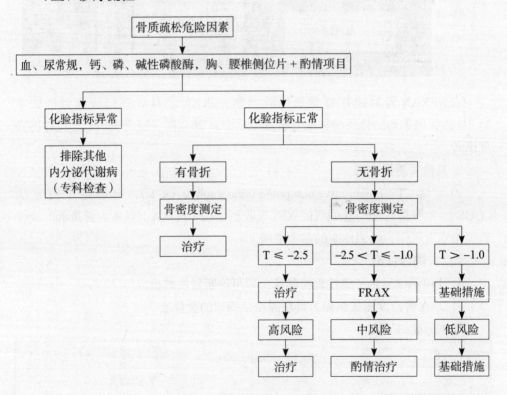

第二节　原发性骨质疏松症的检查方法

骨质疏松症的特征是骨量下降和骨的微细结构的破坏，常见部位为脊柱骨、股骨颈、桡骨，可导致疼痛或骨折等并发症，早期诊断对病变的预后、治疗具有重要指导作用。常用的检查方法有 X 线检查及骨密度检查，X 线可以发现骨折及骨关节病变，但通常需在骨量下降 30% 以上才能观察到。骨密度是目前诊断骨质疏松症最常用的检查方法，通过 X 线吸收进行骨密度的测定，可计算出相应部位单位面积的骨矿物质量，具有精度高、准确性好、检查时间短、射线剂量低和图像清晰等优点，主要用于腰椎及股骨近端的检测。但难于了解全身骨密度的状况，具有局限性。核素骨显像是反映骨组织功能代谢的一种显像方法，在骨代谢性疾病的病理生理检测及治疗疗效监测方面是一种有效的工具，可进行全身性显像，具有灵敏度高等特点。骨显像半定量测定可以反映不同个体的真实骨代谢变化，进一步反映骨质疏松的变化。骨显像具有全身骨骼显像的特点，可以整体了解全身骨骼的骨密度状况，较之骨密度仅进行局部腰椎及股骨颈检测更全面，并可以发现骨密度检查不易发现的部位，为临床提供更为全面的有价值的信息。而且全身骨显像在临床已是骨痛常规的检查项目，应用比较普遍。当然，骨显像不能替代骨密度检查，骨密度检查仍是目前骨质疏松症诊断的标准检查，但两者相互补充，可为临床骨质疏松症诊断提供有益的帮助。

目前骨密度测量仍是评价骨质疏松最敏感和最特异的方法，骨密度测量方法有 X 线平片、单光子吸收测定法（SPA）、双光子吸收测定法（DPA）、单能 X 线吸收法（SXA）、双能 X 线吸收法（DXA）、定量 CT（QCT）、定量超声（QUS）。

虽然目前 DXA 仍是诊断骨质疏松的"金标准"，但很多学者认为 QCT 测量松质骨密度比 DXA 测量骨密度能更好、更准确地反映骨质疏松的骨代谢变化，在国际上已就 QCT 在骨质疏松症诊治中的临床应用价值取得共识。

骨强度并不仅仅由骨密度影响还受骨质量的影响，除骨密度外，很多因素可以影响骨的强度，包括骨小梁结构和骨基质的改变，这些除骨密度外与骨强度相关的因素为骨质量，因此骨密度作为骨质疏松的独立诊断依据是有其限制的。已有文献表明骨质量可独立于骨密度而起作用，是骨强度的重要因素。骨质量的重要影响因素是骨髓性质，因此近些年对骨髓性质的研究越来越多，主要研究骨髓脂肪含量，且骨髓脂肪含量变化能和骨密度一样可作为骨强度的重要评价。椎体骨髓质量对于其机械强度是一个重要影响因素，小梁间隙中的骨髓犹如能量缓冲器，对骨小梁起到生物机械支撑作用。骨髓脂肪含量的增高会对椎体骨质疏松及

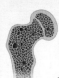

椎体的强度产生影响。对于 DWI 在椎体的应用，ADC 主要反映细胞外水分子的弥散状况，椎体骨髓脂肪的改变会导致相应细胞外间隙的改变，进而改变水分子的弥散状况。因此椎体的 MRS 及 DWI 这两种功能性成像技术，可从组织化学组成和分子微观弥散运动两个不同的角度来共同反映骨髓的变化状况，这为骨质疏松的研究提供了一个新的视角。骨质疏松的诊断及疗效的评价除了利用临床症状体征、代谢标志物，各种影像学方法也发挥了一定作用，随着 MR 技术的发展，尤其功能 MR 在未来骨质疏松机制及诊疗中将发挥更重要的作用。

一、骨密度测量

（一）双能 X 线吸收检测法

双能 X 线吸收检测法（dual xray absorptiometry，DXA）采用 T 值进行诊断，其测量的 T 值是将受试者的骨密度值与一个正常参考人群的平均峰值骨密度和标准差比较。世界卫生组织（WHO）在 1998 年和 2004 年发布了骨质疏松症的诊断标准，其明确表述为：绝经后女性和 50 岁以上男性使用 DXA 测得的股骨颈骨密度，参照白种人年轻女性峰值骨量减少 2.5 个标准差（-2.5SD）及以上，作为骨质疏松症的诊断标准。由于黄种人峰值骨量低于白种人等原因，国内也推荐使用低于峰值骨量 2 个标准差（-2.0SD），或者骨量下降 25% 作为诊断标准。

双能 X 线骨密度仪利用电产生 X 射线，因而不受放射源衰变的影响。其光子流大、扫描时间短、调节稳定性好、精确性高，且人体所受的辐射剂量低，因此广泛应用于临床，成为诊断骨质疏松的标准，世界卫生组织（WHO）也推荐以双能 X 线骨密度仪所测定的髋部和腰椎骨密度作为骨质疏松的客观诊断标准。

在 DXA 的临床使用过程中，应注意诊断标准的适用范围和局限性。首先，DXA 诊断标准采用的是 T 值，而 T 值的结果取决于不同 DXA 仪所设定的正常参考数据库。国内目前使用的 DXA 以进口产品为主，由于每个生产厂家所设定的参考数据库不同，其计算出的 T 值也就不同，所以患者在不同机器检测的结果略有不同。其次，DXA 是平面投影技术，测量的是面积骨密度，测量结果受到被测部位骨质增生、骨折、骨外组织钙化和位置旋转等影响，尤其是老年人群。除了 DXA 检查常规测量腰椎和髋关节两个部位外，还可测前臂远端骨密度，或进一步做 QCT 检查或 X 线平片检查。

DXA 特点是：①测量时间短，全身扫描仅需 10~15min，腰椎或髋关节测量只需几分钟；②精密度高，图像的分辨率高，其图像空间分辨率为 115mm；③放射性剂量低，对操作者比较安全。应用 DXA 可测量腰椎、股骨近端、全身骨的骨密度及脂肪组织含量，尤其是侧位评价脊椎 BMD 的能力甚至可与 QCT 相比拟，它可将椎体与后突分开检查，提高了骨质疏松诊断的灵敏度及准确性。

T 值用于表示绝经后妇女和大于 50 岁男性的骨密度水平。对于儿童、绝经前妇女及小于 50 岁的男性，其骨密度水平建议用 Z 值表示，Z 值：（测定值–同龄人骨密度均值）/ 同龄人骨密度标准差。

DXA 的适应人群：符合以下任何一条建议行骨密度测定：①女性 65 岁以上和男性 70 岁以上，无论是否有其他骨质疏松危险因素；②女性 65 岁以下和男性 70 岁以下，有一个或多个骨质疏松危险因素；③有脆性骨折史或 / 和脆性骨折家族史的男、女成年人；④各种原因引起的性激素水平低下的男、女成年人；⑤ X 线摄片已有骨质疏松改变者；⑥接受骨质疏松治疗、进行疗效监测者；⑦有影响骨代谢疾病或使用影响骨代谢药物史；⑧ IOF 骨质疏松症一分钟测试题回答结果阳性；⑨ OSTA 结果 ≤ –1。

（二）定量超声法

定量超声法（QUS）的原理是利用声波反射和穿透衰减的特性评价骨质疏松的力学特性，反映了骨应力信息。超声波作为一种机械波，穿过身体组织时发生衰减，衰减量与组织特性有关，经过骨骼时会引起皮质骨和小梁骨小范围的振动，因此对超声波测量参数的评估能够推断出皮质骨和松质骨的机械特性，从而了解整个骨骼的强度、最大疲劳载荷及骨折的危险性。超声在骨内的传播速度取决于骨的弹性模型和骨密度。其传播速率主要受骨密度、骨强度的影响，而振幅衰减值主要由骨密度及骨微结构所决定。用两个与计算机接口与测量电子系统相连的宽带超声换能器作为发送器和接收器，将其放置在作为测量部位的足跟的两侧，利用超声通过跟骨时声速（SOS）及宽波段超声衰减（BUA）的变化可推算出骨密度。现代的超声骨密度检测仪使用简便，重复精度高，可清楚地显示骨形态及小梁结构，较精确地反映骨量和骨质变化。因其不用电离辐射，故无辐射损伤，可用于孕妇及小儿的检查。但目前仅用于跟骨及髌骨的测量，其参数的可信性及与其他的方法的相关性均有待于进一步研究。

传统检测方法多反映骨骼中的"量"的因素，定量超声能反映骨的性能，包括矿化、弹性及结构特点等骨骼的"质"的因素。QUS 具有费用较低、无电离辐射、简便、可携带等优点，目前多用于骨质疏松症的普查。

（三）定量 CT（QCT）

定量 CT 测量法（QCT）是利用 CT 的较高密度分辨率测量骨密度，分为专用体模法和无专用体模法。定量 CT 可以克服 DXA 不能分别测量皮质骨和骨小梁的缺点，利用现有的 X–CT 或 SPECT，通过全身横断面薄层断层显像，在适当软件支持下，作骨矿物含量测定。现代的 QCT 不仅可测脊柱骨密度，也可对外周骨进行测量（pQCT）。QCT 分辨率较高，在骨质疏松诊断上最准确，且是唯一可在三维空间分布上测出真实骨密度的方法。

QCT 测量部位以腰椎为主，也可以测量髋关节或其他部位。腰椎和髋关节 QCT 扫描都可以和该部位常规 CT 检查相结合，一次扫描即可完成，患者不需要接受额外的辐射。QCT 是唯一一种可分别评估皮质骨及松质骨密度的定量方法，选择性地测量松质骨的 BMD 可较早地反映出体内骨矿含量的变化，为骨质疏松的早期诊断、致骨质疏松不同病因的分析和监测疗效提供了新途径。在测量骨密度的同时，QCT 可以观测骨的微结构，包括：骨容积率、骨表面积率、骨小梁厚度、骨小梁间隔、肾小梁长度、连接密度、结构模型参数等。大量的研究表明：QCT 测量的骨密度值与灰重存在着良好的直线相关性，其测量的敏感性高、准确性好、重复性强，但不足之处是放射量大，做 1 次 QCT 的患者受到的辐射剂量是光子吸收法的几十甚至一百多倍，这限制了它在临床的广泛应用。

国际临床骨密度学会（ISCD）2007 年及美国放射学院（ACR）2013 年，建议腰椎 QCT 骨质疏松诊断标准如下：

项目	正常	骨量减少	骨质疏松
诊断标准	骨密度绝对值≥ 120mg/cm³	骨密度绝对值介于 80~120mg/cm³	骨密度绝对值≤ 80mg/cm³

采用该标准的结果与髋部测量诊断结果相一致。QCT 是临床认可的脊柱、髋关节、前臂和全身的 BMD 测量方法。它的优点：DXA 的测量容易受髋关节或脊柱严重退变、血管钙化、口服对比剂和含钙或其他矿物质的食物或添加剂的影响，而 QCT 可以避免上述因素影响造成的骨质疏松假阴性；DXA 测量易受体位影响，在测量肥胖或低体重指数患者时，QCT 测量结果也较 DXA 更准确；QCT 采集到的三维数据还可用于骨生物力学分析研究。

在成年人群中主要适用（但不限）于确诊或怀疑低 BMD 或低 BMD 风险者，包括：符合双能 X 线骨密度测试条件者；此外，QCT 也可用于病理性 BMD 升高疾病，如石骨症或氟中毒的诊断、分期和随访；BMD 和体质成分的分析对职业运动员等人群也有助益。

QCT 的禁忌对象主要为孕妇或可能怀孕者。此外，某些情况可能影响骨密度测量的准确性和／或重复性，包括：①近期静脉注射对比剂；②测量区有严重的骨折畸形；③测量区有植入物；④患者不能保持正确体位或扫描时不动；⑤特别肥胖患者，超出 CT 的扫描野。在这些情况下获得的 BMD 可以用于对骨密度的总体评价，但会影响测量的准确性或精确性，也就限制随访过程中评估或发现 BMD 的真正变化。

（四）脊柱形态测量

骨质疏松是骨量下降、骨的微细结构衰变导致骨的脆性增大，最终引起骨折危险性增大的一种疾病。脊柱是人体承载及传递载荷的重要部位，又是骨质疏松性骨折好发部位。脊柱椎体压缩性骨折是骨质疏松患者最常发生的一种骨折，常常引起椎体高度下降。骨质疏松椎体松质骨结构退变是导致其结构强度下降、椎体变形的原因之一，其结果可造成相应部位的脊柱疾患。其所致的椎体变形使应力发生变化，使软骨板内供应椎间盘的血流分布减少，血供障碍，同时软骨板钙化骨化代偿性增加使软骨板退变，进而导致椎间盘营养障碍而发生退变。

腰椎椎体骨质疏松时常易发生椎体变形，最常见为楔形变。从骨质疏松椎体生物力学研究中发现，由于机械载荷的作用，椎体松质骨的应力分布发生变化，椎体中央的应力水平下降，而椎体周边的应力水平相对较高，负荷加重，导致椎体变形发生压缩性骨折。

确定脊椎骨折严重程度的两种最为广泛应用的方法为测量椎体高度的视觉半定量（SQ）评估法与形态测定定量法，这两种测量方法可在常规脊柱 X 线摄片（MRX 形态测定 X 线摄影）或双能 X 线吸收测定（DXA）扫描（MRA：形态测定 X 线吸收测定）上进行。利用先进的扇束 DXA 设备可评价脊柱骨折，为全面评价骨密度和骨折的程度提供了有效的方法，该方法有效、迅速、放射量低。脊椎侧位 DXA 影像的视觉或形态测量评估可作为一种预筛查工具。

（五）其他

骨密度测量的科研工具有 Micro-CT、MRI。Micro-CT 是一种能全面、立体、精确、无创测量骨微结构，评价骨质量及预测骨强度的新技术，在骨质疏松症研究领域得到广泛应用。目前有采用高分辨率影像技术做结构分析，如采用高分辨率 CT、HRMR 对骨小梁结构进行分析，评价骨质疏松症骨微结构。

MRI 可以作为骨质疏松症诊断的一个有效补充，但其对骨质疏松症的研究仍然处在实验阶段，同时 MRI 检查的较多禁忌证及昂贵的费用也限制了其在骨质疏松症诊断中的应用。

二、生化检查

骨组织的代谢是一个旧骨不断被吸收，新骨不断形成，周而复始的循环过程，此称为骨的再建。骨再建的速率称为骨更新或转换率。测定血、尿中的某些生化指标有助于判断骨代谢状态及骨转换率的快慢，对骨质疏松的诊断、鉴别诊断、治疗及疗效评价等具有明确的指导作用。骨代谢的生化指标检查具有快速、灵敏及在短期内观察骨代谢动态变化的特点，而骨密度检查一般需要半年以上才显示动态变化，因此，生化指标检测对于观察药物治疗在短期内对骨代谢的影响是必不可少的，并可指导及时修正治疗方案。

（一）骨代谢标志物的分类

骨代谢标志物可大致分类为以下三类：一般生化标志物、骨代谢调节激素和骨转换标志物。骨代谢一般生化标志物主要指血、尿钙磷镁等；骨代谢调节激素主要包括维生素 D 及其代谢产物、甲状旁腺素和成纤维生长因子 23（FGF23，又可称为排磷因子和排磷素）等；骨转换标志物则是指在血、尿中检测出的反映肌、骨细胞活动和骨基质代谢的生化产物，通常分为骨形成标志物和骨吸收标志物两类，前者代表成骨细胞活性及骨形成状态，后者反映破骨细胞活性及骨吸收水平。

（二）一般生化标志物和骨代谢调节激素

原发性骨质疏松患者的血钙、血磷，尿钙、尿磷、肌酐等一般生化标志物通常无明显改变。如果改变明显，应考虑骨质疏松以外的其他代谢性骨病，如低磷骨软化症、甲状旁腺功能亢进症、高糖皮质血症、肿瘤骨转移等。

睾酮具有同化作用，可促进骨骼肌蛋白质合成，增强肌力，促进促红细胞生成素产生和骨髓造血，促进磷酸肌酸合成，减少尿中肌酸排除；皮质醇促进蛋白质分解，其睾酮 / 皮质醇的比值可用来作为判断肌肉代谢情况的指标。

维生素 D 是调节钙磷代谢的重要激素，其在体内代谢的产物 25（OH）D 在血液中与维生素 D 受体结合，半衰期为 21 天，是维生素 D 在体内的主要储存形式，检测不受进食和生理节律影响。临床测 25（OH）D 浓度代表维生素 D 水平。但户外活动少的中老年人，维生素 D 不足或缺乏常见，由此引发相应的生化指标改变，如血钙降低、PTH 升高，程度轻，容易纠正。

（三）骨转换标志物（BTMs）

BTMs 作为骨重建的产物，反映骨代谢的状况，临床检测无创、容易重复，因此用于骨质疏松的鉴别诊断、病因分析、疗效及患者依从性监测，预测骨量丢失及骨折风险。

1. 骨转换标志物的分类和来源

BTMs 分为骨形成标志物、骨吸收标志物两类。

2. 骨形成标志物

成骨细胞中含有大量Ⅰ型前胶原，成骨时被分泌到细胞外，裂解为Ⅰ型前胶原氨基端前肽（PINP）、Ⅰ型前胶原羧基端前肽（PICP）、Ⅰ型胶原。PICP 和 PINP 是成骨细胞合成并释放出前胶原纤维的细胞外分解物，其在血循环中的含量主要反映Ⅰ型胶原的合成速率及股转换情况，升高提示Ⅰ型胶原合成速率加快，骨转换活跃。Ⅰ型胶原是唯一存在于骨与软骨中的胶原类型，被组装在类骨质中，钙磷沉积其中形成羟基磷灰石（即类骨质的矿化），占骨基质 97% 以上。PINP 及 PICP 作为代谢产物进入血尿中，是临床上检测的反应骨形成的标志物，常作为诊断骨质疏松症较敏感的生化指标。目前 PICP 和 PINP 的临床应用较广泛，测定方法通常为放射免疫法（RIA）和酶联免疫吸附法（ELISA）。

血清碱性磷酸酶（ALP）和骨特异性碱性磷酸酶（BALP）是最常用的评价骨形成和骨转换的指标。ALP 是最早发现并用于临床诊断的几种酶之一，来源于骨、肝脏、肠、肾脏、胎盘、胆汁等组织，由于 ALP 是同工酶，因此它对于骨组织特异性和敏感性较差。BALP 由成骨细胞分泌，肝功能正常的人，来源于骨骼及肝脏的 ALP 各占总 ALP 的一半，当 BALP 升高时，总 ALP 也相应升高，故总 ALP 也可反映骨形成的状态。

目前临床上测定 BALP 常用免疫分析法，其灵敏度高、特异性强、操作简便，高特异性单克隆抗体免疫分析法被认为是目前定量测定 BALP 的最佳方法，具有更高的敏感性和特异性。

骨钙素（OC）又称骨 r- 羟基骨蛋白（BGP）或骨依赖维生素 K 蛋白，是由成骨细胞及肥大细胞合成分泌的一种小分子蛋白，主要生理功能是维持骨的正常矿化速率，抑制异常的羟磷灰石结晶的形成，抑制生长软骨的矿化速率。OC 为成熟骨细胞的标志物，当骨组织矿化和成骨细胞分化增加，OC 也随之特异增加。抑制前矿化新羟磷灰石结晶的形成和血清钙离子和磷酸盐向骨的流动是骨钙素保持正常矿化作用的机制。骨钙素作为成骨细胞生成并分泌的特异性蛋白，一方面能反映成骨细胞的活性，另一方面在更大程度上反映的是骨转换，因此在骨质疏松的诊断与治疗监测中，血清 OC 的测定有着很大的灵敏性、特异性和实用性。OC 产生较晚，在成骨细胞合成类骨质时释放到细胞外骨基质，同时破骨时 OC 也会升高，故其是反映骨转化水平的总和指标。骨钙素的 N 端片段比 OC 全片更稳定，敏感性及重复性更佳。

成骨生长肽（OGP）是一种在体外具有促进成骨细胞或间质细胞增殖、分化、成熟的作用，在体内也能促进全身骨量增加的多肽。OGP 首先从再生骨髓的培养液中分离出来，与组蛋白 H4 的梭基末端同源（90-103），此后在人血清中发现 OGP，并在 NIH3T3 成纤维细胞，MC3T3-E1 成骨细胞，ROS17/2.8 骨肉瘤细胞培养基中发现 OGP。通过细胞培养提取的 OGP 可通过自分泌 / 旁分泌机制调控增殖，碱性磷酸酶（ALP）活性和基质矿化。此外，OGP 可以促进造血，包括刺激骨髓移植和化疗后的骨髓造血再生，这种造血功能是 OGP 作用于骨髓间质细胞继发的一种效果。通常可通过竞争性酶联免疫吸附实验检测体液中 OGP。可见成骨生长肽是一种与骨形成有关的生化指标。

骨形态发生蛋白（BMPs）由骨母细胞产生，是转化生长因子 β 超家族中的一组多功能细胞因子。BMPs 是唯一能够单独在异位诱导骨形成的信号分子。BMPs 能够增加成骨细胞分化的标志酶–碱性磷酸酶和骨钙蛋白等基因的表达，

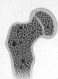
促进新骨形成及骨的层次化，在骨质疏松症成骨细胞分化过程中起关键作用。BMPs 家族成员中研究较多的是 BMP-2、BMP-4、BMP-7。其中 BMP-7 是成骨能力最强的一种 BMPs。胚胎期参与牙、心、脑、肾的发育，另外可促进成骨细胞增殖和碱性磷酸酶的表达，并促进软骨细胞蛋白多糖表达和关节软骨缺损的修复。骨形态发生蛋白能够诱导骨髓间质充质细胞分化为成骨细胞或成软骨细胞，并能够抑制破骨细胞活性，为治疗骨质疏松症开辟了一条新的途径。

基质金属蛋白酶（MMPs）是一种蛋白分解酶家族，其家族成员包括 MMP-1-26，分布于骨基质中。MMPs 是一类钙离子和锌离子依赖的内肽酶，介导细胞外基质（ECM）的降解和组织重塑。正常机体中，MMPs 的活性非常低，但可被某些特异性因子刺激上调，如细胞活素类和生长因子等。上调的 MMPs 参与骨质疏松的发病过程。MMPs 家族根据作用底物及片断同源性，将 MMPs 分为 6 类，分别为胶原酶、明胶酶、基质降解素、基质溶解素、furin 活化的 MMP 和其他分泌型 MMP。在众多的基质金属蛋白酶中，对与血清基质蛋白酶 -2（MMP-2）和血清基质蛋白酶 -9（MMP-9）的研究最为深入。这两种基质金属蛋白酶均属于明胶酶型，MMP-2 可降解成骨细胞分泌的 I 型胶原，从而激活破骨细胞；MMP-9 则表达破骨细胞的活性，并随其活性的变化而变化。大量研究表明基质金属蛋白酶参与骨的重塑和构建且表达骨吸收活性，因此，测定 MMP-2 和 MMP-9 活性可作为判断骨转换的指标。

3. 骨吸收标志物

在骨组织中，I 型原胶原两端的非螺旋氨基端肽区 - I 型胶原交联 N- 末端肽（NTX）或羟基端肽区 - I 型胶原交联 C- 末端肽（CTX）通过吡啶啉（Pry）或脱氧吡啶啉（D-Pry）将两个相邻的 I 型原胶原分子相连，而羟脯氨酸（HOP）在胶原分子内部通过氢键起到稳定胶原纤维的作用。当 I 型胶原在赖氨酰氧化酶作用下降解后，即释放出 HOP、NTX、CTX、Pry、D-Pry，这五种标志物反映了骨吸收过程中的胶原降解。常用的 CTX 有 α-CTX 及 β-CTX，两者均含有 I 型胶原分子间交联物的重要区段和近似交联物的残基，其结构可保护其不受肾脏降解，稳定性较好。

I 型胶原 N 末端肽（NTX）是含有吡啶啉和脱氧吡啶啉的低分子肽，其结构是通过吡啶啉和脱氧吡啶啉分别连接两条 α 链末端肽。从理论上讲 NTX 的骨组织特异性很强。事实上，NTX 确与骨吸收密切相关。研究证实 NTX 值能准确地反映体内骨吸收情况。NTX 的高值说明体内存在一较活跃的骨吸收状态，从而导致 BMD 的明显下降。I 型胶原 C 端肽（CTX）是反映 I 型胶原分解的特异性指标，当 I 型胶原结构、含量及稳定性异常，导致骨转换加快，I 型胶原降解短肽片段入血，可检测到血中 CTX-1 水平明显升高。近年来 I 型胶原降解时产生的吡啶交联物及末端肽作为骨吸收指标备受关注。骨代谢正常时 I 型胶原被降解量极微，血中含量很少。在病理状态下，破骨细胞活性增强，I 型胶原大量降解，形成 C- 末端肽，进一步降解为 CTX-1。测定 NTX、CTX 的方法有 RIA 和 ELISA，目前多采用 ELISA。

HOP 是人体胶原蛋白的主要成分，为非必需氨基酸，占胶原分子中总氨基酸含量的 13%~14%，是多种胶原的降解产物，HOP 是最早广泛应用的骨吸收标志物。目前临床上常采用氯胺 T 氧化法检测尿 HOP，该方法简便易行且价格便宜。但尿中 HOP 仅 50% 来源于骨，特异性不高，且易受饮食、组织炎症、创伤等非骨胶原代谢物的影响，尤其是对绝经后及老年性骨吸收缺乏敏感性，不能快速有效地反映骨吸收的变化，应用受到了限制，现已被更多特异性骨吸收标志物如吡啶啉（PYD）和脱氧吡啶啉（DPD）取代。

近年来，把尿中吡啶啉（PYD）和脱氧吡啶啉（DPD）作为骨吸收的敏感和特异性生化标志物已逐渐被人们所接受，并且对两者在体内的分布、代谢、检测方法及临床应用等方面都有了广泛而深入的研究。PYD 和 DPD 都是骨中细胞外基质成熟胶原的不可还原的代谢产物，是成熟骨胶原特异组分，当羟赖氨酰氧化酶作用于成熟胶原时，它们就从胶原分子中释放出来，进入血循环，不经过肝脏的进一步降解，直接排泄于尿中，它们在尿中测定是胶原降解灵敏指标，而且也是骨吸收的灵敏指标。最初用离子交换层析技术及高效液相色谱法测定 PYD 和 DPD，现在多用酶联免疫吸附方法测定。近年发展的化学免疫发光法测定尿 DPD，显著提高了检测效率。

抗酒石酸酸性磷酸酶（TRAP）是酸性磷酸酶 6 种同工酶（0~5 型）中的一种，即第 5 型。它主要存在于巨噬细胞、破骨细胞、Gaucher 细胞、红细胞、血小板、脾脏毛状细胞及单核吞噬细胞中，但在肺泡巨噬细胞和破骨细胞中含量最丰富，骨吸收时，破骨细胞附着在骨的表面，接着分泌酸和酶在骨与破骨细胞之间形成一个空隙，磷酸酐酶和 H^+-ATP 酶质子泵造成一个酸性环境，位于破骨细胞微粒体的 TRAP，即通过破骨细胞波状缘分泌进入此空隙，与其他酶一道，参与骨基质中固体钙磷矿化底物的降解。抗酒石酸酸性磷酸酶 -5b（TRAP-5b）是由破骨细胞产生的非胶原蛋白质，破骨细胞将降解的胶原代谢产物吞入细胞中，并和含有 TRAP-5b 的细胞囊泡相融合，在囊泡中胶原代谢产物被 TRAP-5b 产生的氧化应激产物所破坏并和 TRAP-5b 一起从基底外侧的细胞膜分泌到细胞外，因此，外周循环所测的 TRAP-5b 与骨吸收呈正相关。检测 TRAP 的方法主要有酶动力学法、电泳法检测。目前多采用单抗双位点免疫法测定。TRAP 是一个有用的骨吸收指标，对其深入研究有助于深入了解生理条件和各种病理条件下的骨

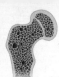

代谢状况。另外，它还能作为原发性骨质疏松症患者用药疗效观察的一个指标。但由于其稳定性差、受多种因素干扰、缺乏敏感性、特异性差等诸多因素，限制了它在骨质疏松症研究中的应用。

骨保护素（OPG）是 1997 年 Simonet 等在测序胎鼠小肠 cDNA 文库时发现的段序列，它所表达的蛋白能明显抑制破骨细胞的形成，并引起骨密度的升高。核因子 NF-κB 配体的受体激活剂（RANKL）是 Lacey 等于 1998 年用骨保护素做探针，发现了成骨细胞或基质细胞表面表达骨保护素配体蛋白，称之为 OPGL 和 ODF，可促进破骨细胞的分化，增强成熟破骨细胞的活力，阻止破骨细胞凋亡，是破骨细胞分化成熟和维持功能所需的重要因子。OPG-RANKL-RANK 信号系统及相关联的信号途径是介导破骨细胞发育、成熟的重要信号途径，并且是导致骨质疏松症的机制，在基因及分子水平上，靶向治疗骨质疏松症已成为人们的关注点。基于 OPG-RANKL-RANK 信号系统靶向可成为治疗为骨质疏松症的研究提供平台，OPG-RANKL-RANK 信号系统是调控破骨细胞及骨质疏松症的重要途径。

人胰岛素样生长因子-1（IGF-1）是一种由 70 个氨基酸组成的多肽，由 3 个二硫键交叉连接而成，包括 3 个功能区，大部分与胰岛素原同源。体内很多组织可以分泌 IGF-1，血液循环中约 80% 的 IGF-1 由肝脏分泌，其次为骨组织来源。骨基质中也富含 IGF-1，大部分由成熟成骨细胞（OB）和 OB 前体细胞产生，其余则来自通过骨微结构中的小管和窦的循环及骨髓中的 IGF-1。目前认为 IGF-1 对骨骼的作用机制主要有 3 个方面：①可作为促有丝分裂原促进 OB 前体分化、加速胶原合成及基质矿化、沉积；② IGF-1 可通过提高核因子 κB 受体活化因子配体（RANKL）的合成及抑制护骨素（OPG）的表达来刺激 OC 的活性和增殖；③在骨重建周期开始时，提高 OB 及 OC 在骨表面的募集，从而使骨吸收和骨形成紧密偶联。IGF-1 通过影响 OB 和 OC 的分化、增生、活化及偶联作用而在骨重建中起非常重要的作用。IGF-1 体系中抑制因子活性增加，刺激因子减少可能是骨质疏松症发生的启动因子，IGF-1 体系成分的水平可作为新的骨代谢标志物预测骨质疏松症及脆性骨折的发生。

骨桥蛋白（OPN）又名骨桥素，是一种带负电的非胶原基质蛋白，在骨组织中可由成骨细胞（OB）、破骨细胞（OC）、骨细胞合成和分泌，参与细胞移动、黏附、增殖、骨重建和矿化、信号转导等过程。可应用 ELISA 和 RIA 检测血 OPN 浓度。OPN 在生理性及病理性钙化组织中均有出现，它能调节骨矿代谢，通过抑制骨矿形成来促进骨质疏松症的发生。研究表明骨桥蛋白作为一种新的细胞因子和趋化因子，与骨代谢密切相关，敲除该基因的小鼠能抵抗切除卵巢引起的骨质流失，而高骨桥蛋白水平是引起骨质疏松症及骨折的重要危险因子。

目前国际上多推荐 PINP 为首选骨形成标志物，β–CTX 为首选骨吸收标志物。

骨转换生化标志物有助于进行骨转换分型，评估骨丢失速率、老年妇女骨折风险及病情进展，选择干预措施。骨转换生化标志物和骨密度联合检测与评估优于单一骨密度或骨生化指标检测，可作为针对骨代谢异常的骨质疏松的诊断和评估的新方法。

第四章

原发性骨质疏松症的鉴别诊断

第一节　原发性骨质疏松症与继发性骨质疏松症的鉴别

骨质疏松症分为原发性与继发性两大类。原发性骨质疏松症分为绝经后骨质疏松症（Ⅰ型）、老年性骨质疏松症（Ⅱ型）和特发性骨质疏松症；绝经后骨质疏松症通常发生在妇女绝经后 5~10 年内；老年性骨质疏松通常指 70 岁后发生的骨质疏松；特发性骨质疏松症，多发于青少年，有家族遗传病史，且女性多于男性。继发性骨质疏松症是指由任何骨代谢的疾病和 / 或药物导致的骨质疏松，常见的疾病包括影响骨代谢的内分泌疾病（甲状旁腺功能亢进、性腺功能减低、任何原因引起的维生素 D 不足）、类风湿关节炎等自身免疫疾病，多发性骨髓瘤等恶性疾病，某些先天和获得性骨代谢异常疾病，以及长期服用糖皮质激素或其他影响骨质代谢的药物。

第二节　原发性骨质疏松症与其他骨病的鉴别

一、类风湿关节炎

类风湿关节炎（RA）是一种常见的自身免疫性疾病，目前发病机制不明，常见于中年女性，为最常见的关节性疾病之一。该病的特征表现为对称性、慢性、进行性多关节炎并伴有全身多系统受累。关节滑囊的病理改变为慢性炎症、增生形成血管翳，侵犯关节软骨、软骨下骨、韧带和肌腱等，造成关节软骨、骨和关节囊的破坏，最终导致关节畸形和功能丧失，RA 的中后期通常伴有局部和全身骨质的丢失，从而导致骨质疏松。其机制与 RA 患者体内炎症因子异常，增加破骨细胞活性有关，而且 RA 治疗过程中会大量使用糖皮质激素、甲氨蝶呤等药物影响骨质代谢。

二、强直性脊柱炎

强直性脊柱炎（AS）常见于青少年，男性多见，是一种主要累及中轴关节，也可累及内脏及其他组织的慢性进展性自身免疫性疾病。早期表现为滑膜炎及韧带附着点的病变，晚期由于软骨内骨化导致脊柱及骶髂关节的强直，典型的 X 线片表现为骶髂关节的明显破坏，后期脊柱可呈"竹节样"改变。约 90% 的患者查 HLA-B27 为阳性，而普通人群 HLA-B27 阳性率仅为 4%~8%。AS 晚期常伴有严重骨质疏松，目前引起骨质疏松的机制尚未明确。近来多数人认为早期 AS 出现骨密度下降是与疾病的持续活动性有关，是疾病自身炎症导致的，而晚期 AS 通常使用大量激素抑制炎症反应，从而加重骨质疏松。

三、成骨性不全症

成骨不全症，又称脆骨病，是一种少见的常染色体显性遗传性骨疾病，发病率仅为 3/10 万，目前该疾病原因未明，多有家族遗传史。该病病变主要是胶原纤维不足，结构不正常，全身性结缔组织疾病，病变不仅限于骨骼，还常累及其他结缔组织如眼、耳、皮肤、牙齿等。临床表现包括多发骨折、蓝巩膜、进行性耳聋、骨质疏松、新生儿肋骨串珠及颅盖骨闭合异常等，其本质是 I 型胶原结构异常。目前大部分病例进行基因检测发现 17 号染色体 COLIA1 基因和 7 号染色体 COLIA2 基因异常，但某些病例可表现为这两个基因正常。

四、多发性骨髓瘤

多发性骨髓瘤（MM）是一种血液系统常见的恶性肿瘤疾病，其以骨髓中克隆性浆细胞增殖、血清和尿液中可检出自身分泌的单克隆免疫球蛋白或轻链（M 蛋白）为主要特征，极少数患者可以不产生 M 蛋白的未分泌型 MM。MM 易侵犯骨及骨髓，发病率为（2~3）/10 万，多数患者年龄大于 40 岁，男女比例为 1.6 : 1。该病具有较强的骨髓依赖、体细胞免疫球蛋白基因高度突变、无 IgM 表达。与正常浆细胞不同，骨髓瘤细胞具有返回到低增殖状态的潜能。多发性骨髓瘤发病缓慢，早期无明显症状，中后期最常见的临床表现有贫血、感染、神经症状、高钙血症、淀粉样变、溶骨性或骨质疏松性骨病及肾功能衰竭等。MM 的筛查包括血清总蛋白、血尿蛋白电泳、血尿免疫固定电泳、血清免疫球蛋白分离轻

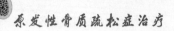

链，以及其他的指标，包括全血细胞计数、血肌酐水平、电解质测定、LDH 及 β2- 微球蛋白水平等，对于可疑 MM 患者，需进行骨髓涂片或骨髓活检。

第三节　原发性骨质疏松症与内分泌疾病的鉴别

一、甲状旁腺功能亢进

甲状旁腺功能亢进是由于甲状旁腺分泌过多甲状旁腺素（PTH）而引起的钙磷代谢失常，主要表现为骨骼改变、泌尿系结石、高血钙和低血磷等，可分为原发性、继发性、三发性。原发性甲旁亢是由于甲状旁腺本身病变引起的 PTH 分泌过多，通过对骨和肾的作用，导致高钙血症和低磷血症。继发性甲旁亢缘于甲状腺以外的各种其他原因导致的低血钙，继发引起甲状旁腺增生，分泌过多 PTH。三发性甲旁亢是在继发性甲旁亢基础上，由于甲状旁腺受到持久性刺激，过度甲状旁腺增生转变成能自主分泌 PTH 的腺瘤这种情况称为三发性甲旁亢。

二、性腺功能减退

性腺功能减退可分为三种类型：①原发性（高促性腺激素）性腺功能减退：损害睾丸间质细胞减少雄激素（睾酮）产生和 / 或输精管受损，导致少精或精子缺乏及促性腺激素升高；②继发性（低促性腺激素）性腺功能减退：下丘脑或垂体失调使促性腺激素分泌减少，导致性无能和或不育；③雄激素的活性受抑制：对雄激素的反应异常。性腺功能减退导致雌酮、雌二醇、雌三醇、雄激素部分或全部减少，所以成骨细胞活性下降，骨基质形成减少，骨吸收增加，从而继发骨质疏松症。

三、任何原因引起的维生素 D 不足

维生素 D 是维持高等动物生命所必需的营养素，是钙代谢最重要的生物调节因子之一，维生素 D 不足会导致钙、磷代谢紊乱，从而导致骨质疏松。因此无论是维生素 D 摄入不足，还是疾病引起的脂溶性维生素吸收不良，或者慢性肝肾疾病使活性维生素 D 生成不足，都可能导致骨质疏松。

第四节　原发性骨质疏松症与其他恶性疾病的鉴别

原发性骨质疏松症需与肿瘤相关性骨病相鉴别。一般来说多系统的恶性肿瘤可以引起肿瘤相关性骨病，一方面肿瘤细胞可以分泌甲状旁腺相关蛋白、白介素、肿瘤坏死因子等细胞因子，增加破骨细胞活性、促进骨吸收；另一方面，肿瘤细胞可直接转移或浸润骨骼，共同引起骨骼疼痛及骨质破坏。此外，前列腺癌与乳腺癌患者常接受内分泌治疗，以减少雄激素及雌激素的作用，从而加重骨质疏松。

第五章
原发性骨质疏松症的临床表现

第一节　原发性骨质疏松症的临床表现

原发性骨质疏松症的主要临床表现往往是患者前来就诊的主诉症状，主要包括：疼痛、身高变矮、驼背、骨折和呼吸功能下降。

一、疼痛

疼痛是原发性骨质疏松症最常见、最主要的症状，尤其以腰背部多见。负荷增加时疼痛加重或活动受限，严重时翻身、起坐及行走有困难。据有关资料统计，骨质疏松症患者中67%为局限性腰背疼痛，9%为腰背痛伴四肢放射痛，10%腰背痛伴带状痛，4%腰背肩伴麻木感，10%不仅有腰背痛，而且伴有四肢麻木和屈伸腰背时出现肋间神经痛和无力感。

（一）疼痛的特点

原发性骨质疏松症可出现腰背部及四肢关节疼痛的症状。疾病初期，很多人可无任何症状。即使有些患者出现腰背部疼痛症状，但X线检查未发现明显异常。之后疼痛只在活动时出现，休息片刻即可缓解。随着骨质疏松程度的加重，可出现持续性的疼痛，有昼轻夜重的特点。以酸痛、胀痛、钝痛、深部痛为主，当出现骨折时可引起急性剧痛，而椎体压缩骨折时约半数患者感到疼痛或疼痛加重，偶见有四肢放射痛和麻木感。疼痛可因长时间坐和站立引起。

（二）疼痛的原因

造成骨质疏松症疼痛的原因有很多，其中骨吸收增加是引起骨质疏松症疼痛的原始因素。造成疼痛的原因之一是在骨质疏松症病程中，随着骨吸收量的增加，骨量的严重丢失，导致骨的形态和结构受到破坏。主要表现有骨小梁变薄、变细、穿孔甚至断裂，骨皮质变薄、髓腔扩大，从而引起全身骨痛。另一产生疼痛的原因是脊柱在受到外伤或者受到轻微外力的作用下发生椎体压缩性骨折。此时在骨折的部位有压痛和叩击痛。产生疼痛的第三个原因是骨强度的减弱导致脊椎的稳定性下降，腰背部肌肉的长期处于紧张状态，从而导致腰背部肌肉和筋膜的损伤，产生腰背部疼痛。此外，由于组织损伤后产生前列腺素等致痛因子可引起炎性疼痛。除此以外，骨质疏松症促发或诱发的一些病症也可引起疼痛。

（三）疼痛的部位

以腰背部疼痛最多见，疼痛范围是以脊柱为中心向两边扩散，体位改变可减轻或加重疼痛。如仰卧或短时的坐位可以减轻，久坐、久立、久卧、扭转身体、前屈和后伸时会加重。其他部位也可出现疼痛，如骨盆、髋部、臀部、骶尾部、膝踝部、足跖等部位的疼痛或顽固性的足跟痛，较重的患者可出现全身疼痛。

（四）疼痛的鉴别

骨质疏松症疼痛主要与腰肌劳损和脊柱转移癌相鉴别。

1. 腰肌劳损

休息时腰背部疼痛消失，活动后可出现疼痛，劳累后疼痛加重。经过适当时间的休息后，疼痛可完全消失，其中青壮年多见。而骨质疏松症的患者在休息时也出现疼痛，多表现为全身骨痛，经活动后腰背部疼痛可以缓解，过度负重可导致腰背部疼痛加重，并出现下肢放射痛。如出现胸腰椎压缩型骨折时，腰背部疼痛加剧，活动受限，经卧床休息 3 周左右疼痛可减轻，但仍存在持续性疼痛。多见于老年人，尤其女性更为常见。

2. 脊柱转移癌

腰背部疼痛进行性加重，由于肿瘤向椎管侵袭而逐渐出现下肢瘫痪的症状，病程较短，部分患者有原发癌的病史，病变椎体常发生于上胸椎和下腰椎。而骨质疏松症的患者一般不出现下肢瘫痪的症状，病程较长，病变椎体多为胸腰段。在出现病理性骨折时，疼痛可突然加重，但经过卧床休息后疼痛可逐渐缓解。部分患者的疼痛程度可随着胸腰椎压缩程度而逐渐增加，而不出现突发性疼痛的情况。仅在做 X 线检查时，偶然发现胸腰椎有一个或者数个椎体发生压缩性改变。

二、身高变矮、驼背

身高变矮、驼背是原发性骨质疏松症患者继腰背部疼痛之后又一重要的临床症状。

（一）身高变矮、驼背的机制

椎体主要由骨松质组成。发生骨质疏松症时，患者内分泌紊乱，骨代谢异常，钙的大量丢失，骨小梁萎缩，骨量减少，导致骨结构松散。骨强度降低等各种因素，导致脊椎的承重能力减退，即使承受本身重量，椎体也可逐渐变形。在反复负荷的作用下而出现微细骨折致椎体压缩。椎间盘的退变和椎体的压缩都可使患者出现身高变矮，而骨质疏松症引起的椎体压缩使身高变矮更为明显，在严重的骨质疏松症时，脊柱长度可缩短 10~15cm，远远超过了因年龄增加引起的身高变矮。当然骨质疏松不是导致身高变矮的唯一因素，老年性椎间盘变性、椎间隙变窄也可以使身高变矮，当然这不是主要因素。当椎体被压缩时，脊柱的后功能单位（包括椎板、椎弓根、脊突，由皮质骨组成）高度不变而使脊柱前屈、后突形成驼背。驼背的特点是圆背畸形。由于每节椎体高度都有不同程度的减少加之驼背畸形，从而导致身长缩短。并且随着年龄的增加，身长的缩短及驼背畸形程度也随之加重，且驼背程度越严重，腰背部疼痛越明显。而在老年性骨质疏松症患者的椎体压缩多呈楔形，以胸 11、胸 12 和腰 1、腰 2 为主，因而使后突的角度明显增加。骨质疏松症时，椎体的骨吸收并非是均质的，加上外力的影响，也可以出现脊椎的侧突畸形。

（二）驼背的鉴别诊断

1. 强直性脊柱炎

虽然强直性脊柱炎的驼背也表现为圆背畸形，但其常见于青壮年男性。而骨质疏松症常见于老年女性。前者由于椎间盘纤维环发生钙化，在做 X 线检查时，可见脊柱呈竹节样改变。另外，骶髂关节有破坏及增生改变。

2. 脊柱结核

脊柱结核的驼背畸形多为角形驼背。年龄多为青壮年。X 线检查可见椎间隙狭窄或消失，椎体破坏，常有死骨形成。胸椎可有椎旁脓肿阴影，胸腰段及腰椎可有腰大肌隆起之脓肿阴影。

三、呼吸功能下降

（一）骨质疏松症引起胸廓畸形及呼吸功能下降

骨质疏松症胸、腰椎压缩性骨折，导致脊柱后弯、胸廓畸形，可引起多个脏器的变化，其中呼吸系统表现较为突出。虽然临床患者出现胸闷、气短、呼吸困难及发绀现象较为少见，但通过肺功能测定可知：胸椎压缩性骨折表现在上位胸椎时，肺活量和最大换气量都减少，一秒率（FFV1.0/FVC）和残气率（残气量／肺总量）无明显变化。表现在下位胸椎时，上述肺功能指标都处于正常范围内。此外，随着背曲胸廓畸形程度的加剧，S3 小叶型肺气肿的发病率高达 40%。

（二）骨质疏松症合并先天性脊柱侧弯致呼吸功能下降

由于骨质疏松症引起高度的脊柱侧弯非常罕见，但在骨质疏松症合并有先天性脊柱侧弯时，肺活量减少，残气量正常或增加，肺总量稍减少，用力呼气肺活量和气道阻力都正常。最明显的变化是肺动脉高血压和右心肥大，换气功能轻微改变。

四、骨折

原发性骨质疏松的病理特征是全身或局部骨量减少，包括有机质和无机质等比例减少。在早期表现松质骨骨小梁变细、断裂、消失，骨小梁数量减少，使剩余骨小梁负荷加大，发生显微骨折，骨结构遭到破坏。进一步发展，骨皮质内表面1/3渐转换成类似于松质骨结构，皮质骨变薄，造成骨强度明显下降，包括弹性和硬度均降低，脆性增加，易发生骨折。这是骨折的病理基础，也是骨质疏松症患者容易发生骨折的内在因素。原发性骨质疏松症患者在轻微外力下即可造成骨折，这种骨折称为脆性骨折。

骨质疏松性骨折中最常见的是脊柱压缩骨折，其次是髋部骨折、桡骨远端骨折、肱骨近端骨折等。如未经适当诊断和治疗，这些已发生骨折患者再发致残和致命的骨质疏松性骨折的风险仍然很高。脊柱和髋部骨折后第一年，患者的死亡风险增高；长期的慢性疼痛和功能障碍也很常见；对跌倒的畏惧还可导致卧床、孤独，并容易患上老年抑郁症。据不完全统计，我国每年新发椎体骨折约有181万人，髋部骨折病例为23万。目前中国每年用于治疗中老年患者髋部骨折的直接医疗费用已经非常巨大，这还不包括间接的经济损失。至少有15%~25%的髋部骨折患者需要进入各级医院并需要较长时间住院治疗，因此导致医院床位使用率降低，增加医疗费用。

第六章
原发性骨质疏松症的治疗

第一节 治疗目的

骨质疏松症的最终治疗目的是提高患者的抗骨折能力、防止骨折的发生。人体骨骼特别是松质骨，是按照wolff定律生长的，即在受力大的区域，骨量较多，且骨应力的方向决定骨纤维的分布。目前已明确，要使抗骨折能力随着骨密度的升高而增加，必须同时满足以下两个条件：

第一，骨量的增加需不能破坏骨骼的材料性能，即骨量的增加需按照骨骼正常生长的需要形成，而不是简单的骨矿盐在骨面的堆积，且形成的新骨的材料性能需与正常骨骼相同。例如氟化物可以有效地提高骨量，但是却不能增加抗骨折能力，反而会增加骨折风险，这是因为氟化物快速增加而提高的骨量并不具备与正常骨骼相同的材料性能，增加的骨量破坏了原有的骨骼材料机械性能。目前认为，单靠药物在短期内提高骨量的治疗方法，可能会破坏骨骼的强度和抗骨折能力。

第二，骨量的增加必须满足骨骼等应变的生长方式，即只有在最大骨应变处形成的新骨才最有意义，而不是所有的新增骨量都有意义。骨矿盐最终落点取决于骨应力的分布，而内分泌和营养缓解只是为骨生长提供必要条件。故在没有骨应力参与的条件下，新骨可能导致骨密度和骨量的分布与应力分布不符，这是违背Wolff定律的，从而造成局部应力集中而骨折。

总的来说，治疗骨质疏松需要骨的生长环境及由骨应变造成的生长需要。故治疗骨质疏松的目的不能只局限在提高骨量或骨密度上，而是通过对骨生长所依赖的适应骨应变的机制的调节，将风险降至理想范围内。这就需要采取针对各种病因、个体化、多层次的治疗方法，如抑制破骨细胞活性，刺激骨形成，改善关节功能、消除运动障碍，提高肌肉力量、增加骨骼应力，提高全身健康水平，减少跌倒等。

第二节 治疗原则

骨质疏松症的发生过程是渐进性的，表现为低骨量，以骨折为终结，因此总的治疗原则是准确评估病情，选择适当的治疗时机，贯彻"缓解骨痛、改善功能，提高骨量、预防骨折"的治疗原则，根据循证医学，个体化地选择有证据支持的治疗方法。强调采取整体、系统、规范、联合、有监测的治疗，将营养、运动、物理、药物及手术等治疗方法综合考虑。总的来说，治疗原则可以概括为以下六个方面。

一、增加或保持骨量

（一）促进峰骨量的积累

峰骨量是由遗传和环境因素决定的。遗传的因素目前难以改变，但环境的因素是可控的，故在骨质疏松的治疗过程中尽量在骨量增长的时间段里使骨峰值增大，并维持尽量长的时间。

（二）减慢骨量的丢失

骨量丢失的时间段在男性、女性上是不同的，女性在 35 岁以后、男性在 40 岁以后，在这个时间段里要尽量减缓骨量的丢失。但对于老年的患者，如 70 岁以后的老年人，通过治疗来减缓骨量的丢失是比较困难的。

（三）使丢失的骨量恢复

治疗过程中要尽量促使丢失的骨量恢复，且骨量的恢复是生理性新骨才有意义。

二、改善骨的强度

改善骨的强度主要是改进骨的材料特性，主要通过饮食及内分泌的调节来达到。饮食方面，主要调整饮食的结构，提倡全面、适量、均衡的营养摄入，满足骨骼及相关肌肉的发育需要。推荐直接增加富钙食品，如牛奶和奶酪等，减少富磷食物，如可乐、肉类等，避免某些维生素、宏量或微量元素的缺乏。内分泌方面，主要是改善其状况，为骨骼的生长和再建提供必要的条件。

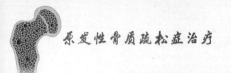

三、增强骨的力学性能

骨的力学性能主要体现在骨骼的应力、骨结构的稳定性和骨小梁的联结性。增加骨骼的应力主要通过增加负重和非负重运动，加强肌肉锻炼、提高肌肉的数量和力量来达到。增加骨结构的稳定性需要调整骨重建速率，纠正异常的骨重建。增加骨小梁的联结性则要增强骨的修复能力，促进新生骨小梁的形成。

四、消除病因

（一）避免不良的生活方式

主要包括饮食、运动和嗜好等方面。如避免不合理的配餐及其他影响钙吸收的因素，增加富钙食物的摄入，平衡膳食中蛋白质、钙、磷三者之间的比例；戒烟、酒，减少可乐、咖啡及碳酸饮料的摄入。坚持规律的运动，适当的日光照射，端正坐姿，控制体重，增加肌肉的数量和灵活性，维持骨量，保护关节功能。

（二）控制或治愈导致骨量丢失加速的疾病

导致骨量丢失加速的常见疾病有内分泌疾病、风湿性疾病、严重的肝肾功能疾病及消化道疾病。故治疗骨质疏松需控制或治愈上述疾病。

（三）对某些会影响骨代谢或加速骨量丢失的药物进行调整

这些药物主要有糖皮质激素、甲状腺素、肝素和抗惊厥药物等。

五、防止骨折的发生

当患者处于骨质疏松状态时，骨折的风险明显增高，而骨折会导致生存质量下降、死亡率增高，故需预防骨折的发生。具体的措施是提高整体运动能力、防跌倒和增强抗骨折能力。

（一）改善家庭环境

老年人骨折的发生大多是在自己家中，主要的原因有滑倒、搬抬重物、高处取物等。因此家中地板要防滑，地毯要平整，杂物要有序，照明要改善；避免抬举重物，避免高处取物等。

（二）使用运动保护工具

户外活动要使用拐杖或可移动扶手以协助运动，防止跌倒。

（三）提高或保持机体平衡性

进行平衡性锻炼，如太极拳等，可以减少老年人跌倒的机会。减少或避免服用影响机体平衡的药物（如镇静安眠药、肌肉松弛药、抗过敏药等）；对于影响机体平衡的疾病要加强护理和功能康复治疗。

（四）提高抗骨折能力

非负重锻炼既可以逐渐提高抗骨质能力，又不会造成骨痛、骨伤甚至骨折，是预防、提高抗骨折能力的安全有效方法。

六、对症处理

主要治疗骨质疏松常见的临床症状，如疼痛、驼背和骨折等。骨质疏松引起的疼痛多是因为骨质吸收、微骨折或骨折引起周围组织牵拉、炎症反应所引起，可采用药物或理疗以消除或缓解疼痛。驼背和骨折是骨质疏松的结果，可采用外科、物理乃至康复治疗加以治疗或纠正。

第三节　治疗方法

骨质疏松从病因学上可简单地分为原发性、继发性两类。原发性骨质疏松是指，除了老年和绝经以外，没有迹象表明存其他原因所导致的骨质疏松。对于继发性骨质疏松，目前认为，骨质形成主要依靠以下 3 个方面：营养是骨组织形成的基础，运动增加骨质及其强度，性激素是获得和维持理想骨质所必需。某些疾病可阻断上述 3 个环节，导致骨质疏松，这种骨质疏松就称为继发性骨质疏松。对于骨质疏松的治疗，继发型主要针对原发疾病的治疗。原发型骨质疏松的治疗则呈现出多样性和系统性。原发性骨质疏松的治疗可分为：一般治疗、药物治疗、物理治疗及骨折的治疗。

一、原发性骨质疏松症一般治疗

（一）饮食疗法

所谓饮食疗法，是指在消化、吸收功能正常情况下，调整饮食结构，控制患者营养成分的摄入，以保证骨骼正常生长需求的治疗。目前认为，峰骨量取决于良好的营养。所谓"营养"，包含着两方面，人体摄入、消化、吸收和利用食物中营养成分的动态过程；人体利用所吸收的营养成分维持生长发育、组织更新和健康状态的过程。对于骨骼而言，其中特别重要的是摄入适量的钙、维生素 D 等营养素。

钙是骨骼主要的矿物质成分，人体 99% 的钙储存在骨骼里。对于骨骼的健康，钙有着非常重要的意义。钙在人体内的存留具有阈值效应。当钙摄入达到一定水平，它在体内的存留将不再增加。我们把达到最大钙存留是摄入的钙量定为钙的适宜摄入量。最大钙存留是一项功能性指标，反映了骨密度最高和骨折率最

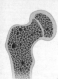

低时最低摄入的钙量。根据文献报道,青年人的钙阈值水平为1500mg/d,成年人的钙阈值水平约为1100mg/d。研究表明,每增加摄入40g动物蛋白可使尿钙排除量增加40mg,同国人相比西方人种动物蛋白摄入量高,且体格粗壮,所以国人钙的需要量应该是略低于西方人的。一般来说,成年人每日膳食钙的推荐供给量为800mg,这个剂量可以使96%以上的健康成年人获得足够的钙;而对于孕妇、母乳期的妇女及发育期的少年则会增加至1000~1500mg;同时建议我国成年人钙最高摄入量为2000mg/d,此量在绝大多数人(97%~98%)不会引起不良反应,适合于儿童以上人群。故在日常生活中要根据不同个体对钙需求的不同,在饮食中适量的加入含钙丰富的食物。含钙丰富的食物首选牛乳及乳制品,其易被吸收利用;黄豆、黑豆及豆制品含钙亦较多;虾皮、海带、芝麻酱等含钙均很丰富;绿叶蔬菜是我国膳食钙的主要来源。补充钙质光有足够的摄入量是不够的,钙的吸收主要是在酸性较高的小肠上段,与年龄及营养的相互作用有关。对于年龄来说,儿童期吸收率高,成年人吸收率低,只有20%左右。对于营养的相互作用来讲,有些营养成分不利于钙质的吸收,如植酸可与钙结合形成不溶性植酸盐,植酸多见于谷类、糠皮及豆类外皮内;草酸可与钙形成不溶性草酸钙,而草酸在食物中多存在于菠菜、苋菜、冬笋、茭白等蔬菜中;此外过多的膳食纤维和脂肪也会影响钙质的吸收。有些营养成分是有利于钙质在场内的吸收。维生素D可促进钙的吸收,并且通过PTH和CT的调节作用,维持血钙水平的正常。乳糖可与钙结合成低分子的可溶性络合物,促进钙的吸收;膳食蛋白中的一些氨基酸可与钙形成可溶性钙盐有利于钙的吸收。

维生素D可以促进肠道、肾小管对钙的吸收,促进骨形成和骨前体物质矿化成骨的作用,是机体维持钙内环境稳定的调节激素。而维生素的来源有3个主要方面:①饮食摄入;②日光照射,体内自身合成维生素D;③口服或肌肉注射维生素D。对于饮食来讲,要摄入足够的维生素D需要养成良好的饮食习惯,不偏食,同时制订合理的食谱。富含维生素D的食品有乳类及乳制品、豆类及豆制品、瘦肉和鱼类,特别是在动物肝脏、蛋类中含量丰富。

维生素C又叫抗坏血酸,是人体必需的一种营养素,参与体内许多重要的生理生化过程,它能维护骨骼、牙齿、血管、肌肉的正常功能,有助于微量元素的吸收,具有壮骨、补血、防止骨病等作用,单纯缺乏维生素C也可能引起骨质疏松。维生素C广泛存在于新鲜水果和蔬菜中。

脂溶性维生素A可维持骨质正常代谢。维生素K主要参与骨钙代谢,增强骨矿化作用,同时通过骨钙素促进新骨形成。这些维生素主要存在于动物肝脏、蛋黄、鱼肝油、奶类、胡萝卜、茄子及其他绿色蔬菜、有色水果中,这些食物同时也是钙的来源,适量食用是有利的。

多种微量元素可促进食物中钙的吸收利用。人体必需的微量元素包括：铁、锌、硒、碘、铜、锰、铬等 14 种。如锌对骨骼发育影响明显，缺锌可延缓骨骼的发育。因此为保证多种微量元素营养，要养成良好的饮食习惯，不挑食，粗细粮合理搭配，适当摄入一些蔬菜、水果、坚果类、肉类等。

许多国家建立了人体每种营养元素日摄入量的推荐值，这些推荐值是根据本国人体能量代谢的平均值来制定的。然而，即使在同一个家庭，各成员之间的能量代谢也可能存在巨大差异，故饮食疗法需要个性化方案，即根据每个人的代谢率来确定个体化的饮食方案，以确保营养成分补充的有效性和安全性。目前特别强调全面、适量和均衡的饮食结构的重要性，摄入过多或不足都是有害的。

（二）运动疗法

倡导阳光下有氧运动。运动可为骨量保持和增长提供符合生理所必需的骨应变，故运动疗法是改进骨质量的重要手段。运动疗法以 Wollf 定律为理论基础，通过改善关节功能、增加肌肉的数量和力量达到治疗目的。具体的方式分为负重锻炼和非负重锻炼。

运动疗法的理论基础是 Wollf 定律。Wollf 于 1892 年提出骨功能的每一互变，都有与数学法则一致的确定的内部结构和外部形态的变化。骨骼力求达到一种最佳结构，即骨骼的形态与物质受个体活动水平的调控，使骨骼足够承担起机体功能性负载，但不增加代谢运转的负荷。它强调了骨骼的功能活动决定骨骼形态，骨骼的功能就是来承受活动期间组织的机械应变，骨骼具有适应一种功能的能力。所以通过运动可以改善骨质。

运动疗法的机制，通过肌肉活动产生对骨的应力，刺激骨形成；通过神经内分泌的调节机制，影响机体的钙平衡，对骨形成提供体液调节机制，使局部及全身的骨矿含量增加；运动可是绝经后妇女的血中雌激素浓度轻度增加，从而使骨组织对甲状旁腺激素（PTH）的感受性降低，从而阻止骨量的减少。

运动疗法的原则：①适合患者的生理特点，由于个体存在差异，骨运动时要依据各自情况，如生理特点、健康情况和运动习惯等，合理安排运动量，确保安全。②合理安排运动量，要求整个运动过程都是在有氧代谢中进行。通常可根据心率来判断运动量，如老年人运动时适宜心率为最大心率的 60%~80%，而最大心率 =220－年龄。若不能依据心率来判断运动量时，则可根据运动反应来判断。如果运动中出现身体发热出汗、轻度疲乏、肌肉有酸胀感，但休息后次日能恢复，且精神愉快、精力充沛、食欲和睡眠正常等表明运动量适宜；如果运动出虚汗、胸闷气喘、非常疲劳不想再练，或食欲不振、睡眠失常等表明运动量过大；如果运动时脉搏变化不大，身体没有发热，则表明运动量明显不足。③循序渐进，坚持全面、系统、持久的运动。人体对外界环境的适应力需要有一个逐渐变

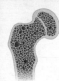

化调整的过程，运动技术要由简单到复杂、由易到难，运动量要由小到大逐渐增加。运动的作用在于持之以恒，只有坚持经常性有节奏的运动，每周 3~5 次，每次 30~40min，才会有明显效果。锻炼内容要使身体各部位一致，各器官系统的功能及各项身体素质得到全面发展；针对预防骨质疏松症，要着重加强力量、灵敏、协调、耐力等方面的素质训练。④运动前必须做准备运动，运动后要做整理运动。运动应包括准备运动、有氧运动和整理运动。人体在安静状态时各个器官的活动尚处于较低的水平，通过慢跑、各种步伐练习和体操活动，提高中枢神经系统的兴奋性，使运动器官系统的血液循环得到改善，加速代谢反应，使身体逐渐发热，逐步增加肌肉、制带的弹性和活动灵活性，以适应运动的需要，防止受伤。运动后的整理活动是消除疲劳的有效方法。运动后不可立即坐下转入安静状态，要进行一些轻量的运动，使运动中持续亢进的机体生理功能慢慢恢复到基础水平。其方法可采取较缓慢的走步或跑步，动作伸展柔和的体操或自我抖动肌肉的放松练习等。

运动疗法的重要环节。关节功能的好坏直接影响肌肉施加在骨骼上的应力和应变。因此，改善关节功能是治疗骨质疏松的重要步骤。在所有关节中，膝关节对人体运动影响最大；在所有关节病变中，膝关节疾病又最常见。因此，必须对下肢肌肉和膝关节功能进行生物力学诊断。在关节功能正常的情况下，骨骼内的应力或应变取决于肌肉力量的大小；而肌肉力量的大小取决于肌肉的数量、神经信号的强弱及肌肉对神经信号的反应能力。若神经功能正常，增加肌肉数量就意味着增加肌肉力量。因此，加强肌肉锻炼是极其重要的。若关节功能正常，负重锻炼能很快地提高肌肉数量；若关节功能障碍，则依赖神经控制的非负重锻炼是增加肌肉数量的最好方法。提高肌肉力量不仅可以提高抗骨折力、促进骨骼按照等应变的方式生长、增加关节尤其是膝关节的稳定性、提高人体的总体运动能力和反应速度，同时可改善人体的心肺功能、加速体内脂肪的消耗，从而进一步促进肌肉功能的改善。

常见的运动方式一般可以分为 4 类：①被动运动，通过外力活动身体某个部位，引起肌肉收缩，多用于维持或增大关节活动域。②主动辅助运动，肌力较弱尚不能完成主动运动时，可借助帮助或器械，使机体某个部位活动，诱发肌肉收缩，多用于维持关节活动域，加强肌力。③主动运动，肌力在 3 级以上者，可通过自身肌力进行抗重运动，多用于维持关节活动域，提高机体耐力和改善活动协调性。④抗阻力运动，有阻力和抵抗的运动，包括徒手抵抗和器械抵抗，可提高肌力。

运动量的控制与注意事项。大部分骨质疏松患者以主动步行为主，至少维持日常生活所必需的最小活动量，运动目的在于增强肌力。运动种类包括抗阻运动和主动运动。抗阻运动是先进行有针对性的徒手抵抗，然后利用一些运动器械，如哑铃、自行车、划船器、股四头肌训练器。主动运动包括步行、上下台阶和治疗体操等运动疗法，要注意运动量的控制，开始运动时要缓慢进行，逐渐加快，循序渐进；运动后原则上以不出现明显疲劳为宜，若感到不适，应立即调整，任何引起疼痛的运动均应禁止。总之，运动时应注意：①根据个体不同年龄、健康状况、体力和运动习惯等掌握活动量。②掌握好呼吸和动作节奏，呼吸要自然充分，不要憋气，不要过分低头甩头，动作上下起伏不宜过大。运动时掌握好身体重心，防止失重跌倒。③运动量不要超过自身的承受能力，以防发生意外。④运动时最好有音乐伴奏，调节情绪，提高兴趣，可选择进行曲或节奏明快、轻松悦耳的乐曲，起到健身自娱的功能。

二、原发性骨质疏松症药物治疗

治疗骨质疏松症的药物大致可分 4 大类：①骨吸收抑制剂；②骨形成促进剂；③骨矿化促进剂；④其他（包括中药）。这些药物大多数是在已发现的骨代谢调节因子的基础上研制而成的，其作用机制的研究主要建立在 20 世纪化学、生物学和医学等学科领域所取得的重大成就基础之上，如雌激素与其受体的发现、钙代谢调节激素与其受体的发现、骨生长因子与其受体的发现、骨质疏松症发病机制认识的不断深化等。尽管各类抗治疗骨质疏松药物的来源、结构和作用途径有所不同，但它们相互协同作用对骨质疏松构成一个比较完整的防御体系：包括对下丘脑-性腺轴、钙代谢激素调节系统及骨吸收与骨形成调节系统的调控作用。

（一）钙剂

钙是骨正常成长的先决条件，是骨骼中主要的矿物质成分。补钙不仅可以增加峰骨量，而且可以减少绝经后和与增龄相关的骨丢失，是防治骨质疏松症的基本治疗措施。然而，补钙不能取代因雌激素不足而采用的雌激素替代治疗，对于严重骨质疏松症患者亦不能单独采用补钙治疗，而必须与其他治疗措施联用。

目前市面上钙制剂种类繁多，大体上可以分为无机钙和有机钙两大类。无机钙主要有碳酸钙、氯化钙、碳酸氢钙、氧化钙和氢氧化钙等；有机钙主要有葡萄糖酸钙、乳酸钙、醋酸钙、枸橼酸钙、苹果酸钙、L-苏氨酸钙和氨基酸螯合钙等。各种钙剂的平均吸收率相差不大，约为 30%。目前临床上备受推崇的钙剂是碳酸钙、枸橼酸钙和氨基酸螯合钙；从价廉、元素钙含量高和重金属含量低三方面考虑，目前市场上以钙尔奇 D 和迪巧最好，二者均为碳酸钙和维生素 D 的复合制剂。

钙制剂选择的标准有：①钙元素含量高。选用钙制剂时，强调单位钙片所含

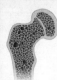

的元素钙量要高，而不是钙片本身的重量是否足。钙元素含量高，便于肠道对于钙的吸收，而且易于满足每日摄钙量的生理需求。首选价格 / 钙量比低的品种，既方便服用又经济实惠。②生物利用度高。钙制剂的生物利用度高是指在摄入人体后容易释放出可溶性钙离子。这不仅取决于钙源，更重要的是生产工艺，如钙片的崩解度等。③钙吸收后易于向骨中沉积。适当的钙磷比例，有利于骨钙沉积；添加维生素 K 和维生素 D，有利于骨钙的沉积。④毒副作用低。重金属等有害物要达标，且含糖量低、无色素、无矫味剂、无防腐剂、无激素，适于长期服用。酸碱度适中，对胃肠道刺激少。

钙剂使用的注意事项：①服用时间。最好在饭后 1~1.5h 内服用。②剂量的选择。肠钙吸收率具有阈值效应，根据人体对钙的生理需求量，扣除食物钙摄入后，计算钙剂补充量。我国城市居民人均钙摄入量约 490mg/d。③食物宜忌。补钙时宜进食蛋白质丰富的食物，因其中赖氨酸、精氨酸和色氨酸等含硫氨基酸可与钙结合形成可溶性络合物，有利于钙的吸收；不宜同食含植物酸和草酸丰富的植物性食物，如菠菜、笋、苋菜、茭白等，不宜同食过多的脂肪性食物，以免形成难溶于水的质酸钙、草酸钙或"钙皂"影响钙的吸收。④个体差异。对于胃酸缺乏的患者，不宜选用碳酸钙，最好选用有机钙。肾结石风险高的患者，最好选用枸橼酸钙，且要避免高尿钙。慢性肾功能不全的患者，补钙要注意钙磷的比例，对于低钙高磷患者通常选用碳酸钙限制磷的摄入。⑤药物的相互作用。不宜与四环素、异烟肼等抗生素同时使用，因其可与钙络合，影响钙的吸收。不宜与氟化物或二膦酸盐同时服用。不宜与制酸剂同时服用，可影响钙的吸收。不宜与铁剂同时服用，会影响铁的吸收。

服用钙剂的不良反应。钙剂按指导剂量服用，一般人均能长期服用而很少有不良反应，个别情况可能出现便秘、腹胀等。老年人个别过多服用钙剂可能存在肾结石风险增高的可能。

（二）活性维生素 D

1，25-（OH）$_2$D$_3$ 是维生素 D 的活化性形式，作为一种循环激素，其主要靶器官有骨骼、甲状旁腺、小肠和肾脏，主要参与钙、磷代谢的调节，促进骨的矿化。临床上常用的活性维生素 D 制剂有 1，25-（OH）$_2$D$_3$（骨化三醇）和 1α-（OH）D$_3$（阿法骨化醇）。1α-（OH）D$_3$ 经肝脏 25- 羟化酶迅速羟化成 1，25-（OH）$_2$D$_3$ 发挥作用。

与骨化三醇相比，阿法骨化醇口服后期血浆峰值时间和半衰期相对较长，因此阿法骨化醇一次服用即可，而骨化三醇需服用两次。骨化三醇口服后可即刻作用于小肠，促进钙吸收，可导致一过性血钙升高，因此需分次口服。与骨化三醇相比，阿法骨化醇不仅治疗窗较宽，而且发现口服后虽然血清 1，25-（OH）$_2$D$_3$

水平较低，但骨组织中 1, 25-（OH）$_2$D$_3$ 浓度却较高，总之在危险与效益比方面，1α-（OH）D$_3$ 较 1, 25-（OH）$_2$D$_3$ 为优。

不良反应。大剂量服用可引起高钙血症和高尿钙症。高钙血症时，表现为厌食、恶心、呕吐、腹痛、便秘、头昏、皮肤瘙痒等。高尿钙症多见于青年患者。高钙尿症并非骨吸收增加所致，而是 1, 25-（OH）$_2$D$_3$ 促进肠钙转运的结果。

禁忌证。与高钙血症相关的各种情况或已具有维生素 D 中毒症状者。已知对维生素 D 及其类似物过敏者。妊娠期、哺乳期妇女和 3 岁以下儿童。

注意事项。因其毒副作用可通过检测血（尿）钙浓度加以避免，所以服药初期必须每周测定血钙水平，剂量稳定后改为每 2~4 周测定一次，特别是肾功能不全者。一旦出现高钙血症应立即停药。

（三）性激素

治疗骨质疏松症的性激素类药物主要包括雌激素、孕激素、雌激素类似物、雄激素。

雌激素属于骨吸收抑制剂，可以有效地预防绝经后骨丢失，保持骨量、降低骨折发生率，然而长期大剂量服用雌激素可导致乳房胀痛、阴道出血，增加乳腺癌和子宫内膜癌的危险性，目前雌激素常与孕激素联合应用以减轻其副作用，称为激素替代治疗。虽然孕激素可以减少雌激素的副作用，但激素替代疗法仍存在增加肿瘤的风险，为了使雌激素对骨的益处最大化，并降低或拮抗对乳房、子宫内膜的有害影响，目前选择性雌激素受体调节剂是研究热点。其不增加乳腺癌和子宫内膜癌的风险，且能降低血清胆固醇，对心血管也有保护作用，故有较好的应用前景。

雌激素类似物是其立体结构与雌二醇相似，作用与雌二醇相似或 / 和相反的非甾体化合物。根据雌激素类似物的结果和功能的不同，分为三大类：其一是二苯乙烯类衍生物，其立体结构和雌二醇极为相似，显示纯雌激素样作用，故称为雌激素受体激动剂，己烯雌酚是最早合成用于临床的此类药物，因其不良反应现已基本停止使用，目前主要用于研究雌激素与雌激素受体相互作用；其二是三苯乙烯类衍生物，其立体结构与甾体抗雌激素相似，显示纯抗雌激素作用，又称为雌激素受体拮抗剂，如他莫昔芬；其三是苯并噻吩类衍生物，其立体结构既与雌激素类似又与抗雌激素类似，显示独特的药理作用，称为雌激素受体调节剂，如雷诺昔芬，其独特作用主要表现在组织选择性雌激素激动剂和拮抗剂的双重调节功能，同时乳房压痛和阴道流血等副作用少，Ⅲ期临床试验显示，雷诺昔芬可以显著减少绝经后妇女（34%~50%）的椎体骨折，与双膦酸盐相近，但在降低骨转化指标、提高骨密度方面稍弱于双膦酸盐，其不良反应主要是轻度增加静脉血栓形成，故禁止用于有静脉栓塞病史、有血栓倾向或长期卧床的患者，少数患者

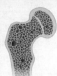

服药期间会出现潮热和下肢痉挛，症状严重时暂时停药。

雄激素补充治疗的利弊尚存争议，有睾酮缺乏的临床表现，对雄激素反应良好者可选用，但患前列腺增生者应慎用，前列腺癌患者应禁用。其作用机制主要有：①骨组织的雄激素受体。雄激素受体不仅存在于成骨细胞、骨细胞和骨髓中的单核细胞，内皮细胞中也可见到，此外人类成骨细胞也表达雌激素受体，因此雄激素既可以通过雄激素受体，也可局部或全身的芳香化作用通过雌激素受体来影响骨代谢。②骨组织中的雄激素代谢。雄激素参与骨代谢的不同途径并不是相互独立的，且不同途径对骨组织的不同部位的影响可能亦不同。目前常用的雄激素有甲基睾酮、丙酸睾酮、十一酸睾酮、双氢睾酮、司坦唑醇和诺龙。主要副作用包括肝毒性、男性化、血清脂蛋白异常。

（四）降钙素

降钙素的生理作用是抑制骨的重吸收。是目前治疗高转化型骨质疏松症的首选药物之一，是强效的骨质吸收抑制剂，特别适用于禁用雌激素或对雌激素不能耐受者或骨痛性骨质疏松症。研究显示鲑鱼降钙素能显著降低 36% 新发椎体骨折。降钙素能明显缓解骨痛，因此还被用于骨肿瘤的镇痛治疗。目前应用于临床的人工合成的降钙素类似物有 2 种：鲑鱼降钙素和鳗鱼降钙素，其中尤以鲑鱼降钙素（密盖息）最为常用。鲑鱼降钙素有注射剂和鼻喷剂两种，注射剂用法为每次 50IU，皮下或肌内注射，根据病情每周 2~7 次；鼻喷剂由于使用方便，能较好提高患者依从性，只需每日 1 喷，每次 200IU。鳗鱼降钙素（益盖宁）只有注射制剂，每周 20IU，肌内注射。降钙素作为治疗的二线药物，通常只用于骨痛明显的患者，具体疗程视患者病情及其他条件而定，用于镇痛一般疗程为 2 周，临床观察短期内甚至数日即可达止痛效果。多个临床研究显示，对于骨质疏松症患者，骨痛缓解后继续每周注射 1~2 次降钙素，3 个月后患者骨密度有显著提高，且适当延长疗程，患者获益更大。降钙素类似物可导致过敏反应，因此在第 1 次使用前均应按药品说明书进行皮肤测试。降钙素其他不良反应包括恶心、呕吐、头晕、面部潮红伴发热感等。95% 的药物经肾脏排泄，患者应定期检查肾功能。另外，降钙素制剂要遮光、低温保存（2~8℃）以确保疗效。

（五）双膦酸盐类药物

双膦酸盐是稳定的亲骨的无机焦磷酸盐同型物，是治疗骨质疏松症最常用的一线抗骨吸收药物。目前国内批准上市的双膦酸盐制剂主要包括阿仑膦酸钠、依替膦酸钠、利塞膦酸钠、依班膦酸钠和唑来膦酸钠，前三者为口服制剂，伊班膦酸钠有口服和静脉用两种剂型，唑来膦酸钠为静脉制剂。临床试验显示，双磷酸盐治疗有效降低了椎体骨折发生风险（40%~50%）和包括髋部骨折在内的非椎体骨折风险（20%~40%）。双膦酸盐口服制剂必须严格按照用药说明服用：空腹服用，服药后需保持直立或坐位至少30min，以免引起食道糜烂、狭窄等不良反应。双膦酸盐药物总体安全性较好，主要不良反应为胃肠道反应（口服制剂）、低钙血症、肾功能损害（静脉制剂）、矿化障碍（依替膦酸钠）、自发性骨干骨折等，而下颌骨坏死极其罕见，主要见于肿瘤患者并接受大剂量静脉制剂的病例。因双膦酸盐可通过胎盘及乳汁分泌，故孕妇、哺乳期妇女禁用。治疗3~5年后，可停药（即试验药物假期）1~2年；但如停药1年后骨转换指标较停药时上升20%~30%，应恢复治疗。药物假期期间也可采用非双膦酸盐类药物治疗。

（六）甲状旁腺激素

甲状旁腺素作为一种成骨药物，它在动物研究中成骨的表现是显著的。系列注射甲状旁腺素呈现出很强的刺激成骨作用，而连续输注时则以骨吸收为主，迄今为止几乎所有的临床研究都显示PTH能提高腰椎骨密度。2002年美国FDA已批准PTH1-34作为骨质疏松症的治疗药物。

目前临床应用的药物有2种，包括重组人PTH1-84（rhPTH1-84）及重组人PTH1-34（rhPTH1-34），每日皮下注射可有效降低椎体与非椎体骨折。PTH抗骨质疏松治疗有以下两个特点：持续应用促成骨作用会减弱，临床试验证实其有效降低骨折的时间最长为30个月，中位数时间为19个月，停药后骨密度会逐渐下降，因此停药后必须加用抗骨吸收药物；治疗作用会受其他抗骨质疏松药物的影响，与双膦酸盐合用的疗效较单独应用PTH疗效差。由于价格昂贵，PTH的应用受到了限制，目前一般应用于严重骨质疏松症或对其他抗骨质疏松药物不耐受的患者。rhPTH1-34可增加骨肉瘤的风险，对于合并Paget's病、骨骼疾病放疗史、肿瘤骨转移及高钙血症的患者，应避免使用。出于安全考虑，PTH的应用期限限制为2年，停药后应加用其他抗骨质疏松药物。

尽管PTH已成功地应用于治疗骨质疏松症，但尚有许多问题有待于继续研究，包括：①安全问题，少数病例可出现持久的高钙血症和高钙尿症，甚至肾功能减退的报道；②PTH主要作用点在骨松质，但有导致骨皮质丢失的报道；③PTH与BP或雌激素联合应用问题；④PTH连续注射与周期注射的疗效比较；⑤骨骼组织对PTH抵抗性问题等。

（七）氟化物

氟是人体骨骼和牙齿生长发育和新陈代谢所必需的微量元素，氟对骨骼具有特殊的亲和作用，是骨形成的强大天然刺激剂。目前认为，氟化物是作用最强、作用时间最长的，通过刺激成骨细胞有丝分裂以促进骨形成的药物，可增加脊柱骨密度。但对骨折的影响需待进一步评估，目前对椎体骨折的效果尚不肯定，还需注意它对外周骨折的影响。

对于氟化物的研究证实其对人体成骨细胞具有直接的刺激作用。它可以持续

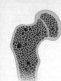

增加中轴骨的骨密度，甚至纠正已经丢失的骨量。现在使用的氟化物有氟化钠、一氟磷酸钠和一氟磷酸谷酰胺。氟化钠口服后胃肠反应大，患者难以耐受；而一氟磷酸钠和一氟磷酸谷酰胺几乎没有明显的胃肠副作用。

消化性溃疡、高钙血症、高钙尿症、骨软化症、骨质未愈、肾功能不全的患者和妊娠、哺乳期妇女禁用。

维生素 C 和含铝药物可以加速氟排泄，使吸收减少，应避免同服；用药后出现关节疼痛应减量或暂时停药；应激性骨折时，应停止使用 2~3 周；肢体骨折，必须停用直至骨小梁钙化。

（八）维生素 K

维生素 K_2 在骨代谢的多个环节中有重要的作用，有促进骨形成和抑制骨吸收的双向作用，能改善骨组织代谢的失衡状态，对老年性和绝经后骨质疏松症均有效。四烯甲萘醌是维生素 K_2 的商品名，它的化学结构与甲基萘醌 –4 相似，在日本，已被批准用于骨质疏松症的治疗。有研究显示，维生素 K_2 与维生素 D 在增加 BMD 方面有协同作用，与活性维生素 D、钙剂、雌激素及双磷酸盐合用时，可提高骨密度，达到治疗骨质疏松症的目的。由于维生素 K 容易引起华法林的抗凝作用，因此，维生素 K_2 禁用于华法林抗凝治疗期间；此外，因为维生素 K 是一种脂溶性维生素，在小肠内吸收，可以引起胃肠道不适的症状，其吸收依赖于胆盐，故空腹服用吸收差，合并肝胆疾病伴脂肪吸收障碍者口服维生素 K_2 效果不良。除以上两点之外，不论剂量如何，均不会引起任何严重的副作用，安全性较高。

三、原发性骨质疏松症物理治疗

（一）日光疗法

日光疗法是利用天然的太阳光，根据需要而照射身体的一部分或全部，来防治疾病的一种方法。人皮肤中的 7- 脱氢胆固醇，经紫外线照射后变为维生素 D，因而机体维生素 D 是否缺乏受自然界日照充足与否的影响。而维生素 D 可以减少骨吸收，可以直接作用与成骨细胞，促进骨细胞的功能增强，促进骨骼的矿化。所以日光疗法可以预防和治疗骨质疏松症。

一般采取全身日光浴，也可根据病变部位的不同，采取背光浴、面光浴、部分肢体浴等。全身日光浴等。全身日光浴要求赤身裸体，并不断地翻转身体，使各部分能充分地接受日光的照射。初行日光浴时，每次照射 10min 即可，以后可逐渐增加到 30min。局部日光浴者可用雨伞或布单遮挡，每次日光浴后可用 35℃ 的温水淋浴，然后静卧休息。一般连续 20 天左右。

注意事项：①不能在气温太低的时候进行日光浴。一年四季均可进行日光浴，一般以上午 8~10 时、下午 2~4 时进行较好，因此时紫外线较充足，且气温也较适宜。②照射的时间要根据体质的好坏而定，虚弱者时间宜短些，强壮者、慢性病患者照射时间宜长些。③头部要注意遮挡，以免引起头晕、头痛。④日光浴最好在饭后 30min 进行，不应空腹进行。⑤照射中或照射后，如果有恶心头晕、体温上升等症状时，应立即停止照射，以后要减少照射量，每次照射后要给予足够的水分作为预防。⑥在进行日光治疗时，应遵循循序渐进的原则，照射量由大到小，如果皮肤红肿，则为烧灼特征，应中止照射。⑦风湿病患者采用日光浴，宜用较强、温度较高的日光照射，宜在夏天中午时局部照射；伴有活动性肺结核、系统性红斑狼疮、光过敏者、心力衰竭及发热性疾病时禁用日光浴疗法。

（二）高频电疗

频率大于 100kHz（100 000Hz）的交流电称为高频电流。应用高频电作用人体达到防治疾病目的方法称高频电疗法。目前用于临床治疗的高频电疗有共鸣火花、短波、超短波、微波、毫米波等。高频电疗所具有的热效应、热外效应被广泛地应用于各科疾病的治疗中，成为临床治疗中的重要手段之一。在骨质疏松症的治疗中主要用于缓解疼痛及炎症。

（三）脉冲电磁场刺激疗法

脉冲电磁场刺激疗法在骨病的治疗中的应用已有多年。很多的研究都证明电刺激能够促进骨组织生长，特别是能改善骨质量和骨的力学性能。同时认为生物电在骨代谢和骨重建中具有十分重要的意义。

不同的电磁场强度和频率具有不同的生物学效应。脉冲电磁场通过对人体产生一定的场强，作用于骨骼，使其稳定的生物场强发生改变，并通过对外加电磁能量和强度加以控制，以加速骨组织的生长。如果外加电场的频率接近功能活动产生的内在电场频率，就能产生最大的骨细胞反应，所以低频率磁场能有效地预防骨丢失，促进新骨形成。

目前尚不明确电磁信号是如何引起骨骼细胞行为改变，从而发挥成骨效应。可能的解释有：影响生物分子的合成，影响激素和局部生长因子，增加钙内流，直接促进 OB 增殖与分化。

（四）蜡疗和水疗

蜡疗是一种利用加热的蜡敷在患部，或将患部浸入蜡液中的理疗方法。蜡疗具有悠久的历史，《本草纲目》中曾有记载："……用蜡二斤，于悉罗中熔，捏作一兜鍪，势可合脑大小，搭头致额，其病立止也。于破伤风湿、暴风身冷、脚上冻疮……均有奇效。"蜂蜡热容量大，导热率低，能阻止热的传导；散热慢，气体和水分不易消失。蜡疗时，其保温时间长达 1h 以上。蜡具有可塑性，能密贴于体表，还可加入一些其他药物协同进行治疗。此外蜡中的有效成分，还有促进创面的上皮再生的作用。现代蜡疗技术是把中药与蜡疗有机地结合在一起，可加强细胞膜通透性，减轻组织水肿，产生柔和的机械压迫作用，使皮肤柔软并富有弹性，能改善皮肤营养，加速上皮的生长，有利于创面溃疡和骨折的愈合，还具有镇痛解痉作用。在骨质疏松症中多应用在缓解疼痛及促进骨质疏松骨折的愈合上。

水疗是利用不同温度、压力和溶质含量的水，以不同方式作用于人体以防病治病的方法。水疗对人体的作用主要有温度刺激、机械刺激和化学刺激。在骨质疏松症中多应用其活血的作用来达到缓解疼痛的目的。

第四节　骨质疏松性骨折的治疗

骨质疏松性骨折，也称为脆性骨折，或者低应力骨折，是指在日常活动状态下或者轻微创伤（从站立或者更低高度跌倒）即可发生的骨折。骨折是骨质疏松症最严重的后果，常是骨质疏松患者的首发症状和就诊原因。世界范围内，女性每 3 人中、男性每 5 人中会有 1 人在 50 岁后发生骨质疏松性骨折。我国女性一生发生骨质疏松性骨折的危险性（40%）高于乳腺癌、子宫内膜癌和卵巢癌的总和，男性一生发生骨质疏松性骨折的危险性（13%）要高于前列腺癌。北京等地区基于影像学的流行病学调查显示，50 岁以上妇女脊椎骨折的患病率为 15%，相当于每 7 名 50 岁以上妇女中就有一位发生过脊椎骨折。骨质疏松骨折的危害很大，导致病残率和死亡率的增加，脊柱和髋部骨折均可导致死亡率增高。

一、骨质疏松性骨折的特点

骨质疏松性骨折具有"四高一低"的特点，即高发病率、高死亡率、高致残率、高费用和低生活质量。

患者多为老年人，免疫功能低下，全身状况差，常合并其他器官或系统疾病，并发症发生率较高。

骨折处骨折部位骨量低，骨质量差，多为粉碎性骨折，复位困难。骨质疏松导致骨折处成骨细胞少、骨密度降低、最大负荷降低、骨折愈合质量降低，内固定治疗稳定性差，内固定物及植入物易松动、脱出，植骨易被吸收。

骨形成与骨痂成熟迟缓，骨折愈合过程缓慢，恢复期长，易发生骨折延迟愈合，甚至不愈合。

患者卧床制动期将发生快速骨量丢失，加重骨质疏松症，再骨折的风险明显增大。

机体代偿功能差，体能及肢体功能康复缓慢，生存质量明显降低。治疗费用高，致残率、致死率较高。

一个急性的疼痛性的骨折意味着发生其他骨折的风险增高，同一部位及其他部位再骨折发生率高，髋部骨折患者 1 年内再次发生骨折达 20%。

二、骨质疏松性骨折与青壮年骨折愈合机制及药物促愈机制

骨折是因为外加暴力大于骨本身的机械强度，致骨的连续性或稳定性破坏，骨的杠杆或支持作用丧失。中医学认为骨折愈合的过程是一个"瘀去、新生、骨合"的过程。现代医学认为骨折愈合的过程的实质是人体调动一切积极因素，参加骨与周围组织损伤修复的过程，表现为损伤与抗损伤的对立与统一。骨折愈合是一个复杂的组织学、生物学、内分泌及生物力学的动态过程，其机制非常繁杂。青壮年骨折因骨密度正常，骨质较坚硬，较大暴力才致骨折，骨折往往移位明显，血运破坏严重。骨质疏松性骨折是由于骨量的减少，骨微结构的破坏，导致骨的物理性能下降，轻微外力即致骨折，常被称为脆性骨折。正确认识骨质疏松性骨折与青壮年骨折的特点，把握其愈合机制，对临床拟定更科学的治疗方案具有重要意义。

（一）骨折愈合的组织学改变及细胞学机制

骨折的愈合是骨折断端间的组织修复反应，最终是恢复骨的正常结构与正常功能，是一个持续渐进的生长过程，一般分为血肿机化期、原始骨痂形成期、骨痂改造塑形期。①血肿机化期。2~3 周。骨折后，骨折端部位之骨细胞、骨膜及周围组织细胞坏死，坏死物刺激，局部产生创伤性炎症。同时，髓腔内、骨膜下和周围软组织间隙内形成血肿，血肿于伤后 6~8h 即开始凝结成含有网状纤维的血凝块，引起局部无菌性炎症反应。新生的毛细血管、吞噬细胞和成纤维细胞侵入，逐渐清除血肿，形成肉芽组织，再转化为纤维结缔组织。骨外膜、骨内膜的成骨细胞括跃增生，由远端骨折处逐渐向骨折处延伸，形成骨样组织。另外来自髓腔的多潜能细胞及来自邻近软组织的原始成纤维细胞的聚集和增殖，在适当刺激后即变成具有成骨能力的骨祖细胞，积极参与骨连接。②原始骨痂形成期。4~8 周。骨折端附近的骨内、外膜开始增生肥厚，骨膜血管网弯曲扩张，新生血管伸入骨膜深层，完成膜内、外化骨，形成内骨痂和外骨痂。断端间由于血肿机化形成的纤维结缔组织，逐渐转化为软骨组织，然后软骨细胞增生、钙化而骨化，即软骨内化骨，分别形成环状骨痂和腔内骨痂。膜外化骨较为缓慢，膜内化骨快，简单，故临床上应防止产生较大的血肿，减少软骨内化骨，缩短骨折愈合的时间。原始骨痂不断加强，并能抗拒由肌肉收缩而引起的各种应力时，骨折已达临床愈合阶段。最早分化形成的细胞是成纤维细胞，它沿着增殖的血管芽侵入

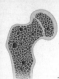

机化的血肿内，所分泌的Ⅲ型胶原构成骨痂中的纤维成分。随后通过原始间充质细胞向软骨细胞分化和软骨细胞增殖，Ⅱ型胶原和蛋白多糖的含量迅速增加，纤维基质中软骨小岛开始形成。在修复阶段的后期软骨痂再逐渐被骨性成分取代，随着血管芽的侵入，破骨细胞降解软骨基质，成骨细胞进入并分泌Ⅰ型胶原等骨基质蛋白，最后经过矿化形成编织骨，骨折端之间形成完全的骨性连接。③骨痂改造塑型期。骨折临床愈合后，骨折部的原始骨痂进一步改造。新生的骨小梁逐渐增加，排列渐趋规则。骨折端的坏死部分经过血管和成骨细胞、破骨细胞的侵入，完成清除死骨形成新骨的爬行替代过程，原始骨痂被改造成成熟的板状骨，骨折部位形成了骨性连接。随着肢体的活动和负重，在应力轴线上的骨痂，不断地得到加强和改造；在应力轴线上以外的骨痂，逐步被清除，使原始骨痂逐渐被改造成为永久骨痂，髓腔亦再通，骨的原有结构和功能恢复。总体说来，骨折愈合的机制是网络式生物学效应相互叠加，动态调控骨修复的整体过程，其最终目的有二：①促进细胞分裂增殖，增加成骨细胞数量；②促进种子细胞向成骨细胞分化，促进骨组织形成。

（二）骨折愈合的分子生物学机制

随着分子生物学技术的发展，骨折愈合机制的研究已从细胞水平发展到分子水平。现阶段学者们已发现多种分子具有促进骨折愈合的作用，主要包括内分泌因子、细胞因子、转录因子、受体及受体拮抗分子等。骨折后局部组织、骨与软骨细胞产生多种促进骨愈合的生长因子和调节因子，这些因子相互作用，以自分泌或旁分泌的方式促进确定性骨祖细胞和诱导性骨祖细胞的增殖、分化及基质合成，对骨折修复的启动、维持、调节及塑形均起重要作用，共同促进骨折愈合。另外，由这些分子之间形成的复杂信号转导通路在骨折愈合中发挥了关键性的作用。

（1）内分泌因子：是由内分泌系统分泌的一类高效能的生物活性物质，与神经系统互相配合，保证人体各项复杂的生理活动严密而有序地进行。在骨再生中内分泌因子主要在系统和整体的水平发挥调控作用，保证骨再生活动与整体相互适应。目前应用于骨组织工程的内分泌因子主要包括：甲状旁腺激素（parathyroid hormone，PTH）、甲状旁腺激素相关蛋白等。Ray H Rixon 等通过实验证明 PTH 刺激骨生长的机制主要是通过与成骨细胞的 PTH 受体的低亲和力区相结合，激活蛋白激酶 A 信息传递通路而完成。其主要途径有刺激成骨细胞分泌胰岛素样生长因子 Ⅰ（IGF-1）和转移生长因子 β（TGF-β）等促骨形成生长因子；另外刺激骨髓中成骨细胞前体增殖并分化为成骨细胞，同时加强成骨细胞的活力，刺激骨形成。而有学者认为 PTH 同时启动了破骨效应，认为 PTH 在成骨-破骨这一重建环节上的作用究竟何者占主导仍不能很好地解释。PTH 及其相关蛋白在控制成骨细胞增殖、分化和功能等议题上再次引发了学术界的争论而成为研究热点。

（2）细胞因子：是一类由细胞分泌的蛋白质和多肽类分子，构成复杂的信号网络系统，对于细胞的增殖、生长、分化起着重要的调控作用。骨再生中细胞因子通过自分泌和旁分泌方式，发挥重要的局部调控作用。根据其生物学特性可分为4类：①促进靶细胞趋化、增殖和分化的有BMP、TGF-β、bFGF、PDGF、VEGF和IGF；②促进靶细胞内基质合成的有BMP、IGF；③与血管生成有关的包括bFGF、VEGF、PDGF；④偶联骨形成和骨吸收的包括TGF-β、IGF。主要包括骨形态发生蛋白、转化生长因子、血小板衍生生长因子、成纤维细胞生长因子、胰岛素样生长因子、血管内皮细胞生长因子等。转化生长因子超家族成员骨形态发生蛋白（bone morphogenetio protein，BMP）和转化生长因子（tansforming growth factor，TGF）可以促进多种细胞的增殖和分化，如成骨细胞、软骨细胞、成纤维细胞和血管内皮细胞，并能诱导软骨和骨基质的合成，从而促进骨形成，在调节骨与软骨形成中起重要作用。BMPs是一类具有修复和调节作用的生长因子，具有强大诱骨活性和能有效促进骨愈合，是治疗严重骨折及骨不愈合的有效靶点，不仅能缩短骨愈合时间，而且能增强骨强度。Joyce等研究提示TGF-β影响骨折愈合的各个阶段，在表达上存在时间和空间的不同TGF-β对基因表达的调节作用取决于细胞的成熟状态及分化阶段，并可以调节软骨向骨转化。bFGF是骨细胞发挥其作用及骨形成的重要调节者，bFGF可通过激活磷酸蛋白激酶（protein kinase C，PKC）途径、丝裂原活化蛋白激酶（mitogen-activated protein kinases，MAPKs）及磷脂酰肌醇三磷酸激酶/糖原合酶激酶-3（phosphatidylinositol 3-kinase/glycogen Synthase Kinase-3，PI3K/GSK-3）等成骨细胞的信号转导通路途径而发挥趋化作用，促进细胞迁移，使成骨细胞、间充质细胞、巨噬细胞、成纤维细胞等向创伤部位聚集，从而启动成骨效应。BFGF的靶细胞有成纤维细胞、血管内皮细胞、软骨细胞、成骨细胞等，其主要生物学功能为促进新生血管形成，促进软组织、软骨、骨组织的修复，促进肢体再生。另外，VEGF、PDGF、IGF、NGF等诸多分子能通过促进内皮细胞增殖和血管生成，作用相应的骨系细胞，激活相关的信号转导通路，最终促进成骨细胞标志物的合成和分泌，启动骨愈合过程。

（3）受体：是内分泌因子、细胞因子等信号分子的配体，通过复杂的细胞内信号转导通路将信号分子的信息传递入细胞内部，受体拮抗因子是受体的调节分子。与骨再生有关的受体及受体拮抗因子主要包括：白细胞介素1受体、骨形态发生蛋白受体、矿化蛋白1等。尤为重要的另一类是核受体，核受体作为一类转录因子，其本身可被特异配体（天然或人工合成）激活或抑制的属性使它成

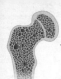

为药物作用很好的靶点。继 G 蛋白偶联受体和离子通道之后，核受体作为非酶性治疗靶点也越来越受到关注。雌激素受体（estrogen receptor，ER）和维生素 D 受体（vitamin D recept，VDR）在骨愈合过程中的作用越来越引起广大学者的关注。

（4）转录因子：是对于基因的转录起正调控作用的反式作用因子，通过与基因的启动子序列结合，辅助 RNA 聚合酶引起基因的转录及表达。骨再生信号通路中转录因子主要包括：核心结合因子（Runx2/Cbfα1）、Osterix、Sox9 等。核心结合因子 α1（core binding factor α1，Cbfα1）又称 Runt 相关基因 –2（runt related gene–2，Runx2），属于 Runt/Cbfα 转录因子家族，是成骨细胞的特异性转录因子，是骨形成的关键基因，而且在成骨细胞表达的主要功能基因中起关键的调节作用，能启动相关成骨分化标志物如骨钙素（OCN）、骨桥接蛋白（OPN）、骨唾液蛋白（BSP）、I 型胶原等基因的表达。另外，Cbfα1 决定间充质祖细胞分化为成骨祖细胞的过程，是骨发生最早最特异性的标志。成骨细胞中很多分化发育信号都集中到 Runx2 上发挥作用，因此对 Runx2 基因表达及其产物活性的调控是成骨细胞分化研究中一个非常重要的方向。Sox9 是软骨细胞分化的特异性转录因子，也是成软骨分化的关键，这在骨愈合的软骨内成骨机制中尤为重要。

（三）骨质疏松性骨折与青壮年骨折愈合机制的差异

1. 骨质疏松性骨折与青壮年骨折愈合的特点

青壮年骨折因骨密度正常，骨质较坚硬，较大暴力才致骨折，骨折往往移位明显，血运破坏严重。骨质疏松性骨折是由于骨量的减少，骨微结构的破坏，导致骨的物理性能下降，轻微外力即致骨折，其细胞学基础是破骨细胞及成骨细胞功能异常，骨吸收大于骨形成，导致骨改建负平衡；结构学基础是骨小梁数量减少，骨小梁变细，小梁间连续减少，小梁间距增宽等退行性改变及骨小梁显微骨折；病因学基础是增龄、绝经与骨质疏松关系最密切。目前国际上对骨质疏松性骨折愈合的特点尚缺乏足够的认识，对老年人骨折的处理常忽视其骨质疏松的病理特点，最终导致骨折愈合不良或发生再骨折。究其两者的区别是：①年龄不同。青壮年骨折多发生于青壮年，机体正处于代谢旺盛时期。骨质疏松性骨折多发生在绝经后的妇女或年老的男性，机体各方面都呈现不同程度的衰退。②性质不同。青壮年骨折多是正常机体暴力传导的结果，而骨质疏松性骨折是异常机体（代谢性骨病）对暴力传导的一种反映。③后果不同。同种性质的暴力（暴力的大小、方向、传导机制相同）相对于同一体位，对患者所造成的后果不同。青壮年的骨折常移位明显，骨质疏松性骨折更为重要的在于从根本上防治骨质疏松症的进一步发展，防止骨质疏松性再骨折的发生。另外，预防卧床及老年并发症的发生同等重要。

2. 骨质疏松性骨折与青壮年骨折愈合特点

骨折愈合是骨系细胞分裂增殖，向成骨细胞分化，最终引起成骨细胞数量增加的动态过程。内分泌因子、细胞因子、转录因子、受体及受体拮抗分子等因素交错形成信号转导网络精确介导了这种生物学效应。骨折早期，骨愈合的启动过程青壮年骨折与骨质疏松性骨折相同。但8~12周时骨质疏松性骨折骨的吸收仍较旺盛，骨矿化相对较少，胶原纤维形成不足，骨痂成熟及骨形成迟缓。其形态学特征是：板层骨形成迟缓，胶原排列紊乱，骨小梁纤细，破骨细胞活跃，软骨性骨痂发育为成熟骨痂迟缓，骨痂质量差。闫景龙等以卵巢摘除大鼠和老年大鼠作为雌激素缺乏型和增龄型两种骨质疏松症的动物模型，从组织形态学、细胞分子生物学、生物力学等方面对骨质疏松性骨折愈合的特点进行了系统分析，提出软骨内成骨延缓是骨质疏松性骨折愈合的共同本质特征，同时发现外源性生长激素对骨折愈合具有明显的促进作用。主要鉴别点：①分期不同。表面上一般性骨折愈合过程分为血肿机化演进期、原始骨痂形成期和骨痂改造塑形期；而骨质疏松性骨折愈合过程分为纤维骨痂期、软骨骨痂期和骨性骨痂期。实质上骨质疏松性骨折与一般性骨折的愈合过程相似，与血液供应、力学因素、内分泌激素等密切相关。②愈合速度不同。骨质疏松性骨折软骨内成骨迟缓，骨性骨痂改造加速（骨吸收大于骨形成），骨痂内胶原纤维疏松、排列紊乱且与主应力方向不一致，导致骨折愈合质量降低。③愈合强度不同。青壮年骨折与骨质疏松性骨折由于各种类型骨痂中细胞的组成与功能不同，导致分泌合成的骨痂内有机基质（尤其是胶原成分）与比例也有差异，因而具有不同的力学性能。骨质疏松性骨折的临床愈合时间较长，具有较高的骨折不愈合率和延迟愈合率，且愈合后再发生骨折的概率也较大。

（四）药物促进骨折愈合机制的研究进展

骨折时外力对机体的强烈损伤，引发的是人体的一个完整的应激反应，是一个以合成代谢占主导位置、伴随有分解代谢的过程。目前治疗骨折的方法多以复位、固定、练功及药物为主。骨折愈合的细胞学和分子生物学机制研究提示促进骨折愈合应集中在潜能细胞的分化，成骨细胞的活性，细胞因子促进骨折愈合作用及对毛细血管新生等方面。因此通过药物干预诱导干细胞、成骨细胞分化使骨再生，调控细胞因子的表达使骨更好、更快地愈合具有重要意义。研究表明，左旋多巴能够间接促进内源性生长激素分泌，有利于骨盐形成与沉积。骨折愈合刺激素是微生物的代谢产物，骨折处局部注射，刺激毛细血管增生，复活骨折处细胞代谢，促进骨折愈合。Frymoyer在1976年发现苯妥英钠利用电磁环境改变，血管长入机制使腓骨骨折的大鼠愈合，唐玲丽等用苯妥英钠给40例胫腓骨闭合性骨折患者口服，结果X线骨痂生长及临床愈合时间均

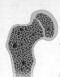

提前。而对于骨质疏松性骨折的治疗需要对骨折的治疗与骨质疏松症治疗兼顾，不应偏废。骨折早期，破骨细胞活跃，骨吸收增强，而且因制动或卧床导致骨量的进一步丧失，因此宜用抗骨质吸收药，抑制破骨，如降钙素等药物。在恢复期和功能康复期，活性维生素 D 具有骨内和骨外作用，不仅有增加骨量、降低再骨折率的作用，而且有助于改善神经、增进肌肉平衡能力，减少跌倒，降低再骨折发生率。对已能下床活动的恢复期患者也可采用双膦酸盐制剂。重度骨质疏松性骨折可以 2 种或 2 种以上药物联合使用。在作假体置换的病例采用双膦酸盐制剂的治疗，可能有助于防止骨吸收引起的假体松动。动物实验证实 PTH1-34 片段不仅增加松质骨量而且能增加皮质骨量，是一个新的治疗方向。临床选择治疗药物应根据患者的情况全面考虑，正确掌握其适应证。鲑鱼降钙素能有效抑制快速骨丢失，减少再骨折风险，其与钙剂联合治疗可以显著降低髋部骨折发生率，同时能有效促进股骨粗隆间骨折愈合，显著恢复患者活动能力。阿仑膦酸钠作为第三代抗骨质疏松膦酸盐类药物，能明显降低绝经后妇女的骨转换率，可降低椎体和髋部骨折发生率，5 mg/d 服用阿仑膦酸钠 5 年，能显著改善骨质疏松骨显微 CT 三维结构，促使骨小梁变粗、骨量增加。研究表明抗骨吸收药物最理想的作用应该是能适度抑制骨转换率，促进骨骼充分矿化和微损伤的生理性修复，从而保留骨的结构特征，但用药应遵循长期、安全、有效的原则。

中医药治疗骨折历史悠久，从整体观念和辨证论治出发，按照骨折"瘀去、新生、骨合"的三期辨证用药，用药方式多样，有外治、内治，剂型多样，如汤剂、散剂、丸剂、药膏等，疗效显著，毒副作用小，治疗费用低。国内外学者运用现代科学技术和方法多层次、多方面地对中药促进骨愈合的作用机制进行了深入的研究并取得许多突破性进展。目前广泛认为中药促进骨愈合机制是通过改善血液循环、促进血肿的吸收和机化、促进钙盐的沉积、提高微量元素的含量、促进基质胶原的合成、提高骨痂质量和生物力学性能、促进生长激素分泌、调控骨生长因子的分泌与合成。

骨折愈合的机制非常复杂，目前尚没有一种理论可能解释骨折愈合的所有问题。但是，随着分子生物学的发展，借鉴现代生物工程技术，结合现代科技研究方法，我们可以更好地明确许多细胞内、细胞外及细胞间的机制，更好地了解人体骨骼系统生理及疾病的病理生理过程，进一步深入了解骨折愈合机制。目前关于骨折愈合中某些细胞外基质蛋白的表达如 BMP 的纯化，细胞的迁移、分化及增殖如成骨细胞体外的培养、骨髓间充质细胞成骨分化、各类生长因子的调节机制，改善微循环等已取得一定进展，但有许多问题尚需要进一步的深入研究，如骨折愈合最关键的是什么起作用，各个时期骨重建的情况，各种骨生长因子作用之间的关系。

药物促进骨折愈合的机制是一项极为复杂的过程。尤其是对于骨质疏松性骨折，治疗的目的是增加骨密度及骨强度，预防或减少再骨折的风险，有许多问题需要讨论：①何时用药；②用什么药；③如何用药；④用药时间，终生用药或间歇用药。中药能促进骨折愈合，其促进骨折愈合的作用机制可能是一个多成分、多系统、多途径、网络化的整体过程，治疗的靶向作用和机制很难弄清楚，限制和阻碍了中药的开发。如何从更高的层次、更深入研究中医药学对骨折愈合机制的认识及揭示中药作用分子机制是一个重要课题。随着现代科学技术的发展，弘扬中医整体观，运用中医理论，使传统中医药的研究与现代科技研究接轨，采用现代科学技术的方法与手段来阐明中药促进骨折愈合的机制研究显示出越来越广阔的美好前景，使人工控制骨形成与修复将变为可能。

由于骨质疏松症本身的病理特点，决定了骨质疏松性骨折的愈合过程不同于正常骨折愈合过程。因此，鉴别认识骨质疏松性骨折的发病特点及机制，是预防骨质疏松性骨折的发生发展，是针对其病理本质进行靶向治疗的核心问题。因此应立足人体骨骼系统生理及疾病的病理生理过程，临床药物治疗中要正确鉴别认识青壮年骨折与骨质疏松性骨折的特点，着眼两种不同骨折的愈合特点，把握其由内分泌因子、细胞因子、转录因子、受体及受体拮抗等分子调控的复杂信号转导通路机制，以拟定更科学的临床治疗方案，促进骨质疏松症骨折骨愈合。

三、目前临床诊治骨质疏松性骨折的实际状况

（一）基础治疗薄弱

由于骨质疏松诊断设备相对缺乏和人们认识不足，在我国只有约 1/5 的骨质疏松骨折患者得到了相应的治疗。虽然一些大城市的很多医院都有专门的骨密度检测仪，但许多中小城市的医院仍没有标准设备，这也是我国大量骨质疏松患者未能得到及时诊断和治疗的一个原因。

对于最常见的骨质疏松骨折——脊柱压缩性骨折，由于认识不足和缺乏医疗条件，在我国有很多人没有意识到严重腰背痛很可能是由于骨折引起的，绝大部分老年人采取卧床、制动、止痛等保守治疗，严重降低了生活质量。

骨质疏松骨折患者如未经适当的诊断和治疗，这些患者仍处于再发可能致残或致死的骨质疏松骨折的高风险中。我国在骨质疏松防治工作中存在的主要问题在于医学专业教育不足、科普教育不足、培训资金投入不足等。因此，迫切需要一种有效的治疗模式，对骨质疏松骨折进行全程管理。

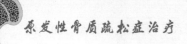

（二）骨质疏松症再次骨折的负担严重

一旦发生一次骨质疏松骨折，在未经治疗的情况下，很可能再次发生骨质疏松性骨折。中国的一项研究收集了 50 岁以上、临床确诊的骨质疏松骨折患者273 例，探讨骨质疏松患者初次骨折后发生再骨折的风险及其临床特点。结果发现初次骨质疏松骨折后再发骨折的风险会增高。英国的数据显示，50% 的髋部骨折患者已存在脆性骨折史。

有研究显示，与 1990 年相比，2050 年全球女性髋部骨折发生率预计至少增加 240%，尤其在亚洲人群发生率会明显增加。预计 50 岁以上女性髋部骨折人数将继续增加。且髋部骨折患者的再发骨折风险很高，一项研究入组了 501 例第一次发生髋部骨折的患者，随访 1 年后有 34 例再发骨折；再发骨折累积发生率第1 年为 5.08%，第 2 年为 8.11%。

毫无疑问，未经治疗的骨折患者是再发骨折的高危人群。第一次发生骨折时，对骨质疏松症进行诊断和治疗可显著降低再发骨折的风险及相关费用。

四、骨质疏松性骨折治疗策略

（一）骨质疏松性骨折的治疗目标

骨质疏松性骨折的治疗目标是减少并发症，降低病死率，提高康复水平，改善生活质量。

（二）骨质疏松性骨折的治疗原则

骨质疏松性骨折有别于一般的创伤性骨折，既要重视骨折本身的治疗，也要积极治疗骨质疏松症。骨质疏松性骨折的治疗基本原则是复位、固定、功能锻炼和抗骨质疏松。理想的治疗是上述四者有机结合，打破骨质疏松骨折存在的恶性循环：再骨折→制动→急性骨丢失→失用性骨质疏松→再骨折。

但抗骨质疏松常常被忽视。有研究分析骨质疏松性骨折的治疗，除了手术治疗外是否同时还应用治疗骨质疏松的药物，结果显示 73.46% 的治疗中没有采用抗骨质疏松药物。可见绝大多数的骨科医生对骨质疏松性骨折的治疗只重视对骨折本身的治疗，而没有重视对骨折的根本原因（骨质疏松）的治疗。

不进行抗骨质疏松治疗的危害：使骨质疏松继续发展；骨折延迟愈合或不愈合；有可能使内固定物松动、切割、假体松动下沉，需行二次手术；手术后制动，继发失用性骨质疏松；再骨折的发生。

（三）骨质疏松性骨折的治疗措施

1. 普及与教育的深入

我国在骨质疏松防治工作中存在的主要问题与医学专业教育不足、科普教育不足、培训资金不足等多方面因素有关。诊断是骨质疏松防治的第一步。我们需要加强医务人员培训，设立专业培训和资格考试，将骨质疏松症列入医学生教材，提高人们对骨质疏松的认识和重视；在缺乏条件的地区使用价格便宜、易于携带设备开展骨质疏松诊断，并将其列为中老年人的体检项目之一。

2.重视基础治疗和预防

（1）基础措施采取调整生活方式。

①富含钙、低盐和适量蛋白质的均衡膳食。②注意适当户外活动，有助于骨健康的体育锻炼和康复治疗。③避免嗜烟、酗酒和慎用影响骨代谢的药物等。④采取防止跌倒的各种措施，如注意是否有增加跌倒危险的疾病和药物，加强自身和环境的保护措施等。

（2）骨健康基本补充剂。

钙剂：我国营养学会制定成年人每日钙摄入推荐量 800 mg（元素钙量）是获得理想骨峰值、维护骨骼健康的适宜剂量，如果饮食中钙供给不足可选用钙剂补充，绝经后妇女和老年人每日钙摄入推荐量为 1000mg。我国老年人平均每日从饮食中获取钙约 400 mg，故平均每日应补充的元素钙量为 500~600 mg。钙摄入可减缓骨丢失，改善骨矿化。用于治疗骨质疏松症时，应与其他药物联合使用。目前尚无充分证据表明单纯补钙可以替代其他抗骨质疏松药物治疗。钙剂选择要考虑其安全性和有效性。碳酸钙类的钙剂在人体内的生物利用度较佳。

维生素 D：有利于钙在胃肠道的吸收。维生素 D 缺乏可导致继发性甲状旁腺功能亢进，增加骨的吸收，从而引起或加重骨质疏松。成年人推荐剂量为 200 U/d，老年人因缺乏日照及摄入和吸收障碍常有维生素 D 缺乏，故推荐剂量为 400~800 U/d。有研究表明补充维生素 D 能增加老年人肌肉力量和平衡能力，因此降低了跌倒的危险，进而降低骨折风险。维生素 D 用于治疗骨质疏松症时，应与其他药物联合使用。临床应用时应注意个体差异和安全性，定期监测血钙和尿钙，酌情调整剂量。

（3）药物治疗。已有多种有效药物可以降低再次发生骨折的风险，这些药物已经证明可以显著降低有或无骨折史的患者再次骨折发病率。合理选用骨质疏松药物，有利于避免骨质疏松加重或发生再次骨折。药物治疗适应证：已有骨质疏松症（T ≤ −2.5）或已发生过脆性骨折；或已有骨量减少（−2.5 < T < −1）的药物治疗可降低后续骨折率达 30%~70%。原发性骨质疏松症药物选择原则，见图 6–1。

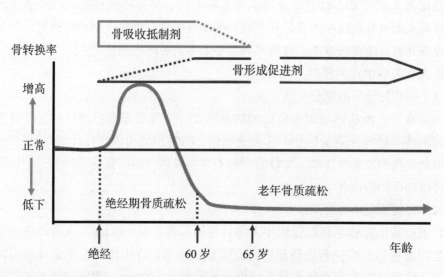

图 6-1 原发性骨质疏松症药物选择原则

3. 积极、规范的外科治疗技术

在骨质疏松性骨折手术治疗中，由于疏松的骨质不能给内固定器械提供足够的把持力，容易发生内固定松动、退出或切割骨质而导致内固定失效，这给骨科医生带来了极大的挑战，针对这一难题人们研发了一系列的骨加强技术来取得稳定的固定。对于这些技术的选择应用需要我们紧密结合临床实际来判断。

在尽可能不加重局部血运障碍的前提下骨折复位，在骨折牢固固定的前提下尽可能早期进行功能锻炼，使骨折愈合和功能恢复均达到比较理想的结果。此外骨质疏松骨折多见于老年人，注意整复和固定应以方法简便、安全有效为原则，以尽早恢复伤前生活质量为目的。应尽量选择创伤小、对关节功能影响少的方法，不应强求骨折的解剖复位，而应着重于组织修复和功能恢复。要充分考虑骨质疏松性骨折骨质量差、愈合缓慢等不同于一般创伤性骨折的愈合特点，尤其是对于下肢骨折，其术后的康复需要尽早下地活动，内固定牢固就显得十分重要，手术治疗可以避免患肢长期制动，以及由此引起的静脉血栓形成等严重后果。

骨质疏松性骨折治疗中应在保证力学稳定性和坚持 BO 原则基本要求下，着重于提高内固定在骨内的把持力和承载能力、防止骨切割和保证骨折段血供，内固定方式往往选择相对稳定的术式或关节置换术，为提高内植物的稳定性，以减少内固定失败，可酌情采取以下措施：①使用特殊内固定器材，如锁定加压钢板、粗螺纹的螺钉、膨胀型髓内钉、具有特殊涂层材料的器械等；②使用应力遮挡较少的器材，减少骨量的进一步丢失；③采用特殊的内固定技术，如螺钉固定时穿过双侧骨皮质，增加把持力；④采用内固定技术，如螺钉周围使用骨水泥、膨胀器及生物材料强化；⑤骨缺损严重者，可考虑采用自体或异体骨移植及生物材料（骨水泥、硫酸钙等）充填；⑥视骨折的牢固程度，酌情选用外固定。外固定应可靠，有足够的时间，尽可能减少对骨折临近关节的固定。

应严格掌握骨质疏松性骨折各种手术治疗技术的适应证，权衡非手术与手术治疗的利弊，针对发生骨质疏松性骨折确需手术者，手术方案的合理选择应根据骨折部位、骨折类型、骨质疏松程度和患者全身状况而定。同时中华医学会骨科学分会发布的《骨质疏松性骨折诊疗指南》为骨质疏松性骨折的治疗，提供了重要的指导意见。近几年来通过针对骨质疏松性骨折的外科治疗技术的应用，骨科医师对骨质疏松性骨折进行规范的诊治取得了较为满意的临床疗效。

4. 重视骨质疏松相关并发症的预防

骨质疏松症在骨骼的局部表现为骨量减少、骨强度降低，以及骨质脆性增加，在进行各种类型的骨科手术过程中，无论是创伤骨科、关节外科、脊柱外科、足踝外科等均会出现内固定相关的并发症，最常见的表现为内固定失效、切割、松动，断裂等给医患造成身心方面的创伤，严重影响患者的疗效，预防措施还是要深入理解各种内固定器械的设计原理、合理使用内固定材料及个性化的康复指导。通过综合措施避免骨质疏松症相关并发症的发生。如果能对出现过脆性骨折的患者进行常规的循证医学为基础的二次骨折预防医疗，将会是打破脆性骨折循环的好机会。

第五节　常见骨质疏松性骨折的诊治

一、胸腰椎压缩性骨折

胸腰椎压缩性骨折可发生于青壮年，亦可发生于老年人，但多发生于绝经后的妇女，在60~70岁发病率最高。

（一）胸腰椎的病理生理

每块胸椎腰椎分椎体与附件两部分，可以将整个脊柱分成前、中、后三柱：

（1）前柱包含了椎体前2/3，纤维环的前半部分和前纵韧带。

（2）中柱包含了椎体的后1/3，纤维环的后半部分和后纵韧带。

（3）后柱包含了后关节囊、黄韧带及脊柱的附件、关节突和棘上及棘间韧带。

中柱和后柱包裹了脊髓和马尾神经，该区的损伤可以累及神经系统，特别是

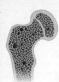
中柱的损伤，碎骨片和髓核组织可以突入椎管的前部，损伤脊髓。

脊柱有六种运动：①在 Y 轴上有压缩、牵拉和旋转；②在 X 轴上有屈、伸和侧方移动；③在 Z 轴上则有侧屈和前后方向移动。胸腰段脊柱（第十胸椎至第二腰椎）处于两个生理幅度的交汇处，活动度大，是应力集中之处，因此该处骨折十分常见。暴力是引起胸腰椎骨折的主要原因。暴力的方向可以通过 X、Y、Z 轴。有三种力量可以作用于中轴：轴向的压缩，轴向的牵拉和在横面上的移动。三种病因不会同时存在，例如轴向的压缩和轴向的牵拉就不可能同时存在。

（二）发生胸腰椎压缩性骨折的原因

（1）绝大部分的脊柱椎体由松质骨组成，最容易在绝经后受到激素代谢紊乱而导致骨代谢异常的影响。

（2）椎间盘水分减少，各椎体间的运动性减少。即使受到轻微的外力即可影响到椎体。

（3）腰部肌肉及腰部韧带发生退行性变化，缺乏伸缩性。

（三）发生部位

胸腰椎压缩性骨折常发生于胸椎、腰椎移行处，在第十二胸椎最多见，其次分别是第一腰椎和第十一胸椎。上位胸椎和下位腰椎也可以发生。由于骨质疏松引起的胸腰椎压缩性骨折，其部位仅限于椎体，不影响椎弓根和椎弓，故导致脊髓损伤的情况非常少见。

（四）椎体骨折的形状

（1）楔状椎：即椎体的前缘有不同程度的压缩，严重者压缩程度可超过椎体高度的 1/2，而椎体后缘高度无明显改变，椎体呈楔形改变。

（2）扁平椎：即椎体的前、中、后缘均有压缩改变，与相邻非压缩骨折椎体相比，椎体呈扁平状。

（3）鱼椎：为椎体上下终板凹陷，即椎体的中央部分发生压缩改变，其中央高度与前后缘高度相比减少 1/4 以上，椎体呈"鱼尾"样变形。

（五）临床症状及体征

急剧出现腰背部疼痛，脊柱后凸，躯干活动受限，不能坐立，不能翻身转侧，局部有叩击痛。

（六）胸腰椎压缩性骨折分类分型

1.胸腰椎压缩性骨折分类

（1）单纯性契形压缩性骨折。这是脊柱前柱损伤的结果。暴力来自沿着 X 轴旋转的力量，使脊柱向前屈曲所致，后方的结构很少受影响，椎体通常成楔形。该型骨折不损伤中柱，脊柱仍保持其稳定性。此类骨折通常为高空坠落伤，足、臀部着地，身体猛烈屈曲，产生了椎体前半部分压缩。

（2）稳定性爆破型骨折。这是脊柱前柱和中柱损伤的结果。暴力来自Y轴的轴向压缩。通常亦为高空坠落伤，足臀部着地，脊柱保持正直，胸腰段脊柱的椎体受力最大，因挤压而破碎，由于不存在旋转力量，脊柱的后柱则不受影响，因而仍保留了脊柱的稳定性，但破碎的椎体与椎间盘可以突出于椎管前方，损伤了脊髓而产生神经症状。

（3）不稳定性爆破型骨折。这是前、中、后三柱同时损伤的结果。暴力来自Y轴的轴向压缩及顺时针的旋转，可能还有沿着Z轴的旋转力量参与，使后柱亦出现断裂，由于脊柱不稳定，会出现创伤后脊柱后突和进行性神经症状。

（4）Chaece骨折。为椎体水平撕裂性损伤。以往认为暴力来自沿着X轴旋转的力最大，使脊柱过伸而产生损伤，例如从高空仰面落下，着地时背部被物体阻挡，使脊柱过伸，前纵韧带断裂，椎体横形裂开，棘突互相挤压而断裂，可以发生上一节椎体向后移位。而目前亦有人认为是脊柱屈曲的后果，而屈曲轴则应在前纵韧带的前方，因此认为是脊柱受来自Y轴轴向牵拉的结果，同时还有沿着X轴旋转力量的参与，这种骨折也是不稳定性骨折，临床上比较少见。

（5）屈曲-牵拉型损伤。屈曲轴在前纵韧带的后方，前柱部分因压缩力量而损伤，而中、后柱则因牵拉的张力力量而损伤，而中、后柱则因牵拉的张力力量损伤，中柱部分损伤表现为脊椎关节囊破裂，关节突脱位，半脱位或骨折，这种损伤往往还有来自Y轴旋转力量的参与，因此这类损伤往往是潜在性不稳定型骨折，原因是黄韧带，棘间韧带和棘上韧带都有撕裂。

（6）脊柱骨折-脱位。又名移动性损伤。暴力来自Z轴，例如车祸时暴力直接来自背部后方的撞击，或弯腰工作时，重物高空坠落直接打击背部，在强大暴力作用下，椎管的对线对位已经完全被破坏，在损伤平面，椎沿横面产生移位，通常三个柱均毁于剪力，损伤平面通常通过椎间盘、同时还有旋转力量的参与，因此脱位程度重于骨折，当关节突完全脱位时，下关节突移至下一节脊椎骨上关节突的前方，互相阻挡，称关节突交锁，这类损伤极为严重，脊髓的损伤难以避免，预后差。另外还有一些单纯性附件骨折如椎板骨折与横突骨折，不会造成脊椎的不稳定，称为稳定型骨折，特别是横突骨折，往往是背部受到撞击后腰部肌肉猛烈收缩而产生的撕脱性骨折。

2. 胸腰椎压缩性骨折分型

（1）根据损伤机制分型。

椎体骨折压缩楔变、椎体脱位明显，部分＞1/2。下一椎体前缘骨折。骨折块随上一椎体前移；关节突、椎弓、椎板、棘突均可粉碎性骨折。根据损伤机制分三型：

①剪力型脱位（平移型损伤）。过伸状态下椎体部分骨折，椎体呈水平移位，

可向前、后或侧方，前纵韧带与椎间盘前方撕裂。常伴严重的脊髓损伤。

②屈曲牵拉型损伤。下位椎体撕脱骨折，上位椎体前脱位。棘突间距增宽。

③屈曲旋转型骨折脱位。前柱压缩旋转，中柱与后柱牵张旋转作用。表现为关节突骨折或脱位，下位椎体上缘的骨折块随上位椎体前移突入椎管，多伴脊髓或马尾神经损伤。

（2）Denis 和 Magerl 分型（AO 分型）。

胸腰椎骨折分为四大类：A 类，压缩性骨折；B 类，爆裂性骨折；C 类，安全带骨折；D 类，骨折脱位。其下还分 16 个亚型。Magerl 等承继 AO 学派长骨骨折的 3-3-3 制分类，将胸腰椎骨折分为 3 类 9 组 27 型，多达 55 种。主要包括：

A 类：椎体压缩类。① A1：挤压性骨折；② A2：劈裂骨折；③ A3：爆裂骨折。

B 类：牵张性双柱骨折。① B1：韧带为主的后柱损伤；② B2：骨性为主的后柱损伤；③ B3：由前经椎间盘的损伤。

C 类：旋转性双柱损伤。① C1：A 类骨折伴旋转；② C2：B 类骨折伴旋转；③ C3：旋转-剪切损伤。

（3）美国的脊柱创伤研究会（STSG）最近提出了一种新的胸腰椎损伤的分型方法——胸腰椎损伤评分系统（TLISS）。TLISS 评分系统主要依据三个方面：①基于影像学资料了解骨折的受伤机制。②椎体后方韧带复合结构的完整。③患者的神经功能状态。各项分别评分，相加后得到 TLISS 总评分，用以制定治疗策略。后来 STSG 改进了 TLISS，把带有主观色彩的受伤机制该为更为客观的骨折形态描述，并称之为胸腰椎损伤分型及评分系统（TLICS）。具体标准是：①骨折的形态表现。压缩性骨折 1 分，爆裂性骨折 2 分，旋转型骨折 3 分，牵张性骨折 4 分。若有重复，取最高分。②椎体后方韧带复合结构的完整性。完整者 0 分，完全断裂者 3 分，不完全断裂者 2 分。③患者的神经功能状态。无神经损害者 0 分，完全性脊髓损伤者 2 分，不完全损伤者或马尾综合征者 3 分。各项分值相加即为 TLISS 总评分，该系统建议大于或等于 5 分者应考虑手术治疗，小于或等于 3 分者考虑非手术治疗，4 分者可选择手术或非手术治疗。

（4）类-型-亚型体系

国内学者金大地等采用由类到型，由型到亚型的体系。首先根据损伤机制及其产生的病理形态共分三大类：屈曲压缩类（A 类）、垂直压缩类（B 类）和牵张类（C 类）。在每类骨折中又根据具体的病理形态和临床出现概率的大小分为 A、B 两型：A 型为临床常见的损伤，B 型为临床较少见的损伤。在每型中根据骨折不稳定性和移位的严重程度分为 3 个亚型：①亚型 1 为骨折型，符合该型骨折最基本的病理形态特征，无移位；②亚型 2 为半脱位型，在骨折型基础上合并半脱位，除过伸压缩暴力所致的骨折半脱位表现为过伸畸形和侧屈压缩暴力所致的骨折半脱位表现为侧突畸形之外，余均为后突畸形；③亚型 3 为脱位型，呈多方向性。见图 6-2。

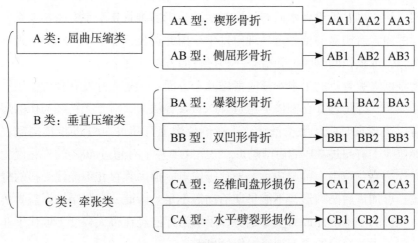

图 6-2　胸腰椎骨折分类图

（七）治疗

1. 手术与非手术治疗的选择

有不少报道了非手术治疗的出色疗效，这些数据说明大部分的患者可以通过非手术治疗得到有效康复。但非手术治疗和手术治疗孰优孰劣，需要高质量的随机对照研究。胸腰椎压缩性骨折后首先要明确两个问题：一是是否合并有椎管受压并伴有脊髓或神经损伤。若合并有脊髓损伤应判明脊髓损伤的程度，是完全性损害还是非完全性；二是是否存在不稳定。胸腰椎压缩性骨折的不稳定性的概念尚有歧义。目前较为通用的胸腰椎骨折不稳定性的标准为任何双柱损伤的骨折均为不稳定性骨折。Vaccaro 等认为稳定性可分为三种：即刻稳定性（由骨折形态判断）、长期稳定性（由椎体后方韧带复合结构的完整性判断）和神经稳定性（由神经功能状态判断）。因此，根据脊柱骨折分类判断脊柱稳定性及根据影像学明确脊髓有无受压及压迫部位，程度及范围是制定治疗方案的主要依据。一般讲，椎管无压迫或轻度压迫，而无神经损伤的稳定性骨折或相对稳定性骨折，为非手术治疗的适应证。近年来大多数学者对脊柱不稳定骨折或伴有神经损伤者，主张及时手术治疗。也可以根据 TLICS 评分系统决定手术还是非手术治疗。

对脊柱脊髓损伤，长期存在着保守治疗与手术治疗两大学派。爆裂骨折的保

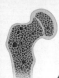

守治疗包括：卧床休息、体位复位、石膏模或支架固定和理疗。Shen 等对神经完好、无骨折脱位或椎弓根骨折的单节段椎体爆裂骨折患者进行 2 年的随访，发现保守治疗组与手术治疗组的疗效无明显差异。Lukk 等对 42 例经保守疗法治疗的胸腰椎爆裂骨折患者随访后发现椎管矢状径由术前正常值的 50% 恢复到随访 1 年时正常值的 75%，而且受伤时椎管狭窄越严重者术后恢复越明显。Daily 等研究表明：胸腰椎骨折患者术后神经恢复情况与术前椎管狭窄率有密切关系，经保守治疗的患者有明显的椎管重塑现象发生。由此可见，非手术治疗对于无神经损伤或神经轻度损伤的胸腰椎骨折是一种可行的方法。

胸腰椎爆裂骨折的手术选择应考虑两个方面：①是否并发有椎管受压和脊髓或神经损伤；②是否存在椎体不稳定。Denisa 等认为，对于无神经损伤的爆裂骨折，有以下表现时应行手术治疗：①在侧位像上有超过 50% 的椎体高度丧失；②在侧位像上有超过 20° 的后凸畸形；③在 CT 片上有超过 40% 的椎管侵犯。虽然保守疗法有花费少、可避免手术发症等优点，但因其存在不能使受损的脊柱解剖复位，可加重后凸畸形，不能早期活动等不足。因此，在胸腰椎爆裂骨折治疗方面，积极的手术治疗成为主要趋势，手术治疗已经在很大程度上取代了非手术治疗，除了少数稳定的和无神经损伤的患者。

2. 手术治疗

（1）手术治疗原则。

胸腰椎脊柱脊髓损伤的手术治疗原则是：①尽量促进损伤脊髓恢复功能；②重建脊柱的稳定性，使患者能尽早起床活动，减少卧床并发症；③预防并发症，减少死亡率。

（2）关于减压手术时机。

胸腰椎脊柱脊髓损伤治疗的关键是有效地恢复脊柱的稳定性，解除脊髓的压迫，减轻或避免脊髓的渐进性坏死。一般认为，脊髓损伤后 24h 内处于急性期，而前 6~8h 则为外科治疗的黄金时期。对于胸腰椎骨折合并其他脏器损伤的患者，首先应行心肺复苏治疗及挽救手术。对于该类患者何时应进行复位及内固定则尚有一定的争论。Dai 等回顾性分析了 91 例合并其他脏器损伤的胸腰椎骨折患者，包括脑外伤、气胸、骨盆骨折等，其中前路手术 43 例，后路手术 46 例，前后联合入路 2 例；41 例（45%）在 72h 内手术，其中 21 例在 24h 内手术，更有 15 例患者延至 1 周以上手术。随访表明，手术时间与神经功能恢复率间无显著相关性。另有研究表明：脊髓损伤后的恢复期可延至初次损伤后的 2~3 年。进一步证实，对该类患者可先行稳定一般状况及其他脏器损伤治疗，待病情平稳后再考虑胸腰椎手术治疗。

对于爆裂骨折的减压，最初的方法是椎板减压术，但由于这种减压方法的灾难性后果，这种方法已被放弃。目前常用的减压方法包括前路直接减压、后路间接减压、侧后方减压。一些学者认为神经损害与 CT 扫描上椎管狭窄的程度相一致；另一种观点认为神经损害与椎管狭窄的程度无相关性或相关性不大；还有人认为椎管狭窄的程度与神经损伤可能性有相关性而与神经损伤的程度间无相关性。Kim 等对 148 例连续的爆裂骨折的分析表明：椎管狭窄与神经损伤可能性和损伤程度总体上存在相关性，但相关程度在脊髓圆锥段较高，在马尾神经段较低，在 L_2 以下椎管狭窄 60% 以下时，二者相关性极小或无相关性。但目前多数学者认为减压可以最大限度地增加神经恢复的可能性。一个公认的观点是：急性爆裂骨折累及神经损伤是手术减压的指征，尤其是当临床表现与局部压迫密切相关时就更是如此。

对于后路手术辅以侧后方减压意味着对脊柱稳定性的进一步破坏。有学者认为经椎弓根内固定治疗胸腰椎骨折的间接减压效果是可靠的，如果手术在受伤后早期进行且是被有经验的医生操作，其他形式的减压是不必要的。杨勇等认为胸腰椎爆裂骨折中，无神经损伤或神经系统症状轻微、CT 片示椎管狭窄＜ 30% 且骨折块居中者可不必行椎管探查减压。对于需要行椎管探查减压的，也要尽量少破坏后柱结构。

Dimar 等对脊髓损伤的大鼠分别在损伤后 0h、2h、6h、24h 和 72h 行减压术，结果发现早期减压对神经功能的恢复优于晚期减压。但多中心研究表明：创伤后手术时机选在 25h 内、25~200h、200h 以后，对神经功能的恢复无明显的影响。有学者认为早期手术可增加并发症，但 Duh 的研究表明伤后 24h 以内手术可减少并发症的发生。Wilberg 等认为手术在 24h 内或 1 周后进行可避免由于脊髓水肿而导致的脊髓损伤。对后路手术的患者，大多数学者主张在伤后 2 周内实施手术为宜，因为晚期手术将难于复位且间接减压的效果将大大降低。Fehlings 等详细分析 66 篇文献后认为：临床二级证据表明对脊髓损伤的患者或者早期（＜ 25h）或者晚期（＞ 200h）施行手术都是安全的且同样有效。更好的选择手术时机，需要随机的、对照的临床试验研究。

（3）手术适应证：一般而言，不稳定性胸腰椎骨折伴或不伴神经功能损伤均需行手术治疗。不稳定性骨折的情况包括：①神经损伤进行性加重；②伴脊柱后部结构断裂；③后凸畸形 ≥ 20%；④椎体高度丧失 ≥ 50%；⑤ CT 显示骨块进入椎管，T_1 椎管压迫率 ≥ 30%，L_1 ＞ 140%，L_2 ＞ 150%；⑥爆裂型骨折存在后部结构损伤。进入椎管的骨块对于脊髓的压迫可能与临床表现不平行，主要是由于临床上所得影像学资料（CT、MRI 检查等）均为静止状态下椎管的改变，而研究表明，椎管动态侵犯率比静止状态下测量值高 85%。提示脊髓在瞬间损伤远大于静止状态下的压迫伤。因此，静态椎管受压程度并不能很明确地反映脊髓

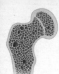

损伤的程度，不能单独依据椎管压迫率而进行手术治疗。

（4）手术治疗的任务主要包括：①恢复椎体的高度、序列与曲度（复位、矫形）。②解除神经压迫（减压）。③重建脊柱稳定性（固定、融合）。为了达到上述三个目标，前路手术好还是后路手术好？短节段还是长节段好？如何选择最佳的手术入路及手术方法是有关胸腰椎骨折治疗争论的焦点之一。

（5）手术入路的选择。

胸腰椎骨折手术治疗的目的是：①畸形的解剖复位；②坚强的固定；③神经压迫的有效减压。胸腰椎骨折的手术入路主要包括后路手术与前路手术，前、后路手术各有其优势与劣势，所以在临床实际中应根据患者各自的特点选择合适的手术方法。合适的手术方法应基于骨折的类型，患者的情况，以及各种内固定器的特点来选择，选择一个合适的手术方法可以最大程度上利于患者的康复、减少术后并发症的发生率。

手术方式可分为后路手术、前路手术及前后联合入路手术。具体的手术方式取决于骨折的类型、部位及椎管受侵犯的程度，同时也取决于医师的技术及其治疗倾向。近年来，随着新的前路内固定器械的出现及外科手术技术的成熟，部分学者提倡应用前路手术进行相应节段的减压复位及固定，认为其更具有合理性。一些研究提出了前后路手术的相应评判标准。Parker 等依椎体粉碎程度、骨块进入椎管的范围及后凸畸形程度等三方面进行打分评定，每项各打 3 分，最低为 3 分，最高为 9 分。具体打分标准是：①在 CT 片矢状面上了解椎体粉碎程度：粉碎程度＜ 30% 为 1 分，30% ~60% 为 2 分，＞ 60% 为 3 分。②在 CT 片横断面上了解骨块进入椎管情况：椎管未受侵为 1 分，骨块移位至少 2mm 但受侵＜ 50% 为 2 分，受侵＞ 50% 为 3 分。③ X 线侧位片上观察后凸畸形程度：畸形 ≤ 3% 为 1 分，4% ~9% 为 2 分，畸形 ≥ 10% 为 3 分。3~6 分可单独行后路手术，≥ 7 分行单独前路手术。但研究表明，无论前路还是后路均存在术后矫正度丢失的问题。Verlaan 等回顾性分析了 132 篇文献，包括 5748 例胸腰椎骨折患者，平均随访 28~45 个月。研究表明，随访后期后路短节段固定组 Cobb 角平均为 8.7，与术后相比丢失约 7.6，随访后期前路固定组 Cobb 角平均为 10.8，与术后相比丢失约 4.9，随访后期前后路固定组 Cobb 角平均为 9.3，与术后相比丢失约 5.9。三组间术后随访后期 Cobb 角差异无统计学意义，各组神经损伤恢复程度差异也无统计学意义。

Vaccaro 等认为，影响胸腰椎骨折手术入路选择最重要的两个因素是 TLICS 三大因素中的椎体后方韧带复合结构的完整性及神经系统功能状态。其基本原则是：对有不完全神经功能损伤且影像学检查证实压迫来自椎管前方者，通常需要前路减压；对有椎体后方韧带复合结构破坏者，通常需要后路手术；对两种损伤均存在者通常需要前后路联合。

虽然最新研究对该系统表示肯定。但需要强调的是：TLISS 分类法仍然处于验证阶段，在被世界性接纳之前，需要严格的前瞻性多中心研究加以佐证。

A. 后路手术

后路手术是治疗胸腰椎骨折的传统术式。后路短节段椎弓根螺钉已经广泛应用，但内固定失效及后凸畸形纠正丢失的问题一直没有很好解决。前路手术因为减压彻底，能有效矫正后凸畸形等优点，越来越得到重视。前路与后路、短节段与长节段各有利弊，应综合考虑骨折部位、类型，神经系统损伤情况以及术者的技术和经验。许多学者正在探讨一种简单、实用、操作性强的选择手术术式的方法。

脊柱载荷评分系统较受关注。Parker 等依椎体粉碎程度、骨块进入椎管的范围及后凸畸形程度等三方面进行打分评定，每项各打 3 分，最低为 3 分，最高为 9 分。3~6 分可单独行后路手术，≥ 7 分行单独前路手术。Dai 报告认为此评分系统的可靠程度较高。最近有文章认为此评分系统有助于评估胸腰椎骨折的急性不稳定性，有助于胸腰椎骨折的治疗选择。但是此评分系统只是用于已经决定手术治疗的不稳定骨折，最初只是用于爆裂性骨折后路短节段固定失败的预测。两篇文章都报道此评分系统和临床疗效的预测有出色的一致性，但最近的 Scholl 等却没有找到任何此评分系统与后路短节段固定疗效的关系。

后路手术的发展大致经历过以下几个阶段，即由简单内置物单纯后柱内固定到多结构可调整内置物三柱固定，由长节段后柱固定发展到短节段三柱固定，由长节段融合发展到长固定短融合直至短节段固定局部融合。目前，除涉及多节段骨折多行长节段内固定外，经椎弓根短节段内固定已成为胸腰椎骨折后路手术的主流。

后路手术的优点在于：a. 后路手术解剖简单、创伤小、出血少、操作较容易。b. 通过椎弓根钉治疗胸腰椎骨折，固定节段少，可以最大限度保留脊柱的运动功能。c. 对于多发创伤的患者，特别是伴有多发肢体的损伤，后路手术有压倒性的优势，不考虑神经恢复的问题，它可以加快其他损伤的处理。对于完全性神经损伤的患者，脊髓损伤多是由于巨大外力致胸椎损伤引起的，早期的固定可以缩短患者的住院时间，可以减少死亡率，后路手术是最合适的选择。d. 对于脊柱骨折伴有椎板骨折、硬膜损伤的，后路手术可以同时进行椎板减压及硬膜修补术。有学者报道，在大约 32% 的爆裂骨折中可见椎板骨折合并硬膜破裂，并且伴有运动障碍。e. 可以进行侧后方减压，解除椎体后缘凸入的骨块对脊髓及马尾神经的压迫。

但短节段内固定也有缺点，主要有以下几点：a. 椎弓根钉定位错误，引起脊髓损伤、神经根损伤、硬膜撕裂等并发症。b. 部分术前未获明确诊断的骨质疏松患者，术后发生螺钉在松质骨内切割而致复位丢失。c. 椎弓根螺钉及内置物过度负荷而疲劳断裂。d. 椎体复位后，椎体高度虽然大部分恢复，但椎体内骨小梁支架结构并未同时恢复，致使椎体呈空壳样变，失去支撑能力，内固定取出后出现塌陷和矫正度丢失。Yahiro 综合分析文献结果显示术中硬脊膜撕裂发生率为1.1%，神经根损伤发生率为 1.1%，椎弓根钉位置不正确发生率为 2.5%，椎弓根钉和连接棒（板）断裂发生率分别为 7.1% 和 0.2%。另据报道，术后矫正度丢失为 3°~12°，内固定失败则为 9%~58%。

后路复位机制研究表明，轴向撑开力是使椎管内骨折块复位的主要力量。椎管内骨折块的复位是在轴向撑开力的作用下借助于后纵韧带伸展，使附着在椎体上的纤维环及其周围的软组织牵引骨折块完成的。近年来的研究表明，椎体周围的纤维环、软组织及髓核的液压传导作用也参与这过程中。但是，对于后纵韧带及后柱结构完全损伤、椎管内骨折块向前旋转、椎管狭窄 > 50%，以及陈旧性骨折患者，单纯经后路闭合复位则较难取得满意结果。

后路内固定融合的发展趋势可归纳为：由简单内置物单纯后柱固定发展为可调整三维内置物三柱固定；由长节段固定发展为短节段三柱固定；由长节段固定融合发展为短节段固定，局部融合以保留更多的活动能力。首先应用于后路治疗不稳定性胸腰椎骨折的是 Harrington 装置。1973 年，Dickson 首先将 Harrington 装置用于胸腰椎不稳定骨折的治疗，并逐渐成为当时标准的后路内固定方式。其缺陷包括需要长节段固定、不能进行三维矫形、钩棒装置的移位、术后较高的矫正度丢失和后凸畸形发生率。1976 年，Luque 首先报告应用 Luque 棒进行后路固定，可避免哈氏棒脱钩和断棒等并发症，但其复位力量较哈氏棒差。吕锦瑜等应用哈氏棒治疗胸腰椎骨折，对椎管前减压效果进行了 CT 观察，认为该装置对椎管内骨块只能部分复位。Harrington、Luque 装置作用力均仅限于脊柱后柱，对前中柱无直接作用，对局限性病变固定节段过多，且并发症发生率较高，对胸腰椎骨折畸形的矫正和固定均已无法满足目前的临床要求。自 Roy-Camille 等首先应用椎弓根钢板治疗脊柱损伤以来，近年此项技术已有了很大的进展，成为目前后路治疗胸腰椎骨折的主要手段。其主要优点是：a. 三柱固定；b. 固定节段短，最大限度保留脊柱的运动功能；c. 通过撑开起到间接复位、减压的作用；d. 可经椎弓根或后外侧直接减压；e. 可行后外侧植骨融合。近年来一些研究表明：经后路椎弓根复位后椎体内残留缺损，缺乏充分的前柱支撑，是后期矫正度丢失的主要原因。由此发展出椎弓根伤椎内植骨和注入骨水泥等技术，也有部分报道经伤椎椎弓根行椎间或横突间植骨融合术。按固定节段不同，后路椎弓根钉技术可分为短节段固定、长节段固定及长-短节段结合固定方式。一些研究表明：短节段内固定较长节段固定有着相似的生物力学强度，而能保留更多的运动节段。尽管后路椎弓根螺钉系统存在以上的问题，但并不影响其以简单易行、效果可靠、创伤和并发症少等优点成为胸腰椎骨脱位治疗的首选内固定。骨折伴脱位的高能量伤，手术多首选后路完成。对于后路固定出现的高度纠正丢失、螺钉断裂等问题，目前认为应慎重选择适应证以避免上述问题。正确选择手术适应证和良好掌握手术技巧是预防手术失败的必要条件。

后路减压 AF 系统内固定治疗骨质疏松性胸腰椎骨折并脊髓神经损伤。骨质疏松性胸腰椎骨折被称为"沉默的流行病"，是老年人的常见损伤，常合并有脊髓神经损伤。若处理不当，会造成患者严重的慢性腰背病、驼背及神经功能难以恢复，严重影响患者生活质量。保守治疗患者骨折复位不理想，症状不能缓解，神经功能大多不能恢复。应用后路减压 AF 系统内固定、后外侧植骨结合药物等综合治疗是目前治疗骨质疏松性胸腰椎骨折并脊髓神经损伤的理想方法之一。

B. 前路手术

胸腰椎骨折行前路减压与内固定术的探索始于 20 世纪 70 年代。Dunn 等最先报告胸腰椎骨折前路器械固定技术，虽取得了满意效果，但因个别患者发生了晚期血管并发症，使该项技术的应用受到限制。脊柱外科的治疗原则之一是彻底解除脊髓及神经根的压迫。由于前路手术能直接解除致压物，恢复脊柱的对位；同时，前柱承载着脊柱主要的载荷分布，而前路手术能实现前柱的骨性融合并重建脊柱前柱的高度。因此，前路手术正日益受到推崇，Mcaffee、Kaneda、Dunn 等相继开展了前路手术。前路手术的目的是：椎管减压，解除对神经的压迫达到损伤段脊柱的骨性愈合。对不稳定性骨折，如单纯行前路减压和支撑植骨固定后，如不使用内固定，则不能达到脊柱的稳定。因此，主张同时联合前路或后路器械固定，维持脊柱的稳定直至产生骨性愈合。一般认为，前路手术的适应证为：a. 胸腰椎陈旧性骨折（伤后 2 周以上），脊髓前方受压；b. 严重骨折脱位椎管侵占＞50%，椎体高度丢失＞70%，后凸＞20%；c. 后路内固定复位不满意，脊髓前方压迫未解除；d. 后路内固定失败，脊髓重新受压；e. 陈旧性胸腰椎骨折后凸畸形并发迟发性截瘫。前路椎体切除后植骨融合是广泛关注的问题。主要的植入方式包括：自体骨移植（包括髂骨、腓骨）方式。目前公认的是，长期的稳定依赖于椎体间的骨性融合。相关的研究报道中，前路自体及异体骨移植均显示出了较好的植骨融合率，一般均在 90% 以上。单纯应用自体骨及异体骨移植，由于载荷负载力不足或接触面积不够等原因易发生植骨塌陷，矫正度丢失。应用钛网植骨和人工椎体等方法，相对而言能提供更好的前柱支撑。但研究表明，2 年以上也有不同程度的前柱高度丢失，一般较术后丧失 4%～6%。Dvorak 等对 43 例胸腰椎椎体切除＋钛网植骨的患者进行至少 2 年的随访，术前平均后凸为 25.4%，术后恢复为 7.5%，至随访末期均有所丢失，为 10.4%。同时发现胸椎前路重建的失败率较高，建议同时辅助前后路的内固定。用于胸腰椎前路固定的器械类型相继增多，如 Kaneda、Z-plate、Ventrofix 等。Z-plate 及 Ventrofix 系统以其不仅可通过撑开矫正后凸及侧方畸形，而且压缩时可嵌紧骨块的优点而在国内被广泛使用。Breeze 等对前路器械螺钉的强度及是否穿过椎体对侧皮质进行研究发现，螺钉拔出的强度与椎体骨质的强度有关，骨质的强度好，抗拔出的强度高，否则较差。若穿过椎体对侧皮质，拔出的强度将增加 25%~44%，但同时也要权衡增加血管损伤的危险性。应注意的是，前路手术创伤大，技术和条件要求高，前路减压内固定手术的指征应严格掌握。但胸腰椎前路减压植骨内固定的合理性，正逐渐获得广泛认可。影像学检查的进步，特别是 CT 和 MRI 的应用，使人们确信脊柱骨折中脊髓神经所受打击和压迫的主要因素来自硬脊膜前方，因此后路椎板切除减压术不适用于多数神经损伤的患者，而前路手术却有肯定的理由。近 20 年来，前路手术已获得很大的发展并得到充分的肯定。

前路手术的优势在于：a. 通过切除损伤的骨块、纤维环等组织，对损伤节段的脊髓可进行最直接、充分的减压，并可在损伤节段与上、下相邻椎体之间进行可靠的植骨。b. 从生物力学角度分析，前路内固定主要起支持带作用，后路内固定主要起张力带作用，在维持脊柱前柱高度方面，前路内固定更可靠。c. 前路内固定可以保留后柱结构的完整性。d. 远期随访并发症低于后路短节段内固定。但缺点是：a. 手术损伤大、出血多、对手术者的技术要求高。b. 前路手术有矫正度不足的问题，而且后路有严重损伤时，还需要再进行手术处理。c. 手术需要的支撑条件及对医院的综合要求高。

C. 前后路手术

前路手术存在的诸多不利因素限制了该技术的广泛开展。目前，前路手术多用于以下几种情况：a. 椎管压迫超过 50%。b. 陈旧性胸腰椎爆裂骨折。有学者发现经脊柱后路内固定失败者多是那些术前侧位像显示骨折椎体上方椎间盘明显变窄，术后 X 线片显示椎间盘增宽程度较大的患者。Muller 等经长期随访发现伤椎上、下方椎间隙塌陷或狭窄是术后矫正度丢失的主要原因。这提示，对于那些有明显椎间盘损伤并有大量椎间盘组织嵌入骨折椎体的患者，不应首选经后路椎弓根螺钉内固定。另外，有学者报道对 Denis 分类为 B 型的骨折，采用前路减压、单节段椎体间融合收到良好的效果。该研究包括 7 例患者，其中 3 例未行内固定，经 1 年的随访，这 3 例患者虽然有轻度矫正度丢失，但并未引起临床不适症状。这种手术方法可以保护伤椎下椎间盘的完整。

鉴于前路手术开展的困难，一些学者把目光投向后路手术的研究。Stancic 等对 25 例不稳定胸腰椎爆裂骨折进行非随机对照研究，对 13 例患者行前路减压内固定，对其余 12 例患者则用后路椎弓根螺钉行后路复位固定。随访结果表明，在功能恢复、神经减压改善方面无明显差异，而在手术时间、失血量上，后路手术明显少于前路。经椎弓根螺钉器械内固定生物力学研究表明：单纯压缩和分离加过伸，分别能达到最大的脊柱屈曲和过伸稳定性，考虑到神经的问题，分离加过伸更合适。为了减少后路手术的并发症，学者们做了许多有成效的研究。生物力学研究表明：椎板下钩加椎弓根钉内固定可在屈曲时增加稳定性 268%，伸直时 223%，侧屈时 155%。有研究表明后路短节段内固定和椎体成形术治疗胸腰椎骨折是安全和可行的，椎体成形术有助于伤椎的重建，术后脊柱的生物力学特性接近骨折前水平。另外还有人对添加生物材料强化椎弓根钉稳定及对内固定器构造的改进做了有意义的研究，再加上对椎弓根入钉准确性精益求精，这些技术的临床应用使得后路经椎弓根短节段内固定技术日益完善，术后并发症明显下降，适用范围更加广泛。

总之，前、后路手术各有优势，但目前的趋势是后路手术更受推崇，但针对个体患者时，选择手术方式还是应根据患者的实际情况进行，明确为具有前路手术适应证的，也不能放弃前路手术，最终目的是使患者获得最大的利益。

（6）手术方法的选择。

A. 椎体增强术

经皮椎体成形术（percutaneous verbebroplasty，PV 或 PVP）和经皮球囊扩张椎体后凸成形术（percutaneous kyphoplasty，PKP）是目前常用的两种椎体增强术。越来越多的患者得益于该技术的广泛开展。椎体成形术最初源于开放性手术，将凝固性材料骨水泥或骨经椎弓根或直接植入椎体内，以增强椎体生物力学强度，防止塌陷，缓解腰背疼痛。

目前，主要用于各种原因引起的有症状的椎体压缩性骨折（VCFs），如骨质疏松、椎体骨髓瘤或淋巴瘤疼痛明显者，椎体转移瘤疼痛明显而化疗或放疗不能缓解者，椎体侵袭性血管瘤疼痛症状明显者。PVP 和 PKP 均能强化和固定椎体，恢复压缩椎体的强度和刚度，迅速缓解疼痛，为治疗骨质疏松性胸腰椎压缩骨折提供了一个十分有效的新方法。特别是 PKP，不仅缓解疼痛，而且恢复椎体高度、纠正后凸畸形，骨水泥渗漏等并发症明显降低。但是需要指出的是，脊柱的各种疾患都能导致局部疼痛，关键是术前必须确诊疼痛系由 VCFs 引起。

骨质疏松性椎体压缩骨折（osterotie vertebral compression fractures，OVCF）是老年人尤其是绝经妇女的常见病，可导致患者慢性腰背痛、渐进性椎体塌陷引起的驼背畸形、失眠、活动减少、意志消沉甚至生活难以自理等，严重影响生活质量，死亡率增加。传统的治疗方法主要是采用姑息性手段，卧床休息、服用止痛药与钙剂、理疗、支架支撑等。但卧床对老年人具有潜在的危险，可

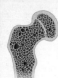

加速骨的吸收，造成肌肉萎缩，反过来又可加剧疼痛。支架支撑虽然有助于减轻疼痛，但也会导致骨质的进一步丢失，并增加再骨折的概率。PVP 能强化和固定椎体，恢复压缩椎体的强度和刚度，迅速缓解疼痛，为治疗骨质疏松性胸腰椎压缩骨折提供了一个十分有效的新方法。Amar 等对 97 例患者共 258 个椎体压缩性骨折行经皮自椎弓根向椎体内注入 PMMA 骨水泥，平均随访 14.7 个月，通过对患者的步态、睡眠舒适度及对止痛药的需要程度进行比较，满意率达 74%。Zoarski 等在一组 30 例 44 个椎体压缩骨折行 vertebroplasty 治疗中，23 例获 15~18 个月的随访，22 例（96%）对治疗结果非常满意。McGraw 等对 100 例 156 个因骨质疏松引起的椎体压缩骨折进行治疗，97（97%）例术后 24h 即觉疼痛明显减轻，99 例平均随访 21.5 个月，92 例（93%）疗效满意，无 1 例症状加重。Gafin 等报道，1998 年 10 月至 2000 年 3 月，美国 340 例患者 603 个椎体压缩骨折在发病 3 个月内进行了 kyphoplasty，患者不仅疼痛得到缓解，而且椎体高度得到恢复，后凸畸形获得了纠正，骨水泥渗漏等并发症明显降低。Lieberman 等按照 SF-36 评分法（包括机体功能、作用功能、身体疼痛、一般健康状况、活力、社会功能、情感和精神状态等 8 项），对 30 例平均病程为 5.9 个月的骨质疏松性椎体压缩骨折患者的 70 个椎体行 kyphoplasty 后进行评分，6 个椎体平面发生骨水泥渗漏，但没有发生与此项技术有关的主要并发症，70% 的椎体高度恢复率达 47%，治疗后 SF-36 评分显著提高。Phillips 等研究亦表明，kyphoplasty 可有效改善骨质疏松性压缩骨折患者的生理功能，缓解疼痛，纠正因椎体压缩骨折所致的脊柱后凸畸形。

椎体增强术绝对禁忌证包括急性感染如败血症、骨髓炎、关节盘炎和硬膜外脓肿，合并神经系统损伤的椎体爆裂型骨折，心、脑、肾功能严重障碍不能承受手术的高龄患者，椎体压缩性骨折合并小关节脱位或椎间盘脱出，高脂血症合并有栓塞，局部炎症、对造影剂或灌注剂过敏及不具备急诊椎管减压条件者，等等。相对禁忌证有椎体骨折线超过椎体后缘或椎体后缘骨质破坏不完整，椎体压缩 > 75%，有出、凝血功能障碍，体质虚弱不能耐受手术，成骨性骨转移瘤，不能按要求俯卧 30~90min，椎体骨碎片或肿瘤向后进入椎管，等等。

近年来，学者们开始将这一技术应用于创伤性胸腰椎骨折的治疗中，取得了可喜的成果。创伤性胸腰椎骨折常采用后路椎弓根螺钉系统内固定，但术后内固定器械疲劳断裂，去除内固定后椎体塌陷、矫正度丢失、后凸畸形重现等，日益引起广大临床工作者的关注。这主要是后路经椎弓根螺钉系统复位内固定后，虽然在影像学上伤椎椎体高度恢复，但椎体内被挤压破坏的骨小梁系统未能同时得到复位，椎体内产生空隙，即"蛋壳样（eggshell）椎体"。Oner 等通过尸体、动物活体实验研究，并临床证明，结合后路椎弓根螺钉系统复位内固定，经椎弓根向伤椎椎体内注入磷酸钙骨水泥（CPC）的 vertebroplasty，可有效增强伤椎椎体前柱的稳定性。Burval 等证实通过使用 kyphoplasty 技术，可以加强椎弓根螺钉的抗拔出力。

目前，作为椎体成形术充填材料的骨水泥主要有两大类：不可降解的骨水泥和可降解的骨水泥。不可降解的骨水泥主要是聚甲基丙烯酸甲酯（PMMA）骨水泥，可生物降解的骨水泥主要是磷酸钙骨水泥（CPC）。比较一致的观点是：CPC 具有和 PMMA 骨水泥相同的机械性能，从力学角度出发，在 kyphoplasty 中，CPC 可作为 PMMA 骨水泥的替代物。

充填材料的灌注量仍然有争议。Barr 等建议胸椎使用 2~3mL，腰椎使用 3~5mL。其他有人建议在腰椎使用 4~9mL，或所有节段都用 2~10mL。Belkoff 则建议分别用 2mL 和 8mL 来加强椎体的抗压缩力和刚度。Molloy 报告平均填充 16.2% 和 29.8% 就能使椎体的抗压缩力和刚度达到正常水平。最近 Graham 使用骨密度（BMD）来评估椎体成形术后的力学强度和刚度，并确定填充量与 BMD 的关系。他们发现，填充 24%（平均 7mL）能显著增强椎体的刚度但不能恢复到伤前水平，而抗压缩力可以超过正常值。

在关于是否需要对患椎相邻节段实施预防性治疗的问题上，看法还不统一。有人认为对可能有骨折危险的患椎相邻节段实施预防性治疗，以获得足够的力学强度，防止术后再骨折，但也存在相反的观点。

B. 前路减压与植骨内固定治疗

气管插管全麻下，T_1~T_4 骨折经胸入路；腰椎骨折可经胸、腹膜外，也可经腹膜外，切开膈肌廓，向上剥离至胸椎体，不破坏胸膜；骨折经腹膜外入路。显露损伤椎体及其上、下各一正常椎体，结扎椎体节段动、静脉。切除伤椎一侧部分椎弓根，直视下仔细切除凸入椎管内的骨块达椎体后 1/2、上下椎间盘及后纵韧带，彻底扩大椎管，解除脊髓压迫。确定上、下位椎体的上缘与下缘，于伤椎上、下正常椎体分别安放椎体螺栓，上位椎体螺栓的进入点为上位椎体后上缘下 8mm 与后缘前 8mm 相交点，下位椎体螺栓的进入点为下位椎体后下缘上 8mm 与后缘前 8mm 相交点。方向与终板平行，前倾 5°~10°，钉长以钉尖刚突破对侧骨皮质为宜。用椎体撑开器通过上、下椎体螺栓撑开复位，矫正后突、侧突与旋转移位，测量上、下相邻椎体间高度，取合适大小全厚髂骨块（或加用肋骨条）紧密嵌入椎体间植骨。去撑开器，放置椎体钢板于螺栓上，以螺帽锁紧螺栓，固定钢板，通过钢板滑槽，再拧入相应螺钉各 1 枚以辅助固定，支撑的髂骨植骨块前方填碎骨块。术中输血 400~800mL，平均 600mL，无大血管损伤。术后预防性使用抗生素 3~5 天，鼓励深呼吸，观察引流量，48~72h 拔引流管，12~14 天拆线。不完全截瘫者卧床休息 3 个月后带支具扶拐下床，4~6 个月 X 线片复查植

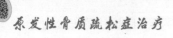

骨融合情况。

C. 后路椎弓根螺钉系统内固定

治疗创伤性胸腰椎骨折常采用后路椎弓根螺钉系统内固定，但术后内固定器械疲劳断裂，去除内固定后椎体塌陷、矫正度丢失、后凸畸形重现等，日益引起广大临床工作者的关注。这主要是后路经椎弓根螺钉系统复位内固定后，虽然在影像学上伤椎椎体高度恢复，但椎体内被挤压破坏的骨小梁系统未能同时得到复位，椎体内产生空隙，即"蛋壳（eggshell）"椎体。经椎弓根向椎体内注入松质骨，曾一度被推广，但最近的一些研究表明，此法并不能重建椎体强度和稳定性，不能降低内固定失败和矫正度丢失的发生率。Mermelstein 等通过实验研究证明，结合后路椎弓根螺钉系统复位内固定，经椎弓根向伤椎椎体内注入磷酸钙骨水泥（CPC）的 vertebroplasty，可有效增强伤椎椎体前柱的稳定性。在一组临床初步应用报告中，Vedaan 等对 20 例无神经损伤的胸腰椎爆裂骨折患者，于伤后 1 周内，在后路椎弓根螺钉系统复位固定后，经双侧椎弓根通过球囊扩张，使伤椎终板复位，而后注入 CPC，于术前、术后正、侧位 X 线片和 MRI 检查椎体高度的变化及骨水泥在椎体内的分布，CPC 在伤椎椎体内分布良好，伤椎中央和前方高度分别得到 78％和 91％的恢复，有 5 例出现骨水泥渗漏，但没有引起临床不适症状，表明球囊扩张的 kyphoplasty 治疗胸腰椎爆裂骨折，并无任何外科技术上的困难，可以恢复椎体高度，重建椎间隙的界限。

D. USS 治疗胸腰椎骨折

通用脊柱内固定系统（USS）是在 TSRH 和 CD 基础上的新一代短节段后路脊柱内固定的钉-棒系统，已被广泛应用于骨折、滑脱和脊柱先天性畸形。

采用气管内静吸复合麻醉下，患者俯卧位。以伤椎为中心作后正中切口。常规暴露包括伤椎上、下相邻的两个正常的椎体的棘突、椎板、关节突及横突。首先行椎管减压。然后在 C 臂机监视下，按 AO/ASIF 定位法，在伤椎上下各一椎体两侧椎弓根钻入 Schanz 椎弓根钉。先直向椎体，探针确保孔道四周为骨壁，Schanz 椎弓根钉拧入深度相当于椎体前后径的 80％，安装 ss 卡子及适当长度的连接杆。复位时先将卡子固定于连接杆上，再用套板复位棒矫正脊柱后凸畸形，恢复椎体前缘高度并固定螺帽，然后用扩张钳将卡子向连接杆两端延长，恢复椎体后缘高度，安装调节横向连接杆以增强其三维稳定性，然后用螺栓剪断器剪断多余的 Schanz 椎弓根钉。若复位后椎栓后缘仍有骨块突入椎管，用自制的"L"形锤子将骨块推向前方。于棘突根部或关节突间植骨。术后负引流 24~48h，抗生素预防感染 7~14 天。

E. AF 系统治疗

行 AF 系统内固定，椎管环状减压植骨融合术，脊柱骨折脱位恢复满意，固定可靠，神经功能恢复良好。AF系统内固定治疗胸腰椎骨折是目前较为理想的方法之一。

全麻、硬膜外或局麻下，俯卧位，垫高胸部及耻骨联合，腹部悬空，取以伤椎为中心后正中入路，切开皮肤皮下，剥离椎旁肌，显露骨折椎体及上下脊椎的棘突、椎板及关节突，进钉点选择固定椎上关节突外缘重线与横突中轴水平线交点，并与脊柱矢状面大致呈12°~15°，并要根据椎体压缩程度来决定固定的椎（SSA）矢状面角度。用骨锥缓慢钻入椎弓根，深度为4mm，探测骨洞四壁，确定是在椎弓根内，用螺纹丝攻丝后，置入合适长度的AF椎弓根钉，在X线透视下，植入钉满意为止，其他3钉同前。然后切除伤椎全椎板，保留小关节，探知硬脊膜有无破裂，依据术前定位，确定椎管前壁、侧壁凸起的骨折片及其他组织，摘除游离的骨片。较大骨块，用特制的"L"形器件锤击，向锥体内挤压嵌入原位，或用田氏骨刀进行椎管前壁减压，设法在不加重脊髓损伤的情况下，使椎管前壁平整光滑，无台阶，然后安装固定器恢复椎体的高度和生理弧度。为了恢复椎体的生物稳定性，取自体髂骨进行关节突–横突间融合术。术毕放置引流管，术后2天拔管。但对椎体骨折后缘移位较轻的骨块或无神经症状者，不做椎管减压术。

F. X线导向经皮椎弓根钉外固定

X线导向方法：麻醉下患者俯卧位，消毒铺单后首先进行电视透视定位，调整C形臂X线机球管方向，分别使骨折椎体上下显示满足正位显示要求：椎体上缘与下缘前后终板线重叠，棘突居中，两侧椎弓根"眼影"形态大小基本相等，两侧眼影中点距椎体中点及各自椎体外侧缘间距相等。侧位显示：椎体上缘与下缘左右侧终板线重叠，椎体后缘线无双边征。克氏针钻入位置点：T为两侧"眼影"中心水平线与眼影中外1/3处垂线交点，T1为眼影中心水平线与眼影外缘内侧处垂线交点，为与脊柱终板平行，矢状面外倾角T、L分别为5°~10°、15°~20°，沿椎弓进入椎体，拔出克氏针扩针孔直径加大后，旋入椎弓根钉，连接安装外固定器，利用该器械进行骨折复位固定，C形臂X线机透视证实压缩椎体获得满意复位。

G. TSRH脊柱系统内固定和加压植骨

Hippocrales首次倡导采用后路手术复位来治疗脊柱骨折，AehiM等认为，手术减压内固定后患者可早期活动和尽快康复，骨折能解剖复位，脊柱恢复正常生理曲度，受损神经功能能获得提高。目前用椎弓根钉系统治疗胸腰椎骨折已普遍被接受，但是早在1993年，Makinley等就报道用CD短节段内固定系统治疗胸腰椎骨折有很高的断钉率和大的矫形角度丧失。

手术方法：按Dick的方法。后路显露骨折部位确定正确进钉点，并准确安放椎弓根钉。如果有神经损伤，则行椎板切除椎管减压。术中可调整手术台拉伸髋部恢复腰椎生理前凸，生理前凸的复位应通过 X 线 C 形臂透视加以证实。植棒和转棒之前椎板后方的大块植骨非常重要。植骨块取自髂后上棘，修整成 2 块约 3.5cm × 1.5cm × 0.5cm 长方体。有皮质一面朝向后方，分别将骨块嵌在两侧的椎弓根钉间，植骨以后再植棒、转棒，使弯曲的棒的凸点压在植骨块上，植骨块得以加压，这样复位和植骨融合的质量明显提高。碎骨块可摆放在大骨块周围进一步提高融合的质量。随即随访 19~24 个月，分别在术前、术后以及最后 1 次随诊时拍 X 线片、术前和最后 1 次随访同时行 CT 扫描。

其他手术方式包括微创技术在胸腰椎骨折中的应用、胸腰椎骨折内固定失败翻修术及陈旧性胸腰椎骨折的手术治疗。

二、肱骨近端骨折

（一）肱骨近端骨折概述

肱骨近端骨折占所有骨折的 4%~5%，尽管从出生的任何年龄均可发生，但是，随着年龄增加，肱骨近端骨折的发生率有逐渐增加的趋势。在成年人中，不论男女，肱骨近端骨折发生率在 30~40 岁时最低，50 岁以后增加，但男女比例是 1∶4。在成年男性，骨折多发生在活动力比较强的 30~60 岁。在女性，绝经后骨折发生率明显增高，这被认为是骨质疏松的结果。与腰椎、股骨近端、骨盆或桡骨远端骨折相比，肱骨近端骨折与骨脆性之间的相关性更高。在老年骨质疏松人群中多见，有较高跌倒风险，饮食中低钙摄入，肱骨颈骨质量较差等均会增高肱骨近端骨折的风险，发病机制多为间接暴力。年龄大于 65 岁的肱骨近端骨折患者中，有 76% 的骨折发生在肱骨外科颈。流行病学研究还发现，肱骨近端骨折发生率不断增加是人类寿命不断增加的结果。在所有年龄段的患者中，肱骨近端骨折的发生率随年龄增加稳步增长。基于人口老龄化趋势，在接下来的 20~30 年间，肱骨近端骨折的数量将呈指数级增长。

（二）肱骨近端骨折分型

任何一个骨折的分型系统其最终目的是为每一例骨折选择最佳治疗方案提供依据，并能够比较每一种骨折不同治疗方法的结果。过去，对于肱骨近端骨折有多种分型方法应用于临床，但多数无法有效区分骨折的严重程度。因为分型方法的不同，造成比较分析早期文献中关于肱骨近端骨折治疗结果的困难。

早期按照骨折解剖部位分型，这种分型没有考虑骨折具体情况，没有区分移位和不移位骨折的严重程度。对于按创伤机制分型，Neer 指出这种分型的实用性有限，因为患者在行 X 线检查时骨折摆放的位置不同，可能使同一骨折出现内收型或外展型的不同诊断结果。因为治疗结果和创伤机制没有明显相关性，因此，无法指导治疗方案的选择。Codman 发现多数肱骨近端骨折是沿着以前的骺线发生的，Codman 强调血运对于近端关节面的重要性。Neer 认识到这种重要性，并强调骨折局部的移位及成角程度，使 Codman 的四部分型体系具有临床实用性。也是目前临床最常用的肱骨近端的分型方法。DePalma 首先强调了肱骨近端骨折伴或不伴有肩关节脱位之间的区别，Neer 改进并在他的分型中强调了这一点。

1. Neer 分型系统

Neer 分型基于四部分：关节面、大结节、小结节、肱骨干部分。骨折的移位是由附着于各部的肌肉和肌腱牵拉决定的，但关节面部分是由创伤的严重程度决定的。判断骨折移位的标准是：任何主要骨折块移位超过 1cm，或成角大于45°。这一标准是硬性决定的，主要是为了量化微小移位（一部分骨折）的范围，并为选择治疗方案及评价治疗结果提供帮助。通过大量的临床研究，Neer 试图预测骨折移位对于肩袖功能，盂肱关节生物力学和关节面血供情况的影响。

（1）一部分骨折。

无移位的肱骨近端粉碎性骨折造成软组织损伤及关节面血供破坏的机会较小。

（2）两部分骨折。

两部分骨折中解剖颈及大结节骨折最多见，小结节及单纯关节面骨折很少。涉及结节的两部分骨折多伴有盂肱关节脱位，大结节骨折多伴盂肱关节前脱位，并在影像检查之前，脱位常已自行复位。小结节骨折多伴盂肱关节后脱位，大结节骨折多伴有盂肱关节前脱位。临床研究发现，对于肱骨大结节骨折，用"移位超过 1cm，或成角大于 45°"的标准判断是否移位，似乎太宽了，特别是当移位大结节高于关节面时。在这种情况下，当上举上肢时，大结节可能卡于肩峰下间隙。McLaughlin 将 0.5cm 以上移位的大结节骨折判做移位并需要手术复位，近期 Park 等认为，对于需要上肢于头上活动的运动员和重体力劳动者，大于 3mm 的骨折都需要复位。

多角度拍摄对于准确发现肱骨大结节骨折移位情况有帮助，研究发现，标准真正前后位肩关节投影，同时上肢外旋位可以发现微小的肱骨大结节移位。

（3）三部分骨折。

三部分骨折一定有一个移位的外科颈骨折，合并一个移位的结节骨折块，通常用这个移位的结节骨折块命名骨折，骨折移位和各部附着的肌肉牵拉有关。

（4）四部分骨折。

真正的四部分骨折，是关节面骨折块和关节盂失去接触，是真正的关节脱位。最近研究区分出一种外展嵌插型（valgus-impacted）的四部分骨折，该骨折

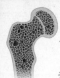

被认为是骨折脱位四部分骨折的前体，即外展嵌插的四部分骨折，关节面仍和关节接触，进一步发展将导致脱位的真正的四部分骨折，关节面外展的位置提示内下方关节囊附着和部分关节面血供可能完整。

（5）骨折脱位：

在关节脱位，肱骨头关节面带或不带有结节骨块从关节盂脱出。两部分、三部分或四部分骨折可能伴有关节面向关节盂前方、后方或外侧脱出，按照Neer 2002年的定义，真正的四部分骨折都是骨折脱位型。其中，关节面向前下方脱位最常见，在这一位置，肱骨头正好挤压住臂丛神经和腋动脉，这将加大血管神经损伤的机会。

Neer分型系统已经被广泛使用于临床近40年，目前使用的是2002年版Neer分型系统。关于Neer分型，有两点一定要清楚，一是Neer的四部分型系统不单是以X线检查为基础的，还要结合手术中的探查，结合骨折实际情况，最终确定骨折分型，并决定采用什么治疗方法。这一点非常重要，因为许多已发表的采用四部分型系统，并手术治疗的肱骨近端骨折的文章，都是结合使用了X线分析及手术中探查骨折解剖的。二是肱骨近端骨折需要特殊的影像检查，因为肩关节不是在冠状面，也不是在矢状面上，而是在肩胛骨平面。最初包括肩胛骨前后位及肩胛骨侧位，后来包括了肩关节腋位，腋位对于发现关节脱位及关节面压缩型骨折非常有用，即从相互垂直的3个平面上分析骨折情况（图6-3）。

2. 关节面压缩骨折和关节面劈裂骨折

后方关节面压缩骨折（Hill-Sachs损伤），是伴随盂肱关节前脱位发生的。肱骨头关节面后部撞击关节盂前缘造成关节面压缩骨折。相似地，关节面前部压缩骨折（反Hill-Sachs损伤），是盂肱关节后脱位时，前方关节面撞击关节盂后缘造成的。腋位X线检查，有助于发现骨折。

肱骨头劈裂骨折包含关节面碎裂，普通X线片发现关节面双线影，这一损伤是一种较重的关节面损伤。以上两种骨折在Neer分型系统中未加以描述。

3. AO分型系统

AO分型系统也是广泛使用的肱骨近端骨折分型系统，特别是在欧洲。1996年骨创伤协会（OTA）接受AO分型系统，希望推广单一、一致的分型系统，以便于临床研究和交流。2007年这一分型系统得到改进，希望进一步激起单一分型系统使用热情。AO分型系统比Neer分型能更好地反映骨折粉碎的程度，但是由于分型复杂，临床使用受到一定的限制。

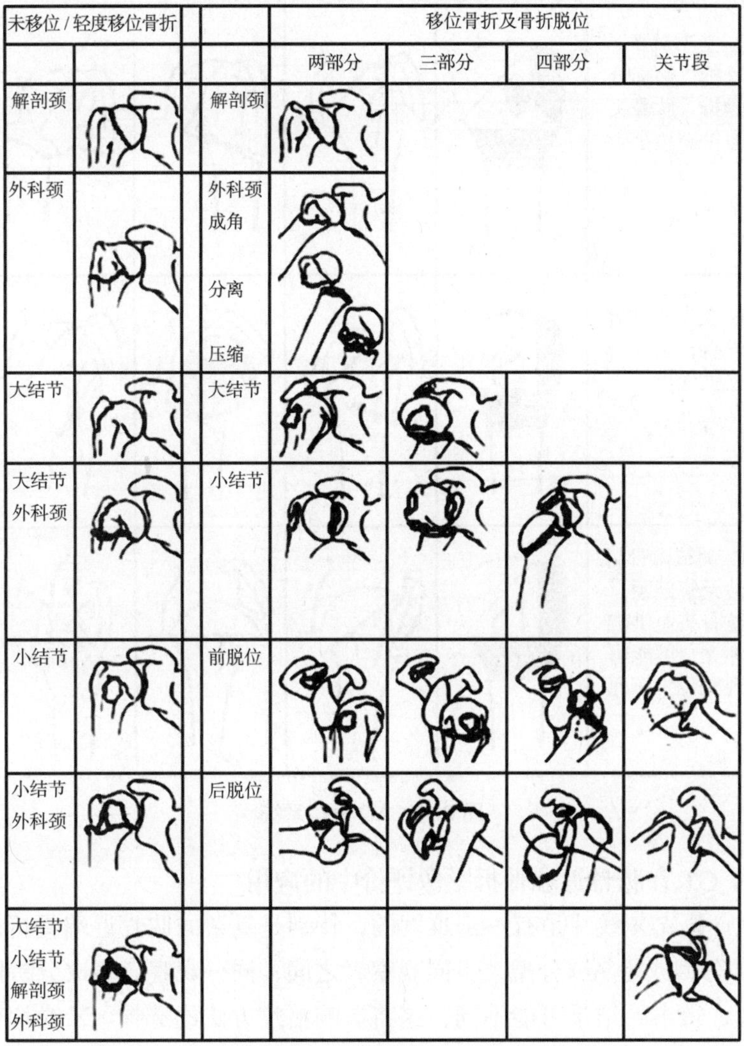

未移位/轻度移位骨折			移位骨折及骨折脱位			
			两部分	三部分	四部分	关节段
解剖颈		解剖颈				
外科颈		外科颈 成角 分离 压缩				
大结节		大结节				
大结节 外科颈		小结节				
小结节		前脱位				
小结节 外科颈		后脱位				
大结节 小结节 解剖颈 外科颈						

图 6-3 Neer 分型系统

　　该分型根据骨折的形态学特征和对关节的影响主要分为 A 型、B 型、C 型，每型根据损伤的严重程度又分成若干亚型。A 型：关节外单一骨折（两部分骨折）。A1，关节外单处骨折，肱骨结节骨折；A2，关节外单一骨折，干垢端嵌插；A3，关节外单一骨折，无干垢端嵌插。B 型：关节外两处骨折（三部分骨折）。B1，关节外两处骨折合并干垢端嵌插；B2，关节外两处骨折不合并干垢端嵌插；B3，关节外两处骨折合并肩关节脱位。C 型：关节内骨折。C1，关节内骨折伴轻度移位；C2，关节内骨折嵌插伴移位；C3，关节内骨折伴脱位。A 型骨折肱骨头血供破坏小，头缺血坏死的发生率低；B、C 型骨折肱骨头血供破坏大，头缺血坏死的发生率高（图 6-4）。

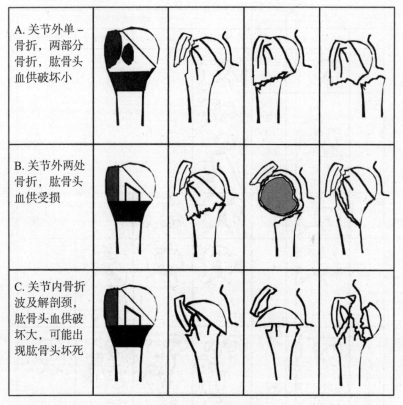

A. 关节外单 – 骨折，两部分骨折，肱骨头血供破坏小			
B. 关节外两处骨折，肱骨头血供受损			
C. 关节内骨折波及解剖颈，肱骨头血供破坏大，可能出现肱骨头坏死			

图6-4　AO分型系统

（三）CT在肱骨近端骨折影像评价中的应用

　　判读肩关节X线片是有一定难度的，特别是复杂的肱骨近端骨折影像。不管是Neer分型或是AO分型，不同观察者之间，同一观察者多次分析同一骨折的X线片，得出的结果可能不同，这将影响治疗方法的选择。X线片可能遗漏隐匿性的骨折类型，从而使治疗方案出现偏差，并最终影响治疗结果，不幸的是这种结果常常是难以改变的。因此CT扫描及三维立体重建被越来越多的应用于临床。2004年Edelson等通过对73例肱骨近端骨折标本及83例肱骨近端骨折的CT三维立体成像的研究，提出一种新的基于CT图像的分型。分为5种基本类型：两部分骨折，三部分骨折，屏蔽体（shield）骨折及其变异，单纯大结节骨折，骨折脱位。两部分骨折肱骨头和大小结节一体，涉及外科颈。三部分骨折，肱骨头和大小结节，外科颈骨折，长头肌腱沟上部完整。屏蔽体骨折是三部分骨折进一步发展，肱骨头部分被极度向下、后方牵拉而发生的。所谓屏蔽体是包绕肱骨头部分的骨头，包括被肱二头肌长头腱沟连接在一起的大小结节。屏蔽体骨折涉及长头腱沟和小结节，并且屏蔽体部分常是粉碎的。单纯的大结节骨折常涉及大结节的后外侧，骨折线不进入长头腱沟。这种基于三维立体成像基础上的分型比普通平片基础上的分型更能准确地反映骨折的真实情况，有助于临床医师对病情的判断，选择较为合适的治疗方案。

另外CT检查可以发现普通X线检查难以发现的隐蔽骨折，最常见的如：小结节骨折，肱骨头劈裂骨折和后方压缩骨折（图6-5）。

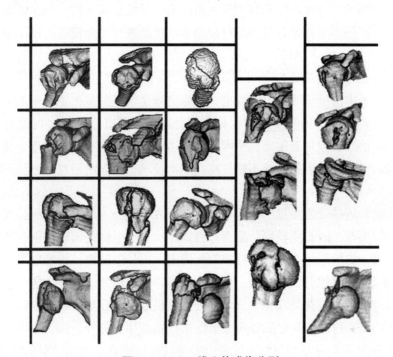

图6-5 CT三维立体成像分型

（四）治疗方法

决定肱骨近端骨折的治疗方案不但取决于骨折分型，也取决于患者骨的质量、年龄、工作和对患者恢复的要求，还有患者总的医疗条件。我们在讨论每一个具体骨折类型时要考虑以上因素。

决定采用手术或非手术治疗肱骨近端骨折，必须充分考虑治疗失败的影响。如果采用非手术治疗，有些骨折类型可能出现畸形愈合和不愈合。对于这种情况，以后即使采用手术治疗，肩关节功能通常较差。

1. 非手术治疗的适应证

非手术治疗适用于微小移位的骨折，按Neer分型标准就是移位小于1cm（移位的大结节骨折为移位小于0.5cm，运动员或需要上肢上举的重体力劳动者小于3mm），或成角小于45°。其他相对适应证包括老年人或有严重内科疾病的患者及对肩关节功能要求较低的患者。有些研究建议应扩大肱骨近端骨折非手术

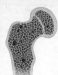

治疗的适应证，因为根据他们的经验，采用手术和非手术治疗结果相近。但是，多数骨科医师目前认为解剖复位内固定治疗结果好于非手术治疗。

如果采用非手术治疗，通常使用吊带固定1~2周，肘关节和手部运动伤后即刻开始，以减少肢端肿胀的危险。对于嵌插性骨折，如果疼痛减轻，肱骨近端骨折块间一体运动，X线复查无明显移位，被动活动不迟于2周开始。如果骨折仍有移位，应继续外展支具、超肩关节夹板固定，一般至4~6周，如果再次复查未见明显移位，根据患者愈合的情况可早期主动活动进行功能锻炼，以尽量恢复肩关节功能。

2. 手术治疗的适应证

采用手术方法治疗肱骨近端骨折，目标应该是恢复关节面正常解剖及关节面和大小结节的关系，同时要保留肱骨头的血运。据报道，约20%的肱骨近端骨折采用手术治疗，但是近年来，手术治疗的适应证有不断扩大的趋势，这主要是由于患者对于治疗结果的要求不断提高，手术技术，内固定器材及方法不断改进的结果。

基于肱骨近端骨的质量，肱骨近端骨折患者可以分为两组，一组是严重创伤导致的年轻患者，因骨质较好，适合坚强固定；另一组多是因轻微创伤导致骨折的老年患者，如果采用普通螺丝钉或钢板固定，因骨质疏松，将难以耐受。如用可锁定钢板，如果螺钉数目恰当，可以有效维持骨块位置，另外，螺钉应尽可能达到肱骨近端内侧、背侧软骨下骨，该处骨质最好。闭合复位经皮穿针和开放复位有限内固定，可以避免对肱骨头关节面的血供破坏。另外，张力带技术，尽管对抗弯曲和扭转外力方面较差，但张力带可以通过附着于大小结节的韧带固定，因此可以对骨质较差的骨折起到临时固定的目的。

（1）一部分骨折。

对于肱骨近端无移位骨折或一部分骨折，伤肢用颈腕带悬吊于胸前，可以预期治疗过程中肩关节将出现一定程度的僵硬，因此，要始终考虑活动和保护之间的平衡。对于嵌插型稳定性骨折，不迟于两周开始钟摆样轻柔、被动活动，不稳定型骨折，如非嵌插解剖颈骨折，移位骨折手法复位后形成的一部分骨折等，临床及影像评价，肱骨头和肱骨干一体运动时才可以开始被动活动，一般在伤后4~6周。伤后6~8周开始主动关节活动。盂肱关节活动范围丢失是常见长期问题，通过康复，肩胸关节活动可以代偿一部分盂肱关节功能，但是，应鼓励患者伤后功能锻炼至少持续6个月以上。

（2）两部分骨折。

多数移位的两部分骨折可以手法复位转为一部分骨折，按照一部分骨折处理。对于难以复位的两部分骨折，应分别处理。

A. 移位的肱骨大结节骨折

对于移位的肱骨大结节骨折，目前多主张手术治疗，包括切开复位螺丝钉固定（骨质好的年轻患者）或缝合法固定。多采用经三角肌外侧入路/劈开三角肌入路，如果有螺旋形骨折线延伸至干骺端或合并肩胛下肌损伤，可用经三角肌-胸大肌入路。对于骨质好的，可以采用 4.0 空心螺钉固定，如果骨质疏松，可以用 5 号不吸收缝合线缝合。上端穿经结节上肌腱，下方穿过经肱骨干的钻孔，并另外缝合冈上下肌间隙。术后开始被动活动肩关节，并用吊带保护 4~6 周，4~6 周后开始主动活动。

B. 外科颈骨折

因为肩关节活动范围广泛，肱骨近端关节面和肱骨干之间的移位和成角可以在一定程度上耐受，这与肱骨近端关节面和大结节之间的移位不同。对于老年患者，如果骨折可以愈合，即使有成角畸形，也可以采用非手术治疗。如果骨质严重疏松，骨折线靠上，或肱骨近端和肱骨干之间移位严重，外科颈骨折存在不愈合的风险。一般情况下，如果肱骨近端从肱骨干完全移位，就有手术治疗的指征。

对于移位的非粉碎性肱骨外科颈骨折采用闭合复位经皮穿针固定方法。患者采用沙滩椅位，如闭合复位失败，采用切开复位方法。用 2.5mm 带螺纹斯氏针可以避免钢针移位，因外侧针仅在腋神经下方，注意保护，避免损伤。采用肱骨干外侧两枚平行穿针，前方 90° 一枚针固定，也可加第 4 枚经上方大结节穿针，该针对于两部分骨折可以是选择性的，但对于三部分或四部分骨折则是必要的。注意穿针方向在肱骨头内应是分散的，防止移位，术后颈吊带无活动保护 3 周，每周照片确定骨折及穿针位置，3~4 周后拔除固定针，开始活动。

对于移位的粉碎性肱骨外科颈骨折采用锁定钢板固定，术后早期开始功能锻炼。

对于严重骨质疏松外科颈移位骨折将肱骨干嵌插入肱骨头并用强力缝合线缝合固定。采用这种办法，要接受一定程度的外翻成角和肱骨干短缩。

（3）三部分骨折。

因为这类骨折的旋转因素，闭合方法复位骨折非常困难。但是对这类骨折，治疗方案不光取决于骨折分型，还取决于骨质。对于严重骨质疏松且骨折粉碎的老年患者，半肩关节置换术是最好的选择。对于多数患者，比较可取的办法是行复位固定，以恢复关节面和肱骨干的关系，更重要的是恢复关节面和大小结节的关系。可以采用缝合法，穿针固定法，或钢板螺钉内固定方法，其中锁定钢板优于非锁定钢板。十分重要的一点是，无论采用哪种方法，都要注意保护内侧软组织的完整，以避免损伤肱骨头血运。

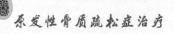

（4）四部分骨折。

多数骨折需要行一期半肩关节置换术，对于年轻患者，可以采用复位联合固定的方法，主要是恢复肱骨头关节面和大小结节的解剖关系，因为在这种情况下，对可能发生的肱骨头关节面坏死的耐受性较好，且为以后行关节置换打下基础。

（5）外翻嵌插型四部分骨折。

因为内侧软组织可能得到保存，这类四部分骨折发生肱骨头坏死的机会较典型的四部分骨折少得多。治疗采用和两部分骨折一样的闭合穿针技术，如闭合复位困难，可以有限切开或切开复位。

（6）肱骨头劈裂和压缩骨折。

这类骨折多是因肱骨头严重撞击关节盂造成的。对于肱骨头劈裂骨折，很少有单独报道采用开放复位内固定的。采用切开复位，经皮穿针固定或螺钉固定，通常需要植骨，如骨折粉碎严重，行半肩关节置换术。

3. 手术方法

手术治疗的方法有钢板、髓内钉、髓内针、经骨缝合技术、经皮克式针固定及肩关节置换术等。

（1）钢板螺钉内固定术。

麻醉下，常规消毒铺巾，患者取半卧位，患肩垫高，于肩峰下 2~3cm 处做一4~5cm 长的横行切口，显露三角肌。沿肌纤维行走方向，纵行钝性分开肌肉，显露骨折端，牵引复位，C 型臂 X 线机透视检查满意后，克氏针临时固定。以结节间沟为标志向肱骨远端做一直线，在此线的远端约三角肌粗隆处做一约 3cm长的纵切口，显露三角肌止点，将其略向后方牵开，再沿大结节嵴贴骨面插入 7孔 LCP 钢板，钢板远端从三角肌止点前方穿出，先固定近端 4 颗螺钉，维持牵引，C 型臂 X 线机再次检查，然后于远端上 3 颗螺钉固定。根据肱骨近端骨折粉碎程度，还可利用缝线将骨碎块或肩袖与钢板近端的小孔进行缝扎。C 型臂 X线机透视检查固定满意，缝合切口。

非锁定钢板固定骨折端的作用主要是钢板和骨面间的摩擦力，而骨质量较差会导致高松动率和钢板失败率，这一特点限制了非锁定板在骨科临床中的应用。对三、四部分骨折，获得良好功能最重要的方式是初始头干角复位。Agudero等人研究发现，肱骨头螺钉切出最为常见的原因是肱骨头的内翻（头干角小于120°）。Hirschmann 等人建议在肱骨近端骨折块至少有五枚以上螺钉才能达到骨折的牢靠固定。螺钉切出肱骨头进入关节腔内在老年人群中较为多见，螺钉切出可能和骨折类型相关，在肱骨解剖颈骨折，骨皮质边缘残留小于 15mm 的病例中较为多见。

（2）髓内钉。

髓内钉应用于肱骨近端骨折治疗的时间较晚。髓内钉设计的进步，如髓内钉近端拓宽，加入多向锁定螺钉等特征使得肱骨头的固定成为可能。髓内钉治疗的优点是最小的软组织剥离；但其缺点也非常明显，包括肩关节疼痛，肩袖相关问题，在固定四部分骨折时较为困难等。肱骨近端髓内钉在治疗 AOA 型和 B 型骨折中较为有效，C 型骨折因累及关节面，很难通过单纯的髓内钉固定达到关节面的复位。很多学者建议，以下病例不适合髓内钉治疗：对肱骨头骨折块较小、粉碎的四部分骨折、肱骨头劈裂、严重的骨质疏松、骨折后 7~10 天才就诊。Nanda 等人研究发现，肱骨近端髓内钉固定后其抗扭转的稳定性好于钢板固定。

（3）髓内针。

髓内针治疗两部分骨折是一种相对微创的方法。通过肱骨髁间逆行置钉将远、近端骨折固定可以获得较好的效果。有学者研究发现，肱骨近端骨折使用髓内针和近端锁定板固定能取得类似的效果，但近端锁定板固定后骨折位置维持更好。

（4）经骨缝合技术（TOST）。

Dimakopoulus 教授等报道经骨缝合技术治疗肱骨近端四部分骨折，三部分骨折和两部分骨折或者单纯的肱骨大结节骨折。但该技术不能应用于肱骨外科颈骨折、肱骨头劈裂、四部分移位、骨折时间超过 6 周的病例中。作者报道，采用 TOST 治疗方法，术后 12 个月肩关节 Constant 评分 91 分。最常见的并发症是移位骨折，其次是缺血性坏死。

（5）经皮克式针固定。

这一固定方法是创伤较小的方法。缺点是透视时间较长，制动时间也较长。对骨质疏松严重、不能闭合复位、内侧肱骨矩或者干骺端粉碎、术后无法制动的患者，该方法不适用。文献报道经皮克式针固定约 70% 的患者可以获得较好临床功能。两部分骨折比三部分骨折效果更好。最常见的错误是克式针穿入太内侧而不能很好地把持肱骨头骨折块。加用磷酸钙骨水泥可以增加装置稳定性。

（6）肩关节置换。

半肩关节置换术对老年或者骨折发现较晚的患者是一个治疗的选择，对年轻肱骨头缺血或者无法进行骨折重建的病例，也可以作为一个备选方案。Neer 首先提出对肱骨近端骨折患者将关节置换作为一个选择，自此之后，关节置换成了无法重建的肱骨头骨折治疗的一个标杆。肱骨头置换的短期效果较好，但长期效果存在争议。

过去 30 年，肱骨头置换术技术得到了极大的发展，从第一代的 monoblock

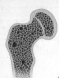

假体到第三代假体，可以调整偏心距和倾斜，并为肱骨结节固定提供附着点。但是需要强调的是，肱骨近端肩关节置换术的效果要差于内固定的患者，肩关节置换术的效果好坏和肱骨头的高度和偏距关系非常大。

此外，选用骨水泥型肱骨假体可以保证初始稳定性，大小结节需固定以确保愈合。除肱骨头假体高度和结节位置外，患者年龄、骨折愈合情况、术后康复情况等因素均会影响骨折的功能预后。肱骨近端骨折固定的总体效果要好于关节置换，所以应该成为骨折治疗的首选方案。

对有骨质疏松的患者，肱骨大结节移位和骨折不愈合等会限制肩关节置换术后的功能。反式肩关节置换在有严重骨质疏松或者肩袖周围肌肉附着点严重撕裂的患者中能取得较好的效果。反式肩关节置换术允许患者早期进行肩关节功能锻炼，无须过多的保护。在一项研究中发现，反式肩关节置换术和半肩置换术在术后短期内并无明显的效果差别，但在术后 5 年时，反式肩关节效果的 Oxford 评分要好于半肩置换。

反式肩关节置换时会发生的肩关节活动范围受限可以通过偏距外移，将反肩的肩胛盂部半球假体放置偏下，增加假体倾斜和颈干角超过 150° 等方法来避免。背阔肌肌腱止点转移可以增加患肢的外旋范围。反肩置换术后的平均 Constant 评分为 55~65 分，但疼痛缓解率很好，是老年患者肱骨近端骨折后关节疼痛的一个较好的选择方案。

反肩置换也可用于内固定治疗失败（如骨折不愈合、大结节骨折块吸收、骨折畸形愈合、肩袖严重损伤、盂肱关节炎、肩关节不稳定、骨量储备较差等），或者初次半肩置换失败的病例中，对初次半肩置换失败、低 Constant 评分、活动度降低的病例，反肩置换似乎取得的效果更好。

反肩置换的并发症包括感染、松动、肱骨干骨折、腋神经损伤、脱位、异位骨化、肱骨侧假体松动。

高龄肱骨近端复杂骨折因局部骨质疏松严重，骨折往往呈粉碎性，移位明显，对肩关节的稳定结构及力学结构破坏大，复位困难，保守治疗效果差，骨折局部血运、骨量、关节面平整度无法较好满足钢板、髓内钉等内固定的条件，因此行内固定治疗常常失效，且易并发骨折畸形愈合或肱骨头坏死，肩关节功能恢复不十分满意。随着中外学者对于肩关节解剖学、生物力学研究的进展，随着材料学的发展、假体设计的不断改进、手术器械的改进和手术技术的成熟，人工肱骨头置换治疗高龄复杂肱骨近端骨折被越来越多的学者所重视。人工肱骨头置换术对有效减轻疼痛，最大限度地恢复肩关节的功能有确切疗效。肩关节为非负重关节，高龄患者使用骨水泥假体可避免假体松动，采用 Nice Knot 缝合技术能有效固定修复大小结节，有利于肩关节功能的恢复。人工肱骨头置换术术时短、出血少、创伤小，可以较好地恢复肩关节的解剖形态，解除疼痛，有效恢复肩关节的力量，提高肩关节活动范围，尽可能早地恢复肩关节外展、外旋及梳头等日常活动动作，而且并发症少，对高龄患者更安全，是目前治疗高龄肱骨近端复杂骨折有效的方法。

人工肱骨头置换术手术方法：麻醉满意后，患肩略垫高，取 30° 半坐卧式"海滩椅"位，患肩略外展以松弛三角肌。取肩关节前方入路，沿三角肌与胸大肌之间作切口，依次切开皮肤、皮下组织、筋膜，钝性分离肌肉，注意保护头静脉，将三角肌向外拉开，将头静脉和胸大肌拉向内侧，显露骨折端，显露肱二头肌长头肌腱及肌腱沟，确定大、小结节骨折碎片，去除肱骨头及碎片，清除滑膜，保留附着在大、小结节上的肌肉。修整肱骨近端骨折处，尽可能保存肩袖附着点的完整性。内收患肢，扩髓，插入试模，确定假体放置高度，取出试模，冲洗髓腔，注入骨水泥，假体以后倾 25°~30° 插入髓腔。用缝合线将大、小结节分别与假体固定孔缝合固定，再与肱骨近端皮质缝合，从肱骨头内取出松质骨植骨，确保大、小结节与肱骨近端骨性愈合，活动肩关节满意，冲洗，置入负压引流，逐层缝合。

人工肱骨头假体的安装位置决定着术后肩关节功能的好坏。高龄肱骨近端复杂性骨折术中很难判定肱骨近端解剖标记，使得较为精确的确定肱骨头假体的高度和后倾角成为瓶颈。为保持适当的假体植入的深度和肱骨头旋转角度，我们强调术中用直尺测量肱骨头带下来的内侧皮质的高度，作为所植入的假体与后内侧干骺端之间的高度，假体柄侧翼位于结节沟后 0.5cm，利用结节沟的最深点与髓腔挫或假体的中心线之间的距离（约 0.8cm），来确定肱骨头的后倾。肱骨头宁小勿大，假体宁低勿高，术中应充分重视肱骨三角肌起止点长度的恢复，避免术后造成盂肱关节向下半脱位。为预防假体松动，使用骨水泥型假体及现代骨水泥技术。大小结节术中复位不良，术后移位或畸形愈合或吸收坏死对于肱骨头置换是巨大的风险，我们主张采用 Nice Knot 缝合技术固定修复大小结节。确保结节愈合是肱骨头置换的难点与重点，尚待进一步研究探讨。

肩袖损伤是肱骨近端骨折常见的并发症，肩袖的修复对肩关节的功能的恢复起决定作用，因此精细修复肩袖是人工肱骨头置换的重点。术中要力求维持肩周软组织的平衡，保存和修复肩关节周围肌肉、肌腱和韧带的完整和有效性。术中操作应准确复位大小节骨块及肩袖肌，大小结节的骨折块可应用粗丝线和强力线固定至假体颈部小孔上及肱骨干上，植入肱骨头松质骨确保大小结节与肱骨干骨性愈合，同时要保护好后方肩袖和关节囊，充分松解肩关节周围挛缩组织。

人工肱骨头置换技术要求很高，要获得良好的手术效果，术后康复锻炼非常重要。循序渐进的系统化、规范化的肩关节功能康复锻炼，是恢复理想的肩关节

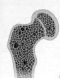
功能，减少并发症，提高患者生存质量的关键和重要保证。肩关节康复锻炼应尽早制定康复计划，医患合作，患者家属配合，先被动后主动，先肌肉后关节，由远（手腕肘关节）及近（肩关节），范围由小到大，动作由轻到重，疼痛以能忍受为度。

（五）肱骨近端骨折治疗临床难点分析

1. 隐匿性骨折

选用恰当的治疗方法治疗肱骨近端骨折，是建立在对骨折情况充分认识的基础之上，单纯依靠普通 X 线检查，容易遗漏相对严重的创伤类型，从而贻误治疗时机。如移位的肱骨大结节骨折，如合并肱二头肌腱移位并嵌插于骨折块间，如不进行有效复位，将不可避免出现肩关节功能严重受损。移位的大结节骨折，如异位愈合，也可能导致肩关节功能受损，即使再手术治疗，肩关节功能也难以恢复。因此，肱骨近端骨折影像检查应常规包括三个方向的投照：真正肩胛正位、真正肩胛侧位、腋位。以发现普通肩关节 X 线片难以发现的骨折或骨折脱位情况，对于复杂肱骨近端骨折，产规行 CT 检查，有助于进一步明确骨折局部病理解剖。从而选择正确的治疗方法。

2. 骨折端骨质问题

肱骨近端骨折治疗方案的选择部分取决于患者骨的质量，特别是有没有骨质疏松。肱骨近端骨折随年龄增长，发病率明显增高，高龄患者常伴有严重骨质疏松。骨质越差，骨折延迟愈合甚至不愈合的发生率越高。肱骨外科颈骨折比结节骨折不愈合发生率高。文献报道，保守治疗肱骨外科颈骨折不愈合发生率高达20%。骨折端骨质疏松还带来固定困难，钢板、螺钉等坚强固定方式常不适合，这就导致患者难以进行患肢早期功能锻炼，长期关节制动，关节功能恢复困难。通过分析患者的 X 线片和临床参数决定患者的生理年龄比按照年月排列的年龄更合理。通过 X 线片分析，可以大体判断骨密度，并据此选择治疗方案。有人研究肱骨近端骨干骨皮质的厚度和骨密度之间的关系发现，如果肱骨近端骨皮质厚度之和（肱骨近端相距 20mm 两层内外侧骨皮质之和）小于 4mm，提示骨密度低。

3. 严重骨折治疗困难

按 Neer 分型系统，三部分和四部分肱骨近端骨折，由于肱骨近端肌肉牵拉作用，骨折常移位明显，复位并有效固定困难，如损伤肱骨头血供，继发性肱骨头坏死发生率高。对于老年患者，半肩关节置换术后关节功能恢复困难，主要是肱骨结节愈合困难，导致肩袖功能不充分。

4. 关节僵硬

无论采用非手术治疗或手术治疗肱骨近端骨折，肩关节僵硬发生率都较高。

主要原因在于骨折治疗的长时间制动，以及由此导致的组织间的疤痕连接。总体上，采用闭合复位经皮固定比开放复位经皮固定关节僵硬发生率低。

（六）肱骨近端骨折治疗评价标准

目前，国际上有很多针对肩关节功能的评分系统，但没有一种是专为肩部骨折设计的。由于肩关节解剖结构和功能活动的复杂性，以及在日常生活和体育运动中的重要性，迄今为止国际上还没有一种评分标准被广泛接受。

现有肩关节功能评分系统从总体内容来看，大致可以分为全面肩关节功能评分和特殊疾病肩关节功能评分（如 Constant 评分和 Rowe 评分）。从问卷的形式来看，可以分为基于患者问卷形式的主观评分系统，以及基于医患双方主客观综合评分系统。从总分计算方式来看，有直接累加得分，也有公式换算得分，后者常通过某些换算法后得出评分（如 ASES 评分）。从评分工具来看，可使用单项选择法，也可使用视觉模拟法（visualanalogscale，VAS）。所谓视觉模拟法即给患者一条标有刻度的直线，让患者表示出自己当前所处的大致状况。

针对肱骨近端骨折的治疗效果的评价，目前存在很多评分系统，比较常用的有如下几种。

Neer 评分方法为应用最广泛的评分系统，评分为百分制，其中疼痛 35 分，功能 30 分，活动度（ROM）25 分，解剖位置 10 分，如 90~100 分为优，80~89 分为良，70~79 分为可，< 70 分为差。Constant 评分方法使用也较为广泛。该评分方法亦为百分制，其中疼痛 15 分，日常活动 20 分，运动范围 40 分，力量 25 分。现在为了排除年龄、性别差异造成的肌力的偏差，因此，有人删除了肌力部分的评价。美国肩肘关节医师学会肩关节评分系统，使用日趋广泛，其分为疼痛，运动，力量，稳定度，功能评分五个部分。

Neer 评分方法虽然应用最为广泛，但其制定年代较久，有些情况不适合现在的医学发展，如其评分中疼痛部分所占权重太大；美国肩肘关节医师学会肩关节评分系统，虽然较为全面合理，但评分方法太过复杂。而 Constant 评分，其方法相对简单，各项目的权重也较为适当。

1. 美国肩肘外科医师学会（ASES）评分

ASES 于 1994 年建立了一套肩关节功能评定标准（表 6-1）。该标准包括患者自评和临床医师检查评估两部分，评价内容包括疼痛、肌力、关节稳定性、运动范围和体征 5 个方面。最高分 100 分，表示最佳的肩关节功能。2002 年 Michener 等研究证实，该评分标准在肩关节不稳，肩袖损伤及肩关节关节炎等疾患的疗效评价中具有较高的效率及稳定性。

表 6-1 肩关节评价

姓名：			日期：		
年龄：	优势手：右 左 双侧		性别： 男 女		
诊断：			初次评价：是 否		
手术 / 日期：			随访： 年 月		
患者自我评价					
A. 疼痛					
肩部是否疼痛？（圈出正确的选项）			是		否
标出疼痛的部位					
夜间肩部是否疼痛			是		否
是否服用止痛药（阿司匹林、布洛芬、对乙酰氨基酚）			是		否
是否服用麻醉止痛药？（可待因或更强的）			是		否
每天吃几片药					片

今天的疼痛程度（画线）：

0 |　　　　　　　　　　　| 10

无疼痛　　　　　　　　　　　　疼痛无法忍受

| 你的肩关节是否感到不稳（好像要脱位） | | | 是 | | 否 |

肩关节的稳定程度（画线）：

0 |　　　　　　　　　　| 10

非常稳定　　　　　　　　　　极不稳定

B. 活动　　　圈出表内能表示你完成以下动作能力的数字

0 = 不能做；1 = 非常困难；2 = 有些困难；3 = 无困难

动作		右臂	左臂
1. 戴帽子		0 1 2 3	0 1 2 3
2. 患侧可入眠		0 1 2 3	0 1 2 3
3. 洗发 / 戴乳罩		0 1 2 3	0 1 2 3
4. 化妆		0 1 2 3	0 1 2 3
5. 梳头		0 1 2 3	0 1 2 3
6. 可触到高处的搁板		0 1 2 3	0 1 2 3
7. 能举起 10 磅（约 4.5kg）的重物超过肩关节		0 1 2 3	0 1 2 3
8. 扔球		0 1 2 3	0 1 2 3
9. 做日常工作		0 1 2 3	0 1 2 3
10. 做日常运动		0 1 2 3	0 1 2 3
医师评估			

（续表）

C. 活动范围（总的肩关节活动量角器精确测定）	右		左	
	主动	被动	主动	被动
向前抬高（最大臂——躯干角）				
外旋（前臂在辅助下能感到舒适）				
外旋（前臂外展 90 度）				
内旋（拇指能达到背部最高高度）				
交一体内收（肘窝到对侧肩峰）				

D. 肌力　　　　　　　　　（按 MRC 分级记录）
0 ＝无收缩；1 ＝颤动；2 ＝无重力活动；3 ＝抗重力运动；4 ＝抗轻阻力运动；5 ＝正常

肌力	右	左
检查受疼痛影响？	是　　　否	是　　　否
前屈	0　1　2　3　4　5	0　1　2　3　4　5
外展	0　1　2　3　4　5	0　1　2　3　4　5
外旋（前臂舒适地放在一侧）	0　1　2　3　4　5	0　1　2　3　4　5
内旋（前臂舒适地放在一侧）	0　1　2　3　4　5	0　1　2　3　4　5

E. 体征
0 ＝无；1 ＝轻度；2 ＝中度；3 ＝重度

体　征		右	左
冈上 / 大结节压痛		0　1　2　3	0　1　2　3
肩锁关节压痛		0　1　2　3	0　1　2　3
肱二头肌腱压痛（或破裂）		0　1　2　3	0　1　2　3
其他压痛—列出		有　无	有　无
撞击 1（被动轻微内旋前屈）		有　无	有　无
撞击 2（被动内旋屈曲 90 度）		有　无	有　无
撞击 3（主动外展 90 度—典型疼痛弧）		有　无	有　无
肩峰下捻发音		有　无	有　无
瘢痕—部位		有　无	有　无
萎缩—部位		有　无	有　无
畸形—描述		有　无	有　无

F. 关节不稳
0 ＝无；1 ＝轻度（0~1cm 移动）；2 ＝中度（1~2cm 移位或移位到关节盂边缘）；
3 ＝重度（＞2cm 移位或移位到关节盂外）

前移	0　1　2　3	0　1　2　3

（续表）

后移	0　1　2　3	0　1　2　3
下移（陷凹征）	0　1　2　3	0　1　2　3
前侧不稳	0　1　2　3	0　1　2　3
复发综合征	是　　否	是　　否
自发不稳定	是　　否	是　　否
复位试验阳性	是　　否	是　　否
广泛韧带松弛	是　　否	是　　否
其他体征：		
检查者姓名：	日期	

2. Constant-Murley 肩关节评分

Constant 和 Murley 在调查了 1000 位 10~100 岁 10 个年龄组（每组 100 位）的正常人群，同时观察了大量的不同年龄组肩部骨折和脱位以及肩袖疾病的功能参数的基础上，于 1978 年提出随年龄变化的正常值，又名年龄修正 Constant 评分系统（表 6-2），满分 100 分，分数越高表面肩关节功能越好。内容包括疼痛 15 分、日常活动 20 分、运动范围 40 分及力量 25 分。该系统被定位欧洲肩关节协会的评分系统。其可靠性已得到证实，但有效性受到质疑，主要是单一的疼痛评分难以真实反映患者的疼痛状况，且力量评估缺乏标准化。此外，由于在日常活动功能评价中并非针对某一具体活动，因此在不同的患者之间会产生差别。

常活动功能评价中并非针对某一具体活动，因此在不同的患者之间会产生差别。

表 6-2　Constant-Murley 肩关节评分

项目	分数
个体参数（100分）	
疼痛	15
日常活动	20
运动范围	40
力量	25
疼痛	
无	15
轻度	10

（续表）

项目	分数
中度	5
重度	0
日常活动	
A. 活动水平：正常工作	4
正常娱乐 / 运动	4
睡眠无影响	2
B. 手能触及的位置：腰部以上	2
剑突以上	4
颈部以上	6
触及头顶	8
头部以上	10
运动范围	
前举和外展（各 10 分）	
0°~30°	0
31°~60°	2
61°~90°	4
91°~120°	6
121°~150°	8
151°~180°	10
外旋（10 分）	
手放在头后面–肘向前	2
手放在头后面–肘向后	2
手触及头顶–肘向前	2
手触及头顶–肘向后	2
完全举过头顶	2
内旋（10 分）	
手背触及大腿外侧	0
手背触及臀部	2
手背触及骶髂关节	4
手背触及第三腰椎	6
手背触及背部第十二胸椎	8

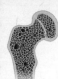

（续表）

项目	分数
手背肩胛间区	10
力量（25分）	
用弹簧秤和 Cybex Ⅱ 测试系统	手握 25 磅（1 磅≈0.45kg）的重物外展肩关节至 90°，得分 25 分；如为 20 磅重物则为 20 分；依此类推

3. Neer 评分

Neer 于 1970 年提出肱骨近端骨折的评分系统（表 6-3），包括疼痛 35 分，功能 30 分，运动范围 25 分，解剖 10 分。满分 100 分，表示最佳的肩关节功能。优秀（Excellen）≥ 89 分，满意（satisfactory）80~88，不满意（unsatisfactory）70~79，失败（failure）< 70 分。

表 6-3　Neer 肩关节功能评分

评价内容	评分
1.疼痛（35分）	
a.无疼痛，或疼痛可被忽略	35
b.轻微疼痛，偶尔出现，不影响活动	30
c.轻度疼痛，不影响日常活动	25
d.中度疼痛，能忍受，活动能力又减退，需服用阿司匹林等镇痛药	15
e.重度疼痛，活动严重受限	5
f.疼痛导致完全丧失活动能力	0
2.功能（30分）	
a.力量	
正常	10
良	8
中	6
差	4
仅有肌肉收缩	2
0级	0
b.手能触及的范围	
头顶	2
嘴	2
腰背	2
对侧腋部	2

（续表）

评价内容	评分
胸罩搭扣	2
c.稳定性	
搬运	2
敲击	2
投掷	2
推	2
举东西过头顶	2
3.运动范围（25分）	
前屈（矢状面）	
180°	6
170°	5
130°	4
100°	2
80°	1
＜80°	0
后伸（矢状面）	
45°	3
30°	2
15°	1
外展（冠状面）	
180°	6
170°	5
140°	4
100°	3
80°	1
＜80°	0
外旋（从标准解剖学姿势开始，肘关节屈曲）	
60°	5
30°	3
10°	1
＜10°	0

（续表）

评价内容	评分
内旋（从标准解剖学姿势开始，肘关节屈曲）	
90°（触及 T6）	5
70°（触及 T12）	4
50°（触及 L5）	3
30°（触及臀部）	2
< 30°	0
4.解剖（10分）（包括旋转、成角、关节吻合不佳、大结节上移、内固定断裂、肌炎、骨不连、缺血性坏死）	
无	10
轻度	8
中度	4
重度	0~2
总分	100

三、股骨粗隆间骨折

（一）概述

股骨粗隆间骨折指股骨颈关节囊外缘到小转子远端 5cm 处的骨折，多见于老年人，男性多于女性，约为 1.5：1，属于关节囊外骨折。好发于 60 岁以上的妇女，70 岁以上发病率急剧增加。常因间接暴力所导致。

股骨粗隆间含有丰富的松质骨，也是原发性骨质疏松症好发的部位，该处血运丰富，骨不连机会很少，治疗重点主要是预防髋内翻和肢体的外旋畸形。

股骨粗隆间骨折压痛点多在股骨粗隆附近，伤肢多呈内收或者外旋畸形，不能站立和行走。股骨粗隆间骨折后患者需要长期卧床，会引起失用性骨质疏松症和肌肉萎缩及全身并发症，如坠积性肺炎、褥疮和泌尿系感染等，预后较差。

（二）分型

股骨粗隆间骨折的分型有利于对骨折程度做出更准确的评价，以选择更加适合的治疗方法和判断预后。任何骨折分型必须应用简便，并能指导治疗，同时提示预后才能具有临床意义。就股骨粗隆间骨折分型而言，能够对于骨折的稳定性及复位、固定之后骨折部位能否耐受生理应力做出判断尤为重要。

股骨粗隆间骨折的分型很多，目前公认并得以应用的有以下十种：Evans 分型（1949），Boyd Griffin 分型（1949），Ramadier 分型（1956），Decoulx Lavarde 分型

（1969），Ender 分型（1970），Tronzo 分型（1973），Jensen 分型（1975），Deburge 分型（1976），Briot 分型（1980），AO 分型（1981）。所有分型可归为两类：①解剖学描述（Evans，Ramadier，Decoulx Lavarde）；②提示预后（Tronzo，Ender，Jensen 改良的 Evans 分型）。

AO 分型，Evans 分型，Jensen 分型和 Boyd Griffin 分型为大家熟知并得以广泛应用，现介绍如下。

1. AO 分型

AO 将股骨粗隆间骨折纳入其整体骨折分型系统中归为 A 类骨折：A1 型：经转子的简单骨折（两部分），内侧骨皮质仍有良好的支撑，外侧骨皮质保持完好。A1.1 沿转子间线；A1.2 通过大转子；A1.3 经小转子下方。A2 型：经转子的粉碎骨折，内侧和后方骨皮质在数个平面上破裂，但外侧骨皮质保持完好。A2.1 有一内侧骨折块；A2.2 有数块内侧骨折块；A2.3 延伸至小转子下超过 1cm。A3 型：反转子间骨折，外侧骨皮质也有破裂。A3.1 反向简单骨折；A3.2 横行简单骨折；A3.3 粉碎骨折。

AO 分型便于进行统计学分析。既对于股骨转子间骨折具有形态学描述，又可对于预后作出判断。同时在内固定物的选择方面也可提出建议。

2. Evans 分型

Evans 根据骨折线方向分为两种主要类型。Ⅰ型中，骨折线从小粗隆向上外延伸；Ⅱ型中，骨折线是反斜形。其中Ⅰ型 1 度和Ⅰ型 2 度属于稳定型占 72%，Ⅰ型 3 度、Ⅰ型 4 度和Ⅱ型属于不稳定型占 28%。

Evans 观察到稳定复位的关键是修复股骨转子区后内侧皮质的连续性，简单而实用，并有助于我们理解稳定性复位的特点，准确的预见股骨转子间骨折解剖复位和穿钉后继发骨折移位的可能性。这种分类方法应用简便，并能指导治疗和较为准确地提示预后。

3. Jensen 分型

Jensen-Evans 分型（由 Jensen 于 1975 年通过改良 Evans 分型而来）。Jensen 对于 Evans 分型进行了改进，基于大小粗隆是否受累及复位后骨折是否稳定而分为五型。

基于大、小粗隆是否受累及骨折是否稳定首先分为顺粗隆间骨折和逆粗隆间骨折两类，前者分为五型Ⅰ型：两骨折块，骨折无移位。Ⅱ型：两骨折块，骨折有移位，大小粗隆完整。Ⅲ型：三骨折块，有大粗隆骨折。Ⅳ型：三骨折块，有小粗隆骨折。Ⅴ型：大、小粗隆同时骨折，为Ⅲ型和Ⅳ型的的结合。R 型：逆转子间骨折，骨折线自大转子下外方斜向小转子内上方。

Jensen 研究发现，Ⅰ、Ⅱ型骨折 94% 复位后稳定，Ⅲ型骨折 33% 复位后稳定，Ⅳ型骨折21％复位后稳定，Ⅴ型骨折8％复位后稳定。Jensen 指出大小粗隆的粉碎程度与复位后骨折的稳定性成反比。Jensen 等在 Evans 分型的基础上改良，应用更广。研究表明，Jensen 等改良的 Evans 分型为判断复位后的稳定性和骨折再次移位的风险提供了最为可靠的预测。

4. Boyd-Griffin 分型

1949 年 Boyd 和 Griffin 将股骨粗隆间骨折分为四型，包括了从股骨颈的关节囊以外部分至小粗隆下方5cm 的所有骨折。Ⅰ型：同大粗隆至小粗隆沿着粗隆间线所发生的骨折，稳定无移位，没有粉碎，复位简单（占21％）。Ⅱ型：骨折位于粗隆间线，同时伴有皮质骨的多处骨折，为粉碎性骨折，伴有移位，复位较困难，一旦复位可获得稳定。其中有一种特殊骨折——粗隆间前后线型骨折，骨折线只能在侧位片上看到（占36％）。Ⅲ型：基本属于粗隆下骨折，至少有一骨折线横过近端股骨干小粗隆或小粗隆以远部位，有大的后内侧粉碎区域，并且不稳定，复位比较困难，手术期、恢复期并发症较多（占28％）。Ⅳ型：粗隆区和近端股骨干至少两个平面出现骨折，股骨干多呈螺旋形斜形或蝶形骨折，骨折包括粗隆下部分，不稳定。

股骨粗隆下骨折的分型以 Seinsheimer 分类较为常用，它按骨折块数目、骨折线部位和形状，将其分为五型：Ⅰ型：骨折无移位，或移位＜2mm。Ⅱ型：骨折移位为两个骨折块ⅡA：横行两骨折块。ⅡB：螺旋形两骨折块，小转子与近骨折端相连。ⅡC：螺旋形两骨折块，小转子与远骨折端相连。Ⅲ型：三骨折块。ⅢA：螺旋形骨折，小粗隆为第三块骨折块。ⅢB：螺旋形骨折，外侧蝶形骨片为第三块骨折块。Ⅳ型：粉碎性骨折，骨折块4块或以上。Ⅴ型：粗隆下骨折伴有粗隆间骨折。Ⅰ型、Ⅱ型及ⅢB型属于稳定性骨折，复位后内侧及后侧骨皮质相接触，固定后相对牢固ⅢA型、Ⅳ型及Ⅴ型属于不稳定骨折，即使复位后也无法使骨折块达到稳定的接触，抗压应力落到内固定器上，容易造成骨折处畸形或内固定失败。

无论选择哪一种分型，在术前对于骨折的稳定性作出判断十分重要。股骨粗隆间骨折稳定与否取决于两个因素：①内侧弓的完整性（小粗隆是否累及）；②后侧皮质的粉碎程度（大粗隆粉碎程度）。另外，逆粗隆间骨折非常不稳定。小粗隆骨折使内侧弓骨皮质缺损而失去力学支持，造成髋内翻。大粗隆骨折则进一步加重其矢状面不稳定，其结果造成股骨头后倾。逆粗隆间骨折常发生骨折远端向内侧移位，如复位不良则会造成内固定在股骨头中切割。骨折的不稳定是内固定失效（弯曲、断裂、切割）的因素之一。Palm 等用 DHS 治疗股骨粗隆间骨折214 例，经6个月的随访，结果发现168 例股骨外侧皮质完好的病例中仅有5例（3％）需再次手术，而在46 例股骨外侧皮质骨折的病例中有10例

（22%）需再次手术，故认为股骨粗隆间骨折应按股骨外侧皮质的完整性分类。Fung 等让 12 位医生利用 AO/OTA 分型和 Evans/Jensen 分型对 56 张粗隆间骨折的 X 线片进行分类，进而比较他们的一致性，结果发现利用 AO/OTA 分型比利用 Evans/Jensen 分型的一致性高，然而没有哪种分型是非常可靠的，故建议应用 AO/OTA 分型来指导诊断和治疗。Jin 等让 5 位有经验的医生分别用 AO、Evans、Kyle 和 Boyd 分型对 40 例粗隆间骨折进行分类，并用 Kappa 值来评估比较他们的差异，结果发现用 AO 分型的平均 Kappa 值为 0.82，高于其他任何一种分型，然而用 AO 分型亚组分类平均 Kappa 值仅为 0.4，故认为 AO 分型比其他分型更可靠，但 AO 分型亚组不令人满意。

综上所述，在目前现有的股骨粗隆间骨折分型中，AO 分型在指导股骨粗隆间骨折的诊断、治疗及判断预后方面优于其他分型，但其可靠性尚存争议，更好的分型方法有待广大骨科医师进一步研究探讨。

（三）分类

股骨粗隆间骨折有多种分类方法，而各种方法均围绕骨折的稳定性。

1. 按骨折线的走行方向分型

骨折线由大粗隆斜向内下达小粗隆者，即顺粗隆间线型，称为稳定型；反之，骨折线由大粗隆下斜向内上达小粗隆以上者，即逆粗隆间线型，称为不稳定型。不稳定者，较易发生髋内翻畸形。

2. 按股骨内侧骨皮质的状态分型

股骨内侧骨皮质未粉碎，能够支撑近骨折端的股骨距，称为稳定型，即使小粗隆可能有骨折，但亦不影响稳定性；如内侧骨皮质粉碎，常合并有一个包括小粗隆在内的后内侧大骨折块，则为不稳定型，此种类型虽经解剖复位和内固定，仍可能不稳定。

3. 按骨折的原始状态分型

根据某院的临床实践发现，第一种分型方法不尽合理，甚至产生相反的结果，例如临床上发现，有些逆粗隆间线型反而更加稳定。

根据临床实践表现，一般认为，以骨折的原始状态来判断其稳定性似乎更为重要。凡伤后髋内翻越严重，骨折越不稳定，反之，原始髋内翻越轻或无内翻者，骨折越趋稳定。因此，骨折的稳定性似与骨折走向方向无关。按此种分型方法估计预后和指导治疗更具有实际意义。

（四）评价标准

髋关节功能评价采用 Harris 髋关节功能评分方法，包括疼痛、功能、下肢畸形、髋关节活动范围等 4 大项。

股骨粗隆骨折治疗愈合与其年龄有着密切的关系。年龄越大，功能恢复

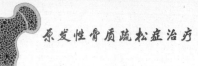

越差。

（五）治疗方法

由于粗隆部的血运丰富，无论何种类型的骨折，均极少不愈合，主要的问题是常遗留有髋内翻，下肢外旋和短缩畸形。少见股骨头缺血坏死等其他并发症。

1. 非手术治疗

死亡率相当高，即使存活者亦多遗留髋内翻畸形。常见的死亡原因有支气管肺炎、心力衰竭、脑血管意外及肺栓塞等。目前主要以牵引疗法为主。

牵引疗法适应所有类型的粗隆间骨折，尤其对无移位的稳定性骨折并有较重内脏疾患不适合手术者。皮肤牵引，主要适用于无移位骨折，但此方法死亡率和髋内翻发生率较高。一般以骨牵引最为适用，伤肢安置在有屈膝附件的托马氏架上平行牵引，牵引时患肢保持屈曲和外展各 30°，内翻 10°，防止发生髋内翻畸形，牵引重量开始用约为体重的 1/7，复位满意后改用 4~5kg 维持，牵引时间为 6~8 周，以后再改用抗外旋石膏固定直至骨折愈合牢固。牵引期间应拍摄床边 X 线片来观察骨折复位及愈合情况。牵引的优点是可控制患肢外旋，对Ⅰ、Ⅱ型稳定性骨折，牵引 8 周，然后活动关节，用拐下地，但患肢负重须待 12 周骨折愈合坚实之后才可，以防髋内翻的发生。

对不稳定性骨折牵引的要求是：①牵引重量，约占体重 1/7；②一旦髋内翻畸形矫正后，需保持占体重 1/10~1/7 的牵引重量，以防髋内翻畸形再发；③牵引应维持足够时间，一般均应超过 8~12 周，骨折愈合初步坚实后去牵引。

传统的牵引治疗创伤小，方式简单，适用于不能耐受手术、粉碎性骨折及骨质疏松严重、内固定不稳者，但易发生内科并发症、患肢关节功能障碍和髋内翻等畸形。

骨牵引比牵引带牵引有力，但需要精心护理，对患者有一定的损伤。牵引治疗适应于无移位骨折、严重粉碎性骨折、不适合手术固定的患者或身体条件差不能承受手术的患者。无移位的稳定性骨折牵引重量可适当减少。

牵引治疗期间要注意以下几点：①患者要增强信心，要有坚持长期卧床的思想准备。保持乐观，主动配合治疗。②经常检查牵引装置，牵引带不要过紧或过松，过紧容易压伤皮肤，影响血液循环。过松起不到牵引作用。骨牵引要注意装置是否稳定，牵引钢针是否松动，有问题要及时调整。③牵引 3 周后复查 X 线片，骨折复位后可减少牵引重量。④保持患肢外展、稍内旋位。⑤鼓励患者行肌肉舒缩活动，主动活动足趾及踝关节，促进静脉回流，防止下肢静脉血栓形成。患者可适当坐起，适当变化体位，以缓解疲劳。

2. 手术治疗

（1）必要性。

老年患者免疫功能低下，常合并严重糖尿病、冠心病、心功能不全或严重贫血等疾病，并发症发生率高，其通常为主要的致命因素。老年骨质条件差，多有严重骨质疏松，内固定稳定性差。老年骨折通常有骨质缺损，自身植骨骨量不足，异体骨移植愈合稍差。老年骨折愈合时间长，易发生股骨头缺血性坏死。

中老年人由于骨质疏松，骨骼肌增龄改变，抵抗应急反应能力下降，尤其容易发生骨折。这部分患者的功能恢复及由此带来的医疗耗费越来越受到各方面的关注。

最常用的牵引保守治疗，通常需要卧床 60~100 天，平均 80 天。虽然骨折最终可获得愈合，但由于长时间卧床，往往给患者带来更严重的并发症，如褥疮、肺炎、泌尿系统感染、髋内翻等。死亡率明显增高，因此目前逐渐被否认。

患者多为高龄老人，首先注重全身情况，预防由于骨折后卧床不起而引起危及生命的各种并发症，如肺炎、褥疮和泌尿系感染等，为恢复生活自理能力创造良好条件，并很少发生髋内翻畸形，肢体功能恢复较好。近年有提倡手术治疗的倾向，认为除非是垂死的患者，内固定的适应证与患者的全身状况成反比，大大放宽了手术适应证。

手术治疗所面临的两大要求：一为降低死亡率；二为减少内翻畸形的发生。

具体治疗方法应根据骨折类型、移位情况、患者年龄和全身情况，分别采取不同方法。

（2）目标及原则。

采用简单，创伤最小的方法使患者恢复骨折的结构连续性及转子部位的功能完整性，使患者尽早恢复行走功能是临床治疗的目标。

手术治疗原则一是早期手术原则。老年人骨折长期卧床极易诱发肺炎、褥疮、泌尿系感染、脂肪栓塞及血栓栓塞等，故主张最好在 5 天内尽早手术。稳定骨折，早期活动，减少卧床所带来的并发症。二是力求简便的原则，开放复位的目的主要是恢复肢体连续性，尽早活动恢复肢体运动，而不必过分强调解剖对位，因此，固定应简单、可靠，尽量缩短手术时间，减少出血及对正常生理的影响。

（3）方法。

①闭合复位多根克氏针内固定。先行胫骨结节牵引，进行复位，行全身系统检查，伤后 3~7 天内手术，用多根克氏针固定术。

②闭合复位空心加压螺纹钉。加压螺纹钉固定分为透视闭合牵引复位及切开复位螺纹钉内固定，沿粗隆下方置入三枚螺纹钉成"品"字形排列固定。

闭合复位空心加压螺纹钉主要依靠钉头部螺纹的拉力作用达到使骨折端压缩，但对于粗隆间骨折，由于大粗隆外侧骨块相对较窄，钉尾部螺纹的把持作用就大为减少，且抗剪力作用几乎为零，故手术后不可能进行早期功能锻炼，目前仅用于年龄较大，有内科疾病不能耐受大手术创伤，同时大粗隆外侧皮质完整，骨折未累及小粗隆水平股骨外 2/3 的病例，对于大部分 A2 和全部 A3 类骨折不适合（图 6-6）。

③外固定支架。外固定支架螺钉分别把持在髂骨与股骨，属间接固定，故对骨折部条件要求甚少，即使大粗隆侧皮质不完整的病例，亦可应用。但间接固定缺乏骨折端加压作用，且对整个骨折部而言，有完全应力遮挡作用，极易发生固定期间骨质疏松；超关节固定，更是丧失了早期功能锻炼的机会。限用于高龄合并严重内科疾病而不能耐受大的手术创伤者（图 6-7）。

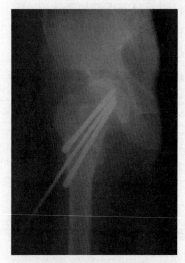

图 6-6　空心钉固定

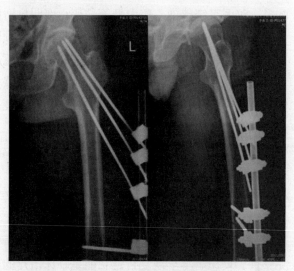

图 6-7　外固定支架固定

④Ender 钉。钉从股骨内髁上 2cm 处凿孔，在 X 线电视荧光屏上观察 Ender 针，穿过骨折部直达股骨头关节面下 0.5cm 左右。使数根钉端呈扇形或鱼叉样散开，以固定近端骨块。术后施皮牵引或防外旋鞋（图 6-8）。

⑤髁钢板。髁钢板将骨折端连成一体，刃板位于股骨颈骨小梁交汇点下方，远端板与股骨干附着，有抗旋转及张力作用，对 A1、A3 和部分 A2 骨折和年轻、骨的机械质量强的病例较适用。但由于缺乏骨折端加压作用，在术后负重时，锋利的刃板缘可在股骨颈内切割骨小梁，反复多次后，即可造成刃板松动，甚至有穿出股骨颈者（图 6-9）。

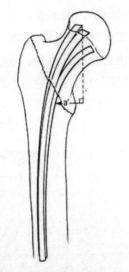

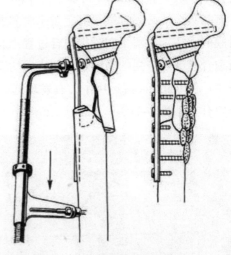

图 6-8　Ender 钉固定　　　　　　　　　　图 6-9　髁钢板固定

⑥动力髋螺钉（DHS）。DHS 固定取仰卧位，髋外侧入路，股外侧肌后缘剥离显露股骨转子，根据颈干角沿粗隆下 1.5~4cm，135° 置入 DHS，术中先打入前倾角导针。在 X 线监测下使此导针与股骨头颈纵轴平行，正位像使导针位于股骨颈中心且插入股骨头内。再与此导针平行向股骨颈内钻入导针，再以股骨颈导针为标准钻孔拧钉。滑动髋螺钉放在股骨头的下 1/3、股骨颈的中心，侧位上钉放在股骨头的中心稍偏后是最合适的位置。中心放置拉力螺钉，一方面可以防止偏后放置所致的头颈围绕拉力螺钉产生的旋转移位。另一方面由于张力骨小梁和压力骨小梁交叉在股骨头的中心，所以股骨头中心的骨质最致密，滑动髋螺钉不易穿出。螺钉尖端距股骨头软骨面 5~10mm 为宜，螺纹必须跨过骨折线，侧方钢板须牢固。

动力髋螺钉采用滑动连接，有利于骨折端加压，远端钢板附着于股骨外侧皮质，有张力带作用，可明显增加总体的稳定性，对于骨折部较粉碎者亦可适用。但由于钢板附于单侧皮质，在股骨外侧会产生压拉应变的倒转，使正常股骨最大负重部位小粗隆部分处于应力遮挡的环境下，极易发生固定期骨质疏松，拆钉后引起粗隆下骨折（图 6-10）。

⑦ Gamma 钉。90 年代初，一些国家采用 Gamma 钉，即一根带锁髓内针，斜穿一根通过股骨头颈部粗螺丝钉，因主钉通过髓腔，从生物力学分析，力线离股骨头中心近，因此，Gamma 钉股骨内侧可承受较大应力，可达到早期下地负重的目的。Gamma 钉结合了动力髁螺钉与髓内钉优点：髓内钉与股骨头颈相连，力臂短，弯矩小；与动力髁螺钉相比，作用在骨折端的折弯力较少，局部的加压也更为直接；主钉位于髓腔内，远端锁钉抗短缩和旋转的能力强，对骨折端有坚强内固定作用，对防止旋转移位、髋内翻有自锁作用，抗剪力大，不对粗隆部压

拉应变造成倒转。且 Gamma 钉属一种半闭合手术，创伤小，出血少，对稳定性骨折，有时甚至不必锁远端锁钉，手术时间缩短，减少了感染机会，避免了对骨折端骨膜的破坏，保留了在骨折愈合过程中起重要作用的骨折处血肿，故还可加快骨折愈合速度。坚强的内固定，使术后功能锻炼可早期进行，杜绝了术后并发症的发生。但 Gamma 钉运用中，有发现远端内侧骨皮质骨折的病例，与此部位应力集中有关（图 6–11）。

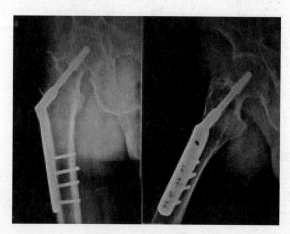

图 6–10　DHS 固定

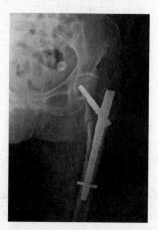

图 6–11　Gamma 钉固定

⑧股骨近端髓内钉（PFN、PFNA）。取仰卧位，采用大转子近侧入路，钝性分离臀中肌达股骨大转子顶点区域。髓内收位置入 PFN 钉（图 6–12）。

PFNA 属于一种新型股骨近端内固定系统，是新改进的 PFN 系统，一方面继承了原 PFN 的优点，生物力学特点相同，另一方面在具体设计上有所创新，令固定更有效、操作更简单。PFNA 适应证广，适用于各种类型的股骨转子间骨折（AO 分型 A1、A2、A3）和高位转子下骨折，但不能用于股骨头和颈的骨折（图 6–13）。

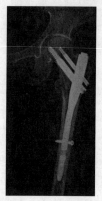

图 6–12　PFN 固定

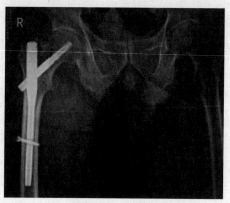

图 6–13　PFNA 固定

⑨人工股骨头置换。人工股骨头置换应用特制假体，平小粗隆水平截骨。假体上部有两个圆孔，用于钢丝固定骨折大小粗隆骨块。有小粗隆骨折应先固定小粗隆骨块，再打磨股骨近端髓腔，骨水泥固定假体后，再固定大粗隆骨块。如股骨距部位骨缺损，可用骨水泥充填，垂塑，关节腔负压引流2~3天。一般3周后可下地活动（图6-14）。

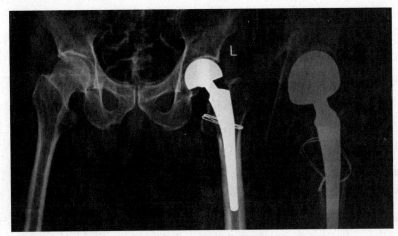

图6-14　人工股骨头置换

（六）手术治疗方法比较

1. 疗效比较

DHS卧床时间8周，螺钉松动，并发症有：股骨头缺血坏死、肺部感染、泌尿系统感染、褥疮。

加压螺纹钉卧床时间平均为10周，螺钉松动，并发症有：骨不连、股骨头缺血坏死、肺部感染、泌尿系统感染、褥疮。

Gamma钉和PFN钉卧床时间为12周，患肢深静脉血栓、肺动脉栓塞死亡。

人工股骨头置换，卧床时间平均为3周，假体无松动，下肢恢复正常，并发症相对少。

2. 治疗评价

DHS及Gamma钉治疗股骨粗隆间骨折均具有较好的疗效，应用时应注意手术方式的选择，对于内侧皮质不稳定性股骨粗隆间骨折，Gamma钉较DHS系统固定坚强，对于肥胖患者及外侧皮质不稳定的股骨粗隆间骨折，DHS较Gamma钉系统固定牢固。DHS不能控制断端移位，可以用带大转子稳定的DHS。

粗隆下骨折从力学和创伤角度及愈合情况考虑最适用髓内定固定；DHS用于此类早期功能锻炼及负重，易出现断裂松动失败；此类正位片可见动力髋螺钉进钉点偏高，易割头割颈（建议延长负重时间），DHS适于稳定型骨折，髓内钉具有微创优势，技术要求高，涉及能否较好复位，合适开口位置，顺利锁钉的困难。体会改良 Gamma 钉较短，尾部不粗，颈部双钉抗旋转，不易变形易于锁定（有应力骨折可能）。

DHS 动力髋螺钉：①稳定性髋部骨折。疗效肯定，治疗髋部骨折已作为一种标准术式在临床得到广泛应用。②粉碎性不稳定髋部骨折。尤其是当骨折累及大粗隆、粗隆下，尤其是当大粗隆外侧皮质骨折粉碎严重时，DHS 颈钉也会部分进入到骨折线，影响固定效果。另外，术中广泛剥离，破坏血供，妨碍骨折愈合，所以要慎重使用。其主要优点是：①螺丝钉在股骨头内固定作用强，即使在骨质疏松的情况下亦能有效固定。②套筒内滑行机制可避免钉端穿透股骨头或髋臼，负重力直接传导至骨。③动力滑行装置保持骨折复位嵌紧，减少不愈合。最大的缺点是：①抗旋能力较差，术后常要穿丁字鞋。②术中骨膜损伤大、广泛剥离软组织，破坏血供。

Gamma 钉优点：①是一种微创髓内固定方法，切口小、创伤小。② Gamma 钉通过髓内钉和拉力螺钉的结合，使股骨上段和股骨颈牢固结合成一体，通过远端自锁钉固定髓内钉，可防止旋转和短缩移位，固定可靠。缺点：①抗旋转能力差。② Gamma 钉外翻角度过大有明显应力集中，容易出现髓内钉远端股骨干骨折及锁钉断裂。③股骨头坏死的发生及并发症率高。④骨质疏松、过早负重及拉力螺钉偏离股骨头中心等情况下拉力螺钉容易从股骨头颈切出。⑤ Gamma 钉主钉粗大的尾端（17mm）要求对近端进行充分扩髓，对股骨颈的血运的影响较大。有人认为 Gamma 钉在手术操作，损伤、愈合方面皆有优越性，值得推荐用于粗隆间骨折的治疗。

PFN 对 Gamma 钉的改良：①钉体直径较小（一般为 9mm），可以不扩髓打入（优于 Gamma 钉粗大的尾端 17mm）。② PFN 的近端有一个大概是 6° 的外倾角，外翻角度减小，牵引时不必强内收。③上端可置入 2 枚螺钉进入股骨头，增加了防旋螺钉，股骨颈内双钉承载，抗疲劳能力增大。可用于治疗严重股骨近端粉碎性骨折。④远端锁孔与主钉远端（锥形延长）距离较长，可减少股骨干应力集中，避免造成远端锁钉骨交界的骨折。并发症大大降低。⑤是一种微创手术。大粗隆比较完整，粗隆下和粗隆间粉碎骨折，使用 DHS 创伤太大，效果欠佳。建议使用短重建 PFN 固定。缺点：辐射量大，手术器械昂贵，对外科医生的技术要求较高。

DCS 动力髁部螺钉目前渐渐借用于髋部骨折。优点：①它可根据骨折的具体情况正确选择螺钉的入点，手术操作方便。②动力加压拉力螺钉与钢板呈近直角，符合髋部的生物力学要求。负重时负重力首先加于钢板的短臂，然后再分散至各螺钉上，应力分散，固定异常牢固。③ DCS 螺钉骨折处数量稍多，增加了牢固性，骨折区可桥接固定，从而降低术后并发症发生率，因此 DCS 在髋部粉碎性骨折治疗上具有独特的优越性，可视为股骨粗隆上 1/2 完整（不适宜 DHS）的各种粉碎性不稳定粗隆间和粗隆下骨折的一种良好的手术方法。另外，钢板、空心钉或保守治疗有时候也是不错的选择。

相对于 PFN，PFNA 用螺旋刀片锁定技术取代了传统的 2 枚螺钉固定，未锁定的螺旋刀片敲入时自旋转进入骨质，对骨质起填压作用，刀片具有宽大的表面积和逐渐增加的芯直径（4.5~9mm），确保最大程度的骨质填压及理想的锚合力，打入刀片时可明显感觉到填压的过程，在骨质疏松严重的患者也是如此。当刀片打入锁定后，刀片不能旋转，与骨质锚合紧密，不易松动退出，PFNA 依靠螺旋刀片一个部件实现抗旋转和稳定支撑，其抗切出稳定性比传统的螺钉系统高，抗旋转稳定性和抗内翻畸形能力强。PFNA 的螺旋刀片技术使其对骨质的锚合力得到提高，更适用于骨质疏松、不稳定性骨折患者，对于股骨外侧螺旋刀片打入处的骨折也适用，更有利于患者的早期负重。其次 PFNA 仅需打入 1 枚螺旋刀片，适用于股骨颈细的患者，操作简单易行。

PFNA 在主钉上有以下改进：①主钉设计为空心，只需一小切口，令导针进入髓腔后，即可顺利完成后续操作，置入主钉，主钉具有 6° 外偏角，方便从大转子顶端插入，进入髓腔。PFN 的主钉为实心，入钉点定位需准确，如果入钉点位置不佳，常导致主钉偏离髓腔中心或骨折移位，致插入困难，可导致手术时间延长，创伤加重。因此，PFNA 操作更简单，创伤更小，符合微创原则。②PFN 远端只有一个锁定孔，可选择静态或动态锁定，在经转子骨折病例中，由于使用垂直打入锁定钉可能损害近端锁定，须采用斜行打入锁定钉，如果是高位转子下骨折，可选择垂直打入的动态锁定钉。③主钉有尽可能长的尖端和凹槽设计，可使插入更方便并避免局部应力的集中，减少出现断钉及钉尾处再骨折的发生率。

总之，稳定型粗隆间骨折：一般选 Gamma 钉、PFN、PFNA、DSH、DCS、普通钢板、空心钉，还有保守治疗效果都很好。但是，首选 DHS。但股骨粗隆间、粗隆下粉碎骨折，Gamma 钉、PFN 和 PFNA 效果好，DCS 可考虑，但是 DHS 要慎重选择。对于骨质疏松严重的患者，首选 PFNA。对于高龄、超高龄患者，可以考虑行人工股骨头置换术。

（七）难点分析

1.股骨粗隆间骨折特点

因局部骨质疏松脆弱，股骨粗隆间骨折多为粉碎性。

2.是否手术

有学者认为病残率和死亡率在手术组与非手术组中并无明显差别，死亡率主要与患者入院时身体状况及精神状况有关，与治疗方式无绝对关系，手术后能否下地与死亡无关。针对粗隆间骨折多发生于高年龄组的特点，牵引治疗仍是目前行之有效、应用广泛的治疗方法，只要在治疗中定期检查，治疗内科并发症，加强护理，早期进行等长肌收缩等功能锻炼，以及应用活血化瘀、行气止痛、强筋壮骨、补肝益肾等中医药，可减少并发症，促进骨折愈合。在选择牵引治疗适应证前提下，密切观察治疗过程中外展角度的保持和是否存在外旋，定期摄床边 X 线片了解骨折对位和生长情况，可明显减少畸形愈合率。本组发生的畸形愈合均为不稳定型骨折，且患者全身状况低下不能配合相关治疗者。所以在治疗前通过 X 线片详细了解骨折情况，明确分型，估计骨折稳定性，可明显提高牵引治疗的治愈率，而不应过分夸大手术治疗的优越性。

3. 内固定物的选择

DHS 至今仍为国内外治疗转子间骨折的重要方式之一，缺点是滑动固定系统存在相对不稳定，抗旋转能力弱，因钢板位于负重力线外侧，固定力臂较大，不适用于逆转子骨折。另外，手术切口大、时间长、创伤大、失血多，应用于年老体弱患者时需要考虑手术耐受性问题。AO 动力髋螺钉应用特点能适应于任何年龄及多数类型的股骨粗隆间骨折。本法操作简便、定位准确、固定损伤小、钉板结构符合股骨粗隆中骨小梁排列顺序，使得骨折剪力转为轴向力符合生物力学要求，这种固定使得断裂的外侧皮质加压，加上钢板的张力带作用，使骨折端更稳定，骨折愈合快，髋内翻、股骨头坏死率低。AO 动力髋螺钉虽能适应各种类型的股骨粗隆间骨折，但是对各种不同类型的骨折又有其各自不同的处理方法，适于采用动力髋螺钉的骨折是 A1.1、A1.3 和一部分 A2.1 型骨折，大多数 A3 骨折适于用动力髋螺钉固定，但要掌握好适应证。对于顺粗隆间骨折，应用动力髋螺钉意见较为统一。但逆粗隆间骨折（A3 型），应用动力髋螺钉应慎重。因为逆粗隆间骨折本身有向外移位的倾向，而动力髋螺钉系统又是通过近端骨块向下移动、加压获得稳定，可能导致固定失败，因此逆粗隆间骨折可考虑应用 Gamma 钉等髓内固定。如果头颈部骨折块较短，如 A2.3 型骨折，可选择行人工股骨头或全髋关节置换术，使患者能早期下地行走。对老年或卧床时间较长者及有不同程度骨质疏松的患者，可不用丝锥攻丝，尽可能一次性完成髋螺钉的拧入，以免引起内固定不稳。因动力髋螺钉抗旋转能力较差，为弥补这一不足，可在髋螺钉的上方向股骨头颈部平行拧入一枚松质骨螺钉，加强抗旋转能力。

股骨近端髓内钉固定近年来逐步成为粗隆间骨折内固定的主流形式，最常用的是 Gamma 钉。Gamma 钉是由滑动髋螺钉结合髓内钉组成，理论上分担股骨内侧皮质的负荷较外侧多，在固定不稳定粗隆部骨折不易造成骨折塌陷和肢体短缩，固定稳定性好，且手术操作方便，加长 Gamma 钉适应证更广，还可用于股骨上段骨折。Gamma 钉治疗股骨粗隆间骨折，手术切口小、时间短、出血少、手术操作简单、固定可靠，而且术中、术后并发症也较少。由于不切开暴露骨折端，不破坏骨折端血运，从而不会影响骨折端愈合。对老年人是较为理想的内固定物。

Gamma 钉的生物力学特点在于其髓内钉位于髓腔内，将钉棒结构的承力点位于股骨干中位轴上，髓内主钉与加压钉之间的力臂短，所产生的力矩小，符合该部位的生物力学特性。Gamma 钉能使股骨上段和股骨颈在贴近负重力线的髓内结为一体，可很好地防止髋内翻的发生。远端锁钉可防止钉棒旋转、下沉和摆动，可以起到牢固的内固定作用。因此术后可尽早鼓励患者坐起，做肌肉的等长、等张收缩，髋、膝关节的主动运动，从而减少卧床并发症，促进内科病的恢复，降低死亡率的发生。

4. 如何手术

关于手术适应证和手术方式选择，王福权、鲁英等已进行分析对比，认为加压滑动鹅头钉（AO–DHS 钉）是治疗股骨粗隆间骨折较好的内固定物，130° 钢板存在较多问题已日趋淘汰，Gamma 钉应用于粉碎性不稳定性骨折和转子下型骨折有其优势。

粗隆骨折采用各种手术方法，髋关节功能无显著差异。在具体治疗方法的选择上，笔者认为有必要权衡利弊，尽量从微创治疗的角度，恰当地处理骨折。

5. 合并大小粗隆骨折移位

对于合并小粗隆骨折移位因小粗隆的骨小梁向上对股骨距有一定的支撑作用，对小粗隆骨折复位，可防止髋内翻，促进骨折愈合，术中一般采用拉力螺钉固定或用丝线捆扎，尽量少用钢丝捆扎。

6. ASA 分级与功能恢复的关系

常用于术前评估手术风险，能较准确地评价患者对手术的耐受情况，它是一个综合评估。ASA 分级越高，说明患者病情越严重，重要器官代偿功能越差，麻醉及手术风险越大。Stoddart 等报道髋部骨折发生后，术后 1 年死亡率 ASAI 级和 II 级患者（5.3%）明显低于 III 级和 IV 级患者（22.4%）。

ASA 分级越高的患者，其治疗后髋关节功能恢复越差，具有显著差异性。这对临床具有指导意义，即术前尽量改善患者重要器官的功能，治疗患者存在的系统性疾病，以便降低麻醉及手术的风险，最终改善患者的预后。

7. 陈旧性股骨粗隆间骨折

陈旧性粗隆间骨折，有严重髋内翻畸形的患者，可行粗隆下外展截骨术纠正。

（七）对策

高龄患者，又经常伴有多种内科疾病及全身情况较差，所以充分的术前准备

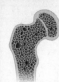

很重要，能有效降低手术风险。患者急诊入院后均行患肢持续皮牵引，同时进行详细的体格检查和实验室检查，了解患者全身情况及精神状况。正确评估手术的耐受性和术后康复能力。请内科、麻醉科和其他相关科室会诊，将内科疾病控制在理想状态。高血压患者将血压控制在正常或接近正常水平，糖尿病患者将血糖控制在 < 8mmol/L。老慢支患者应用抗生素及雾化吸入。全身情况较差者给予支持疗法。贫血患者术前给予输血，尽量将血红蛋白升高到 10g/L 以上。

有关手术时机，我们认为对没有合并内科疾病的老年患者，在第一时间完成术前准备，尽早手术。防止因骨折后卧床时间过长可能出现的肺部感染、尿路感染、褥疮、深静脉栓塞等并发症，导致出现全身情况短期内恶化，增加了手术风险，甚至失去了手术治疗的机会。对于合并内科疾病的老年患者，也应尽早进行全面检查，并请相关科室会诊，制订治疗方案，短期内控制内科疾病，达到手术要求。术中注意规范操作，因为老年患者骨质疏松，在进行复位时应防止暴力，以免造成其他部位的骨折，使用内固定时操作要规范，防止内固定断裂和松动。同时高龄患者手术耐受性差，手术时间不宜过长，我们一般将手术时间控制在 1h 内，术中、术后无严重并发症发生。

治疗前对骨折恰当的分型，可以把握骨折的稳定程度，指导最佳内固定，准确评估治疗的效果。必要时可依据髋关节 CT 检查明确损伤的严重程度。但仍有一部分与术中所见不相一致。各型骨折治疗后髋关节功能差异明显，骨折越严重，分型越差，其治疗效果也就越差。

术后处理如术中见动力髋螺钉固定坚强有力，骨折端稳定，可不用外固定，早期功能锻炼，术后 48h 后使用 CPM 机，一次 30min 左右，逐渐增加时间及角度，6~8 周后可扶拐下床，逐渐负重活动，但必须避免摔伤。使用 CPM 机，可以增加关节活动度，减少关节粘连，促进手术部位的血液循环，减少下肢静脉血栓形成。

术后患者尽早实施功能锻炼被认为是骨折愈后的一个重要因素。多鼓励患者尽可能早期进行功能锻炼，包括主动、被动训练，部分负重，完全负重。

但股骨粗隆部内侧的股骨距结构致密、坚硬，因此，骨折复位、固定都要注意恢复股骨距的解剖结构，有助于骨折断端的稳定。

总之，股骨粗隆骨折后髋关节功能恢复需要多方面综合协调来确保疗效。熟练掌握各种内固定操作技术是骨折内固定治疗成功的关键所在。早期稳妥固定，以尽可能使患者早期功能锻炼，预防并发症、减少病死率是治疗股骨粗隆间骨折的基本原则。创伤后引起的精神异常（创伤后血容量丢失，灌注压低引起的脑供血不足，又加上老年人动脉硬化供血不足，容易形成微血栓，当然不排除脂肪栓塞）出现意识障碍，言语的错乱。创伤后出现的老年性谵妄，氟哌定醇治疗效果好。

四、股骨颈骨折

股骨颈在人体持重骨骼中负重最大，并且是唯一与躯干斜行走向的骨骼，是骨质疏松症进展过程中较容易受累的地方。股骨颈骨折典型的受伤姿势是平地滑倒，髋关节旋转内收、臀部先着地，有时候甚至在没有任何外力，轻微扭转髋关节的情况下即可发生。骨折发生后，患者受伤部位局部疼痛明显，髋关节任何方向的被动或主动活动都能引起局部剧烈疼痛，在腹股沟中点附近有压痛和纵轴叩击痛，有时疼痛沿着大腿内侧向膝部放射，疼痛随着时间逐渐减轻。

根据病史、临床表现（髋部疼痛、髋关节活动受限、患肢纵轴叩击痛阳性，患肢呈内收或外旋畸形，不能站立和行走）及髋部 X 线平片等检查，诊断一般较容易。如部分患肢通过 X 线片难以做出诊断，需行 CT、MRI 等协助诊断。

股骨颈骨折属于关节内骨折，多见于老年人。股骨颈局部血运循环差，骨折处剪切力大，采用非手术治疗常出现不愈合的情况，因此股骨颈骨折应以手术治疗为主。

股骨颈骨折的分类有多种，按骨折部位分类：可分为头下型、经颈型、头颈型、基底型。按骨折端之间的关系分类（根据 Linton 角大小分类）：内收型骨折，Lintion 角大于 50°，骨折端的剪切应力较大，常影响骨折的愈合；外展或外展嵌插型骨折，Linton 角小于 50°，骨折端剪切力较小，骨折相对容易愈合。按骨折错位程度分型：Garden Ⅰ 型，不完全骨折。Garden Ⅱ 型，完全骨折，但无错位。Garden Ⅲ 型，骨折部分错位，股骨头外展，股骨颈轻度上移并外旋。Garden Ⅳ 型，骨折完全错位，股骨颈明显上移并外旋。股骨颈骨折治疗棘手，并发症常见骨折不愈合、股骨头缺血性坏死及肺栓塞等。

Garden Ⅰ 、Ⅱ 型股骨颈骨折可采用多枚空心钉拉力螺钉、螺钉及加压鹅头钉等方法固定；Garden Ⅲ 、Ⅳ 型骨折，尤其是高位头下型或头颈型骨折，对于高龄或体弱患者原则上采用一次手术，包括人工股骨头置换、人工髋关节置换术等。

老年人伤后饮食减少，吸收功能低下，加之长期卧床，骨折后势必加重全身骨质疏松，延缓骨折愈合过程，故在骨折内固定术后，继续对该类患者进行综合治疗也是非常必要的。如补充足够的钙和维生素 D；应用降钙素抑制骨吸收，减轻疼痛；雌激素替代治疗，使用于绝经后妇女；适当功能锻炼促进恢复。

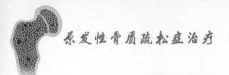

五、桡骨远端骨折

（一）概述

桡骨远端骨折是指桡骨远端 1~3cm 内的骨质疏松骨折，为老年人常见的骨折之一。桡骨远端以骨松质为主，此部位明显受到骨质疏松症病理影响，桡骨远端上 3cm 处为骨松质与骨干皮质的交界处，结构薄弱，加之骨质疏松，直接暴力或间接暴力极易引起骨折，但多为间接暴力引起。老年人一般在摔倒和手掌触地时引起。根据跌倒时体位的不同，可分为伸直型和屈曲型损伤。伸直型损伤为跌倒时腕背伸位手掌着地，可造成未累及关节面的 Colles 骨折和影响关节面背侧的 Barton 骨折。屈曲型损伤为跌倒时腕掌屈曲位手背着地，造成未累及关节面的 Simth 骨折和影响关节面的掌侧 Barton 骨折。发病年龄自 45 岁开始，50~60 岁发病率剧增，女性多于男性，尤其绝经后妇女多见。

（二）临床表现及体征

临床上由原发性骨质疏松症引起的桡骨远端骨折多为 Colles 骨折，其临床表现为后腕部疼痛、肿胀明显，局部有明显压痛及伴有功能障碍。X 线检查显示远折端向背侧移位，常有严重压缩和嵌插，并向掌侧成角。有时伴有远折端向桡侧端移位和尺骨茎突骨折。部分病例表现为严重粉碎性骨折，移位明显者，手部侧面可见到"餐叉"样畸形，正面观可见"枪刺"样畸形。腕关节和手指伸屈功能常受不同程度的影响。

（三）桡骨远端骨折常用分型

1. AO 分类

（1）桡骨的关节外骨折（图 6-15）。①尺骨骨折，桡骨完整（A1）：尺骨茎突骨折（A1.1），简单干骺端骨折（A1.2），干骺端粉碎性骨折（A1.3）。②简单和嵌插的桡骨骨折（A2）：无错位（A2.1），背侧错位（A2.2），掌侧错位（A2.3）。③桡骨粉碎性骨折（A3）：轴向变短的嵌插骨折（A3.1），合并楔形（A3.2），复杂骨折（A3.3）。

（2）桡骨部分关节外骨折（图 6-16）。①矢状面骨折（B1）：外侧简单骨折（B1.1），外侧粉碎性骨折（B1.2），内侧骨折（B1.3）。②背侧缘骨折（Bardon）（B2）：简单骨折（B2.1），冠状走行的骨折（B2.2），腕背侧脱位（B2.3）。③掌侧缘骨折（反 Bardon，Goyrand-Smith Ⅱ型）（B3）：简单小骨折（B3.1），简单大骨折（B3.2），外侧粉碎性骨折（B3.3）。

（3）桡骨的全关节内骨折（图 6-17）。①关节内和干骺端简单骨折（C1）：后内侧骨折（C1.1），矢状走行的骨折线（C1.2），冠状走行的骨折线（C1.3）。②关节内简单骨折，干骺端粉碎性骨折（C2）：矢状走行的骨折线（C2.1），冠状走行的骨折线（C2.2），骨折线伸展到骨干（C2.3）。③粉碎性骨折（C3）：干骺端简单骨折（C3.1），干骺端粉碎性骨折（C3.2），伸展到骨干（C3.3）。

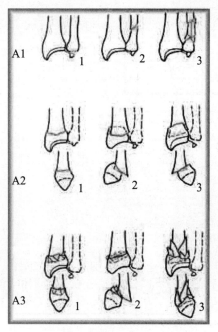

图 6-15　桡骨的关节外骨折

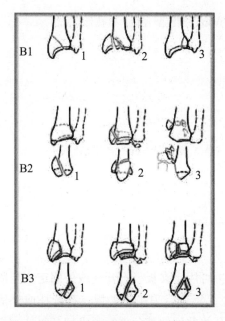

图 6-16　桡骨部分关节外骨折

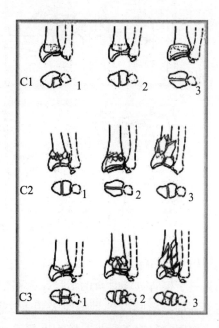

图 6-17　桡骨的完全关节外骨折

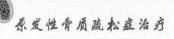

2. 桡骨远端骨折根据损伤机制分型（Fernandez 分型）

见图 6-18。

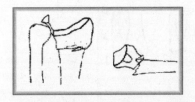

Ⅰ型：弯曲型骨折

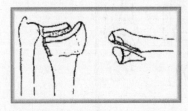

Ⅱ型：剪切力骨折

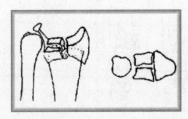

Ⅲ型：压缩型骨折，关节面破坏伴
软骨下和干骺端嵌插

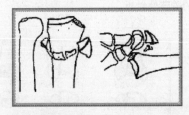

Ⅳ型：撕脱型骨折，桡腕骨折脱位

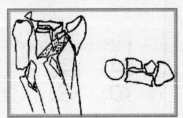

Ⅴ型：复合型骨折，常为高速损伤

图 6-18 Fernandez 分型

（四）治疗

对于桡骨远端骨折的治疗，无移位骨折可用小夹板、石膏托或外固定支架固定 4~6 周。有移位的骨折应采用手法复位，复位后采用小夹板、石膏托或外固定支架固定。对于骨折粉碎程度严重、涉及关节面的部分需行手术切开复位钢板固定，对于骨质疏松严重，骨折端压缩较多的类型，必要时需植骨以达到良好复位。桡骨远端骨折预后一般较好。

不稳定桡骨远端骨折的特点有：①桡骨远端粉碎，关节面移位大于 2mm。②掌倾角向背侧倾斜超过 20°~25°。③桡骨短缩大于 5mm。④复位后不稳定，易发生再移位。桡骨远端不稳定骨折自身的特点决定了手法复位和维持复位都很困难，反复的手法复位可加重原有创伤甚或导致新的创伤，从而也就影响了腕关节的功能。普通的外固定难以维持此种骨折良好的复位，从而导致桡骨短缩，掌倾角及尺偏角变小，关节面不平整，导致腕关节出现疼痛、无力、僵硬，后期发生创伤性关节炎。

对于不稳定的桡骨远端粉碎性骨折，常采用切复锁定加压钢板固定术治疗。方法：臂丛麻醉下，上充气止血带，常规消毒铺巾，选用掌侧入路，在桡骨远端的掌侧做纵形皮肤切口，始于桡骨干，止于远侧腕横纹，保护正中神经，潜行切开腕横韧带。在掌长肌腱深面、屈指浅肌腱和正中神经之间深入解剖，向桡侧牵开正中神经，切断旋前方肌的桡侧，显露桡骨远端，必要时横行切开关节囊，直视下整复桡骨关节面。复位骨折，恢复桡骨的长度、掌倾角、尺偏角，用克氏针临时固定。如背侧骨块复位困难者，在前臂背侧相应部位做切口辅助复位，用拉力螺钉固定；复位后干骺端遗有骨缺损者，自体骨或人工骨填充，关节内骨折片在直视下复位并保持平整。选择长度适当的锁定钢板，置于桡骨掌侧，先在近端用一枚普通皮质骨螺钉固定，不进行加压，然后在定位器引导下用 2~3 枚锁定螺钉固定远端骨折片，骨折近端用普通螺钉或锁定螺钉固定。骨折严重粉碎或骨质疏松特别明显者，加用克氏针固定，给予石膏外固定。

（五）评价标准

临床常用 Gartland 和 Werley 腕关节评分标准（表 6-4）。

表 6-4 Gartland 和 Werley 腕关节评分缺陷评分系统

残余畸形（0~3分）	评分
尺骨茎突突出	1
掌倾畸形	2
桡偏畸形	2 或 3
主观评价（0~6分）	评分
优：无疼痛、残疾或运动受限	0
良：偶尔疼痛，运动有些受限，感到腕关节无力	2
可：偶尔疼痛，运动有些受限，感到腕关节无力如果注意，并无特殊不便，活动轻微受限	4
差：疼痛，活动受限，残疾，活动明显受限	6

（续表）

客观评价（0~5分）	评分
背伸缺陷（＜45°）	5
尺偏缺陷（＜15°）	3
旋后缺陷（＜50°）	2
掌屈缺陷（＜30°）	1
桡偏缺陷（＜15°）	1
环形运动缺陷	1
下尺桡关节疼痛	1
握力是对侧的60%或以下	1
旋前缺陷	2
并发症（0~5分）	评分
关节炎改变	
轻微	1
轻微，伴有疼痛	3
中度	2
中度，伴有疼痛	4
严重	3
严重，伴有疼痛	5
神经并发症（正中神经）	1或3
石膏管形导致的手指功能差	1或2
最终结果	评分
优	0~2
良	3~8
可	9~20
差	≥21

客观评价依据的正常活动度为：背伸45°，掌屈30°，桡偏15°，尺偏15°，旋前与旋后各50°。

第七章

原发性骨质疏松症的中医治疗

　　祖国医学虽无"骨质疏松症"这一明确的病名，但从历代中医文献对骨病方面的记载来看，"骨痿""骨枯""骨极"的描述与现代医学之骨质疏松症的临床症状及病因病机极其相似，其中定性、定位较准确的当属"骨痿"。《骨枢·痿论》曰："肾气热则腰脊不举，骨枯而髓减，发为骨痿。"《灵枢·经脉》曰："足少阴气绝则骨枯，少阴者，冬脉也，伏行而濡骨髓也。故骨不濡则肉不能着骨也，骨肉不相亲则肉软却，肉软却故齿长而垢，发无泽，发无泽者，骨先死。"中医药防治原发性骨质疏松症有着悠久的历史，基于整体观念和辨证论治，倡导天人合一，强调"恬淡虚无""精神内守""不妄作劳，起居有常"，主张"谨和五味""饮食有节"，中医防治原发性骨质疏松症优势显著。

第一节　原发性骨质疏松症的中医病因病机

　　骨质疏松症是一个系统性、复杂性、全身性骨骼疾病，往往是多因素综合作用的结果。从中医角度而言，本病多由肾虚所致，此外凡引起肾、肝、脾等脏的虚损之由均可作为本病的影响因素，另饮食、劳逸、七情等因素对本病变有一定的影响。

一、原发性骨质疏松症的中医病因

（一）肾虚

中医学认为，肾为先天之本，具有藏精，主发育与生殖，主水液代谢，主纳气，主骨生髓充脑，开窍于耳，司二便，其华在发等功能。精神旺盛、耳聪目

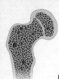

明、头发润泽、牙齿坚固润泽而白、腰脊强壮、行走矫健、性机能正常、男女能够繁衍后代、尺脉柔和有力等综合症候群，就是中医肾脏功能正常的综合反应。先天不足、后天失养，长期劳累、生活紧张、房事过度或久病伤肾、年老体衰等原因均会使肾的功能失调，出现一系列肾虚症状。肾虚是精神疲乏、头晕健忘、耳鸣耳聋、发脱枯槁、齿摇稀疏、腰背酸痛、性机能失常（梦遗、阳痿、滑精等）、男子不育、女子不孕、小儿囟门迟闭和骨软无力、老年人骨质脆弱和易于骨折、尺脉弱等一个综合症候群。肾虚则五脏六腑皆虚，气血津液代谢紊乱，生痰致瘀而变生诸病。肾藏精不足，则会出现精神疲惫、腰膝酸软、性功能失常、发育不良、不孕不育、须发早白或枯槁、脱发等现象。肾精不能上充于两耳，耳失所养，则可出现耳鸣、耳聋等症状。《素问·宣明五气》之"骨痹不已，复感于邪，内舍于肾"，提示肾虚是骨痹产生的内在基础，风寒湿热之邪内侵是骨痹的诱发因素。

肾是人体全身阴阳的根本，肾主藏精，可促进机体的生长发育和生殖，是人体生命活动的物质基础，其精化阳为人身之元阳，化阴则为人身之元阴，化气则为元气。肾气的盛衰影响到人的生长发育和生殖，主宰着人的生老病死。机体的生长发育、生殖及各个脏腑生理功能发挥与维持，无不依赖肾中之精。人体生、长、壮、老的生理过程必然耗损精气，出现人体自衰，而且在生命的不同阶段受到六淫、七情、饮食、劳倦、跌扑损伤、时疫毒气的影响而伤肾，渐至肾虚精衰。肾精渐衰，形体皆极是发生各种疾病的重要因素所在。

"肾者，水脏，主津液"，肾对于机体之津液代谢有着非常重要的作用。肾气虚弱，命门火衰，则无以气化蒸腾津液而成痰饮。肾主水液代谢的失常，可出现面浮肢肿、夜尿清长、排尿无力等现象。肾精亏损，阴火内生，则灼津为痰。痰浊内生，随气流行，可停积于人体脏腑、经络组织、巅顶四末，久之导致脏腑功能紊乱，气血运行受阻而发病。肾主纳气功能减退，可能出现动则气喘、呼吸困难等症状。

肾主骨生髓，如《素问·六节藏象论》所云："肾主骨，生髓。""肾者，主蛰，封藏之本，精之处也。其华在发，其充在骨。"肾所藏之精可以化生骨髓，髓藏于骨腔之内，滋养骨骼，肾精足则筋骨强健有力。所以骨的生长发育均依赖于肾脏精气的滋养与推动。正如《医经精义》指出："肾藏精，精生髓，髓生骨，故骨者肾之所合也；髓者，肾精所生，精足则髓足，髓在骨内，髓足则骨强。"若肾气虚，肾精亏则骨髓失养而痿软，髓无以得生。髓在骨内，髓不足则骨无所养而致骨质脆弱无力。《素问·痿论》云："肾气热，则腰脊不举，骨枯而髓减，发为骨痿。""肾者水藏也，今水不胜火，则骨枯而髓虚，故足不任身，发为骨痿。"《素问·长刺节论》云："病在骨。骨重不可举。骨髓酸痛。"《灵枢·经脉》

云："足少阴气绝则骨枯……骨不濡则肉不能著也。骨肉不相亲则肉软却，肉软却故齿长而垢，发无泽，发无泽者骨先死。"《素问·长刺节论》："病在骨，骨重不可举……名曰骨痹。"如此看来无论骨痿还是骨痹，均以肾虚为其内因。《临证指南医案》云："肾藏精，精血相生，精虚则不能灌溉诸末，血虚则不能营养筋骨。"《素问·上古天真论》云："女子七岁，肾气盛，齿更发长……三七，肾气平均，故真牙生而长极；四七，筋骨坚，发长极，身体盛壮……七七，任脉虚，太冲脉衰少，天癸竭，地道不通，故形坏而无子也。""丈夫八岁，肾气实，发长齿更……二八，肾气盛……三八，肾气平均，筋骨劲强，故真牙生而长极；四八，筋骨隆盛，肌肉满壮；五八，肾气衰，发堕齿槁……七八，肾脏衰，形体皆极；八八，则齿发去。"由此可见，骨的生长、发育、强劲、衰弱与肾精盛衰关系密切，肾-髓-骨三者之间存在内在的生理关系。肾精充足则骨髓生化有源，骨骼得以滋养而强健有力；肾精亏虚则骨髓生化无源，骨骼失养而萎弱无力，临床可出现腰背酸痛、胫膝酸软等骨质疏松症状。

肾主生精，生髓通脑，《灵枢·海论》说："脑者，髓之海。"髓有骨髓、脊髓和脑髓之分，三者均属于肾中精气化生。因此，肾中精气的盛衰，不仅是影响骨的生长和发育，而且也影响脊髓和脑髓的充盈和发育，所以肾与脑髓密切相关。肾主骨生髓功能减退，则腰酸骨软，行动迟缓，骨质疏松，牙齿动摇、脱落；脑为髓海，肾生髓充脑，肾功能下降，可出现头晕、健忘、反应迟钝等病症。

老年人冲任虚，精血亏，肾精不足，脏腑气血生化无源，元气虚而无以运血，血行缓慢，滞而成瘀；或肾阳衰惫，温煦失职，阴寒凝滞，血行不畅，留而成瘀；或肾阴不足，虚火灼津，津液凝聚，脉道不通而成血瘀。肾虚生痰，肾虚致瘀，痰饮、瘀血作为致病因素，又会加重脏腑的虚衰。

（二）脾胃亏虚

脾为后天之本，主运化，是气血津液生化之源。《素问·痿论》中说"脾主身之肌肉"，肌肉丰满壮实，乃骨骼强壮的重要保证。《素问·生气通天论》曰："是故谨和五味，则骨正筋柔，气血以流，腠理以密，如是则骨气以精，谨道如法，长有天命。"《灵枢·本神》曰："脾气虚则四支不用。"《灵枢·决气篇》曰："谷入气满，淖泽注于骨。"说明饮食五味影响骨的生长，且与脾胃功能关系密切，脾健则气血生化有源，四肢才能强健有力，脾虚则无以生髓养骨，导致疾病的发生。

（三）肝郁

《素问·经脉别论》曰："食气入胃，散精于肝，淫气于筋。"《素问·上古天真论》曰："肝气衰，筋不能动。"肝与肾关系极为密切，中医理论认为，肾属

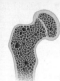

癸水，主藏精；肝属乙木，主藏血，而精血同源互化，水木母子相关，故中医有"肝肾同源""乙癸同源""精血同源"之称，肾精与肝血相互滋生，盛则同盛，衰则同衰，以致有肾精亏虚的患者大多有肝血不足的临床表现。同时，肝阴源于肾阴，肝用不足或过度均可影响肾藏精的功能，以致骨无所充，髓无所养，最终导致骨质疏松症的发生。清代叶天士《临证指南医案》指出"女子以肝为先天"，女子经、孕、产、乳皆以血为用，血源于脏腑，与肝、脾、肾关系密切，其中以肝最为主要，病理改变也以肝为主，出现肝阴不足等证，变生诸疾。流行病学研究表明骨质疏松症多发于老年人，以绝经后女性发病率最高，绝经期早的妇女比同龄正常妇女骨密度低，多数妇女在绝经后表现出肝郁诸证，同时骨量迅速下降。

肝郁病因，虚实两端。肝性喜条达而恶抑郁，气机郁滞则可导致肝失疏泄，肝气郁结。内伤外感，或虚或实，均可郁遏气机，而致肝郁证。《素问·举痛论》云"百病生于气"，指出情志所伤，影响气机的调畅，而导致病变的发生。明代徐春甫《古今医统·郁证门》云"郁为七情不舒，遂成郁结"，明确指出郁证的病因是七情不舒。情志异常是肝郁的主要病因，疾病初起多实，病久则由实转虚，虚实互见。《读医随笔》云"或肝虚而力不能舒，或肝郁而力不得舒"，说明肝郁有虚实之分，临证应辨虚实。其实者可由"内伤饮食，外感寒湿，脾肺受困，肝必因之""因忧致郁""因疫致郁"。其虚者多因年老体弱，肝肾不足，气血亏虚，肝失阴血濡养，疏泄功能失常，气机失于调畅，情志失常而致肝气郁结。

（四）瘀血阻络

血液运行依赖元气推动，元气为肾精所化，肾精不足，无源化气，必致血瘀，即肾虚血必瘀；脾虚则气的生化乏源而致气虚，气虚不足以推动血行，则必成血瘀。如王清任《医林改错》指出："元气既虚，必不能达于血管，血管无气，必停留而瘀。"肾阳、脾阳不足，不能温养血脉，常使血寒而凝；肾阴、肝阴不足，虚火炼液，可致血稠而停；脾具有统摄血液在脉中运行而不致溢出脉外的功能，若脾虚则不能统摄血液，而致血溢脉外，留于体内而成瘀血；此外，肝郁则气滞，气滞则血瘀。而瘀血一旦留于体内，又进一步损伤正气，影响脏腑的气化功能，结果出现脏器愈衰、瘀血淤积的恶性循环状态。正如《素问·调经论》所说："血气不和，百病乃变化而生。"机体骨骼发育离不开气血的滋润与濡养，气血瘀滞，骨髓失养，渐发本病。血瘀是本病的促进因素之一。《丹溪心法·痿躄证治》曰："痿证有湿热湿痰气虚血虚瘀血。"

《灵枢·营卫生会》曰："老者之气血衰，其肌肉枯，气道涩。"老年人冲任虚，天癸竭，精血亏，肾精不足，脏腑气血生化无源，元气虚而无以运血，血行缓慢，滞而成瘀；或肾阳衰惫，温煦失职，阴寒凝滞，血行不畅，壅遏于经脉之内，瘀积于脏腑组织器官中；或肾阴不足，虚火灼津，津液凝聚，脉道不通而成血瘀；或脾虚气血无以化生，气血虚不足以推动血液运行致瘀；或脾虚统摄失职，血不循经，妄行脉外成瘀。此外，随着年龄的增长，脏腑功能衰退，寒热过度，情志过激均可导致血瘀，而瘀血作为致病因素，又会加重脏腑的虚衰，导致精微不布。中医学认为，气血对骨骼的滋养是骨骼维持正常形态和功能的关键，而一旦瘀血阻滞，脉络不通，骨失气血滋养，必发为"骨痿"。

（五）饮食失节

《素问·生气通天论》曰："是故谨和五味，骨正筋柔。"说明营养充足，可使骨健有力。《素问·宣明五气》曰："久立伤骨，久行伤筋"。《昭明文选·七发》曰："今夫贵人之才，必宫居而闺处恣肢体之安者，伤血脉之和，且夫出舆入辇，命曰厥痿之机。"说明过度劳累或安逸均可致骨骼病变。《景岳全书》曰："凡虚损之由无非酒色劳倦。"东汉华佗认为："饥饱无度则伤脾，色欲过度则伤肾，起居过度则伤肝。"说明饮食、劳逸等因素对骨骼病变有深刻影响。

《素问·生气通天论》所云："味过于酸，肝气以津，脾气乃绝；味过于咸，大骨气劳，短肌，心气抑；……"即具体指出五味偏嗜对于机体的危害。咸归肾属寒水，适量的咸味对肾有滋养作用；如长期偏嗜咸味，就会耗散肾精，损伤肾阳，渐变为阳虚体质。在阳虚体质的基础之上，骨骼失养，骨骼脆弱无力，终致骨质疏松症。《金匮要略·骨痿》曰："味酸则伤筋，筋伤则缓，名曰泄。咸则伤骨，骨伤则痿，名曰枯。"提出了饮食对筋骨的影响。《素问玄机原病式·六气为病》言其"酒之味苦而性热，能养心火，久饮之，则肠胃佛热郁结，而气液不育暄通"，《证治准绳·伤饮食》中言其"酒之为物，气热而质湿"，均提示过量饮酒有害健康。

现代医学已证实，饮食结构的不合理可导致钙吸收不足，钙排出增加，导致骨量丢失，这些不合理因素包括低钙摄入、低维生素、低微量元素高钠、高磷、蛋白质过高或缺乏。钙和维生素 D 是影响骨密度最大的营养因素。低钙摄入是一个全球性的营养问题，美国国家骨质疏松基金会的资料显示美国 80% 的女孩和 80% 的男孩的钙摄入不足以获得正常的骨量，75% 的成年人的钙摄入量不足以维持其骨量。中国人钙的摄入量仅为需要量的半数。蛋白质的摄入量及种类均是影响骨质疏松症的因素。低蛋白摄入与股骨和椎骨骨量的丢失呈显著正相关，膳食中低蛋白质的摄入提高了骨量的丢失。高蛋白质的摄入是骨质疏松的危险因素。另外，吸烟、酗酒、高盐饮食、大量饮咖啡等也是骨质疏松的危险因素。

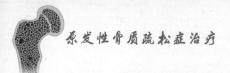

二、原发性骨质疏松症的中医病机

关于原发性骨质疏松症的中医病因病机，目前国内外学者普遍认为其性属"本虚标实"，以虚为主。其虚主要在于脾肾亏虚，其实则在于肝失疏泄、气滞血瘀、饮食失调。

（一）肾虚是骨质疏松症的核心病机

中医学认为，"肾主骨生髓""肾为先天之本""肾者，其充在骨"，五脏六腑之精皆藏于肾，肾精盛衰直接决定机体生、长、壮、老、已的生命活动状态，肾中精气是机体诸多功能活动的原动力，其生理效应包括主生长发育和生殖、调节机体的代谢和生理功能等。"肾主骨"即是肾所藏之精促进机体生长发育功能的实质体现和物质基础，在骨的生长、发育的演变中起主导作用。人体骨骼的生长发育、强劲衰弱与肾精盛衰关系密切。肾精充足则骨髓生化有源，骨骼得以滋养而强劲有力；肾精亏虚则骨髓生化无源，骨骼失养而萎弱无力。《素问·生气通天论》云"肾气乃伤，高骨乃坏"，明确指出了骨骼的病变与肾中精气的密切关系。肾能生髓，髓能充骨，肾气旺盛则骨髓化生有源，骨骼得以滋养而骨骼强劲，肾气亏虚则骨髓生化不足，骨骼失其濡养而致筋骨柔弱，因而出现腰背酸痛，胫膝酸软，骨质脆弱而易于骨折等"骨痿"症状。肾虚是骨质疏松症发生的重要原因，也是骨质疏松症发病的核心所在。

《素问·痿论》曰："肾者水藏也，今水不胜火，则骨枯而髓虚，故足不住身，发为骨痿。"说明由于肾水不足不能制水，火热内盛，更耗肾中精气，导致肾无所充。其髓自虚而不养骨，形成骨痿，临床以足不能支撑身体、行动困难为表现。其病机特征在于肾虚火旺，故有"骨痿者，生于大热也。""肾气热，则腰脊不举，骨枯而髓减，发为骨痿"，说明肾中虚热煎灼引发骨痿的发病机制，临床主要表现为脊柱受损，腰部活动受限，不能直立。所以，肾精亏虚是骨痿之根本，火热内灼是发病的中间环节，骨髓空虚是发病的直接原因，足不任身、腰脊不举是其特征表现。

（二）脾胃亏虚是骨质疏松症的关键病机

《医宗必读·痿》曰："阳明虚则血气少，不能润养宗筋，故弛纵，宗筋纵则带脉不能收引，故足痿不用。"《灵枢·根结》曰："痿疾者取之阳明。"《素问·痿论》又曰："治痿者独取阳明。"《儒门事亲·指风痹痿厥近世差玄说》曰："胃为水谷之海，人之四季，以胃气为本。本固则精化，精化则髓充，髓充则足能履也。"强调了胃气的重要性，脾胃为后天之本，气血生化之源，受纳、运化水谷，化生气、血、津、精，且通过脾升胃降功能，调畅气机，输布四肢，以后天之精充养先天之精。脾胃功能正常，肾之精气得以充盈，则发挥生髓壮骨之功效。若脾胃功能衰弱，受纳、运化水谷失司，枢机不利，气血生化乏源，血不足以化精，则精亏不能灌溉，血虚不能营养，气虚不能充达，无以生髓养骨，而致骨质疏松症。后世医家从脾胃论治骨质疏松症并取得良效，以方测证，骨质疏松症与脾胃关系密切，脾胃虚弱是骨质疏松症的重要病机。

（三）肝郁是骨质疏松症的重要病机

肝郁证即肝气郁结证，是临床常见的病证之一，广泛见于临床众多疾病中的各个阶段，且常常演变转化为其他证候，影响广，危害大，已成为中医学病证研究领域的重点脏腑证候。肝主疏泄而藏血，主筋，开窍于目，其气升发，主升主动，喜条达而恶抑郁。肝为刚脏，以血为体，以气为用，体阴而用阳，集阴阳气血于一身，成为阴阳统一之体。肝主疏泄，调节情志，是气血调节之枢，在肝的主要生理功能中占有主导地位，在人体生理活动中占有重要地位。情志波动，失其常度，或年老体弱，肝气虚弱，造成肝的疏泄失职，气机不畅而致肝郁。"肝主筋，主疏泄"，在体合筋，连接骨节，又为"罢极之本"，与肢体运动紧密相连，肝失调达，肝气郁滞，耗伤阴血，肝血不足，则可导致肾精亏损，使骨髓失养，肢体不用，或肝血亏虚、情志抑郁、外邪阻滞导致肝气郁结，气血阻滞，气血运行失常，血不养筋，骨髓脉络失养，则筋弱骨不坚，发为"骨痿"。

1. 肝郁病机，演变复杂

肝郁是因肝的疏泄功能失常引起气、血、阴、阳失调所致的病证，主要表现在精神抑郁和气机失调两个方面。肝郁可变生百病。如郑守谦说："郁非一病之专名，乃百病之所由起也。"《古今医统·郁证门》云："既郁之久，病变多端。""气、火、风"为肝脏病理发展过程中的一大特点。肝郁不舒，郁而化火，可形成肝火；久之肝火内耗肝阴，肝阴不能制约肝阳而致肝阳上亢；肝阳升动无制，风气内动，则为肝风（肝阳化风）。三者之间，常以肝气郁结为先导，亦即肝病的原发因素。再则，气病及血，气滞必血瘀，气郁不达，津液停聚，则生痰饮。气、火、痰、瘀、风的病理变化过程，可产生各种复杂的病变，其病理根源均与肝气郁结有关。《临证指南医案·郁》曰："因情志不遂，则郁而成病矣……皆因郁则气滞，气滞久必化热，热郁则津液耗而不疏，升降之机失度，初伤气分，久延血分，延及郁劳成沉疴。"若久郁不解，或失于治疗，其病机发展则可引起气机紊乱，升降失常，最后造成五脏气机不和，机体气、血、阴、阳失调等病变，此论常作为肝气郁结的病机发展、演变纲领。

2. 以肝脏系统病变为核心的病机演变

肝郁证是肝病证候的基本病理变化，是肝病证候的核心。情志不遂，肝失疏泄，而致气机郁滞，肝气不舒或肝气横逆均可引起肝经脉气不畅，出现胁肋、两乳、少腹等经络循行部位的满闷、胀痛。在妇女常患少腹胀痛，月经不调。肝和胆互为表里，胆附于肝，同具疏泄之功，所以肝病常累及于胆，如湿热之邪蕴结，肝胆失于疏泄，可见胁痛、口苦，甚则身发黄疸。肝气犯胃，胃气不和，则肮痞嗳气。气郁日久化火，火性上炎则见口苦、吞酸、头目胀痛、耳鸣耳聋、面红目赤；或火灼阴伤，阴不制阳，肝阳上亢；肝郁火阳升，风阳内动；或火逆之极，血随气涌，血苑于上发为薄厥等。临床调查发现，中医肝病占五脏发病的39.6%，肝郁证及相关兼证则居其首，占肝病总数的41.9%。

3. 以气血津液病变为基本的病机演变

肝郁气滞，气机失于调畅，津液不得输布，聚而成湿，停而成饮、成痰；痰气互结，在上好为瘿瘤、梅核气，于中则为乳房结块，在下则见睾丸肿胀、疝气为患。气为血帅，肝郁气滞，日久不解，必致瘀血内停，气结腹中为聚，瘀阻腹中为积，故渐成胁下痞块，刺痛拒按；肝主藏血，为妇女经血之源，肝血瘀滞，瘀血停滞，积于血海，阻碍经血下行，经血不畅则致经闭、痛经。

4. 以五脏病变为内涵的病机演变

肝的生理特点决定了肝郁证在临床中的重要地位。《素问·举痛论》曰："百病生于气也。""肝也，五脏之贼。"五脏六腑皆因受濡于气血，肝郁之变，木失条达，气血失调，必累及五脏六腑。"肝为将军之官，谋虑出焉"，说明肝在五脏中与思维情绪变化等精神活动联系最密切。肝气郁结是因情志抑郁所致多种疾病的一个共同证候。《灵枢·百病始生》："内伤于忧怒，则气上逆，气上逆则六腑不通，温气不行，凝血蕴里而不散，津液涩渗，着而不去，而积皆成矣。"肝肾同源，肝郁日久，化火伤阴，阴亏及肾，出现阴虚火旺及肾火不足以济心，心阳独亢等病变。脾胃居于中焦，为气机升降枢纽，其功能依赖于肝气的疏泄调节；木郁土壅，失于健运，水谷不化，食滞停而为食郁；肝气犯胃，胃气不降则为脘痛泛酸；升降失司，脾气不升，清气不陷则痛泄交作。肝郁气结，气阻胸中，气机不利则升多降少，迫肺气上逆而为喘，郁而化火，上灼于肺，肺失宣降而发为咳嗽。火灼络伤又可见于咳吐血液。气郁血滞，瘀阻心脉，则为胸痹疼痛；气痰上扰心神，蒙闭心窍则为癫；郁火挟痰上逆，神明逆乱而狂；忧郁日久不解，营血暗耗，心神失养可发为精神恍惚，悲忧欲哭之脏燥。肝郁失于条达，不能制约肾之封藏则可出现遗精；气机郁滞，气化失职，膀胱不利发于隆闭。在女子又可因肝郁不解，气郁痰阻血结，引起冲任脉气不畅，胞脉闭阻而致不孕。肝郁久而不解，气机失调可造成脾脏失于健运，生化无源，气血虚亏，又可致肝失濡养，生理功能不能正常发挥，疏泄不足，情志失于调畅，精神活动低下，忧悒郁阃，加重肝郁，形成恶性循环。

（四）血瘀是骨质疏松症的重要环节

《灵枢·天年》说："血气虚，脉不通，真邪相攻，乱而相引，故中寿而终也。"《灵枢·营卫生会》曰："老者之气血衰，其肌肉枯，气道涩。"这里的"脉不通""气道涩"均指血脉运行不畅。可见，潜在的血瘀是老年期生理状态的一种特质，是老年病重要的病理因素，而原发性骨质疏松症属于骨衰老，发病与年龄确切相关，病因病机当与血瘀有着不可分割的关系。老年人冲任虚，天癸竭，精血亏，肾精不足，脏腑气血生化无源，元气虚而无以运血，血行缓慢，滞而成瘀；或肾阳衰惫，温煦失职，阴寒凝滞，血行不畅，留而成瘀；或肾阴不足，虚火灼津，津液凝聚，脉道不通而成血瘀。再则脾虚气血无以化生，气血虚不足以推动血液运行致瘀。或脾虚统摄失职，血不循经，妄行脉外成瘀。此外，随着年龄的增长，脏腑功能衰退，寒热过度，情志过激均可导致血瘀，而瘀血作为致病因素，又会加重脏腑的虚衰，导致精微不布，而致"骨不坚"。祖国医学认为气血对骨骼的滋养是骨骼维持正常形态和功能的关键，而一旦瘀血阻滞，脉络不通，骨失气血滋养，必发为"骨痿"。

骨痛是骨质疏松症最常见、最主要的临床症状，以腰背痛多见，疼痛持久，痛处固定不移。祖国医学认为"不通"是疼痛发生的病理机制总纲，而引起骨质疏松症患者就诊的首发症往往是疼痛。叶天士认为"痛为脉中气血不和也"，王清任在《医林改错》中指出"痛不移处"或"诸痹证疼痛"定有瘀血，由此可以认为骨质疏松症最主要的临床症状是血瘀的结果。临床发现骨质疏松症患者多有舌下脉络曲张、舌紫暗有瘀斑、口唇紫暗红、皮肤黏膜瘀斑、脉诊多见弦细脉等症状，与"痛""瘀"相符。可见，血瘀是骨质疏松症的重要环节，与骨质疏松症的发生发展密切相关。

近年来大量的临床资料和实验研究显示，骨质疏松症患者明显存在血瘀征象，瘀血的存在与骨质疏松症的发生、发展有着密切的关系，许多学者试从瘀论治骨质疏松症取得了可喜的成果，显示出明显的优势。

三、原发性骨质疏松症的病因病机现代医学研究进展

(一)肾虚与骨质疏松症的现代医学研究

许多学者运用中医药学理论对骨质疏松症的病因病机及防治进行了大量的研究，认为骨质疏松症肾虚证的发病率最高。临床研究发现，绝经后，由于雌激素分泌减少，骨矿含量迅速下降、BMD减低，出现骨质疏松。研究证明肾虚绝经妇女BMD显著低于同龄无肾虚的妇女，绝经年龄早的妇女BMD较绝经年龄晚者要低。李泉玉等通过对肾虚和非肾虚者行骨矿含量测定，发现肾虚影响钙磷代谢，引起BMD下降。赵玉堂等研究发现骨矿含量与年龄的变化规律和肾中精气盛衰的变化规律有惊人的相似。随着年龄的增长，骨矿含量逐渐减少，同时伴随着年老的发展，肾虚的发病率逐渐升高。

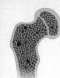

根据中医"肾藏精生髓主骨"的理论，许多学者论证"肾精不足、髓亏骨枯"是骨质疏松症发生的主要病机，治疗应以补肾填精为主要治法。"肾精不足、髓亏骨痿"的现代生物学机制表现在下丘脑-垂体-靶腺轴的调控失常，包括下丘脑组织的细胞因子、多种生长因子及其信号转导通路失调、肠钙-骨钙代谢紊乱等，研究涉及体内、体外实验。研究发现，1-α 羟化酶和 24- 羟化酶的合成随着年龄增长而出现肾功能的减退而减少，是老年肾虚导致骨质疏松症的关键。肾脏的羟化酶系统对骨代谢过程具有极为重要的调节作用，可以将其看作是"肾主骨"的物质基础之一，是"肾主骨"理论体系中的一个重要组成部分。研究表明，补肾中药治疗骨质疏松症可能是通过作用于不同组织和器官（如肾脏、小肠、骨组织等），多环节、多途径、多靶点发挥作用，促使其达到骨形成与骨吸收偶联平衡。

（二）肝郁与骨质疏松症的现代医学研究

肝郁是肝脏疾病的主要发病机制，肝郁主要与高级神经活动和自主神经功能失调有关，还与内分泌失调尤以高催乳素失调有关，这是女性绝经后骨质疏松症发生的重要病机。因此，目前探寻肝郁与骨质疏松症关系重点关注肝脏疾病对骨代谢的影响。研究表明肝主要通过维生素 D、钙磷代谢、雌激素及多种细胞因子等途径影响骨形成与骨吸收，直接或者间接参与骨质疏松症的发生。维生素 D 经吸收进入人体血液，与特异的维生素 D 结合蛋白（DBP）相结合，迅速进入肝脏，经 25- 羟化酶的作用形成 25- 羟维生素 D（25-hydroxyvitamin D，25-OHD）；再经血到肾脏，在 1-α 羟化酶的作用下，转化成生物活性很强的 1，25-（OH）$_2$D。1，25-（OH）$_2$D 化学结构、生物学作用方式同类固醇激素相似，生物学作用包括：促进钙、磷自小肠吸收；增进肾曲管对钙、磷的回吸收；促使钙、磷沉着于骨基质等。24，25-OHD、1，25-（OH）$_2$D 可以促进成骨细胞合成和分泌骨钙素（bone gamma-carboxyglutamic-acid-containing proteins，BGP），维持骨的正常矿化速率，促进骨形成。当肝脏病变时，肝脏 25 羟化维生素 D 的作用受影响，有活性的维生素 D 代谢障碍，钙吸收减少，引起骨质疏松。此外，肝病可引起营养不良，维生素 D 和钙经肠道吸收减少，导致骨质疏松症的发生。

大量临床研究表明，肝脏病变可导致骨代谢发生异常，表现为骨吸收增加，骨形成下降，发生骨质疏松。Kazutomo 等研究发现慢性肝病患者骨质疏松症发病率显著高于健康者。Loria 等发现慢性肝病患者需要进行肝移植的患者，随着肝损害的加重，骨代谢严重紊乱。关于肝病伴随骨质疏松发生机制，有研究认为骨保护素（oste oprotegerin，OPG）- BMSCs 表面的和核因子 κB 受体（receptor activator of nuclear factor-κB ligand，RANKL）活化因子配体系统可能参与肝病相关性骨质疏松的发病过程，慢性肝病伴低骨量及骨质疏松 BMSCs 表面的

RANKL 活化因子配体减少，与 OPG 结合的数量也减少。另有研究表明胰岛素样生长因子 -1（insulin-like growth factors，IGF-1）、维生素 K、雌激素对于肝脏病变患者骨重建和骨量维持具有重要作用。肝脏为合成 IGF-1 的主要器官，而 IGF-1 是骨生成的强刺激因子，IGF-1 水平低下影响成骨细胞对骨胶原组织的合成，阻碍成骨细胞对胶原蛋白的黏附。Hanan 等研究证实肝硬化并 BMD 降低患者血清 IGF-1 水平显著低于 BMD 正常的患者。Urayama 等研究发现，维生素 K_2 能抑制成骨细胞 fas 基因表达，减少成骨细胞凋亡，并能抑制破骨细胞和脂肪细胞的产生，抑制破骨细胞形成因子配体的表达，诱导破骨细胞的凋亡，从而增加腰椎骨密度，降低骨折的发生率。当肝脏病变时，维生素 K 吸收减少，维生素 D 代谢障碍，血清 BGP 异常，骨转换异常，骨矿化作用减弱，发生骨质疏松。雌激素能促进 1，25-（OH）$_2D_3$ 受体的表达，慢性肝病因原发性性腺功能障碍及下丘脑促性腺激素释放减少，雌激素水平降低，从而引起骨质疏松症。

（三）血瘀与骨质疏松症的现代医学研究

现代中医学认为血瘀证主要体现为血小板功能改变，血管内皮损伤，血液流变学及血液动力学改变，血液循环障碍和微循环障碍，以及血栓形成、体液调节功能和内分泌紊乱等方面。现代医学中关于骨质疏松发病机制的几种学说，即雌激素学说、钙矛盾学说、微损伤学说、衰老学说、细胞因子学说等，均与中医学骨质疏松血瘀病机学说不谋而合。随着现代医学对骨质疏松症病机的深入研究，不断证实血瘀在骨质疏松症发生发展中的关键作用。

1. 雌激素与血瘀

绝经后骨质疏松症发生的主要原因是绝经后雌激素明显减少，雌激素对成骨细胞直接和独特的作用丧失。雌激素缺乏，骨偶联过程失衡，破骨细胞骨吸收作用超过成骨细胞骨形成作用而致骨质疏松。进一步研究表明：雌激素可能是维持男性骨量的重要因素，与老年男性骨质疏松症密切相关。雌激素可改变血脂浓度，影响凝血、纤溶酶系统和抗氧化系统，并产生血管活性物质如 NO 和前列腺素合成酶等，影响血管病变。骨质疏松症患者雌激素水平下降，患者血流便出现"浓、黏、凝、聚"状态等血瘀的宏观病理变化及凝血激活、纤溶抑制等血瘀的微观表现，而且骨的微循环发生病理改变。骨的微循环和血流变功能失衡，导致骨细胞的能量代谢发生紊乱，不利于细胞进行物质交换，导致血液中的钙及营养物质不能正常地通过哈佛氏系统进入骨骼，而致骨骼失养，脆性增加，发生骨质疏松，最终形成"瘀血-骨营养障碍-瘀血"恶性循环，促使骨质疏松进一步发展。

2. 钙缺乏与血瘀

钙的生理代谢过程是众多机体细胞功能的正常发挥和相互协调下的动态平

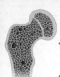

衡，实质是细胞的生理代谢，受微血管壁通透性和微血流状态的直接影响。骨质疏松症患者骨的钙贮存库的代谢性功能丧失，骨钙释放进入血循环导致血钙升高，转移到外周血管、脑、细胞间隙等软组织，发生原发性负钙平衡。钙缺乏机体通过 PTH 调节，将细胞外的钙向细胞内转移，结果发生骨溶解最终导致骨质疏松。在许多病理状态下，细胞内钙超载是细胞损害的一条共同途径。细胞内的高钙与线粒体结合，并激活多种酶，致代谢紊乱产生大量自由基，参与脂质过氧化，与离子钙超负荷等引起微血管痉挛和闭塞，形成瘀血，血瘀证血管内皮细胞内游离钙浓度升高。可见，钙调节失衡与骨质疏松症和血瘀证息息相关。

3. 微损伤与血瘀

骨质疏松症患者骨量减少，骨组织微结构退化，力学特性减弱，骨骼在轻微外力作用下发生微损伤，表现出的病理改变是骨小梁变细，数目减少，微骨折发生。微损伤的积累导致微小血管的继发损伤，骨内瘀血，骨内压增加。现代中医学认为骨内高压的病理本质是微循环障碍引起的血瘀证。骨内压高压持续存在，骨内血液动力学和血液流变学发生异常，互相作用，骨组织缺血缺氧加重，引起微循环障碍，无法保证骨重建的正向平衡。骨重建是影响骨质量的动态关键因素，骨重建空间小，骨量增加少，严重影响骨质量，骨骼对抗机械力的能力降低，微骨折的易感性明显增高，形成恶性循环。Meumie 研究证实骨质疏松症患者小梁骨内有血管发生了改变，认为微循环的变化参与了小梁骨内部组织的改变，导致骨力学强度下降。而微循环改变是血瘀证的重要客观指标，因此，微损伤与骨质疏松症血瘀密切相关。此外，骨质疏松症骨痛的发生也与微骨折致血窦损伤，骨内瘀血，骨内压增高密切相关。

4. 衰老与血瘀

目前较为公认的衰老模式是"病因—瘀血—疾病—衰老"。研究表明，老年及老年前期血液流变学性质出现异常，发生微循环障碍，致血液瘀滞。这说明衰老伴有瘀血，瘀血是导致衰老的重要因素，瘀血加重加速衰老。这与中医学"老年必瘀""久病必瘀"的观点相一致。老年性骨质疏松系骨衰老，是老年期发生的生理病理性疾病，可以推断，骨质疏松症患者不可避免会出现微循环障碍和血流变异常，出现血瘀症状。日本学者研究发现骨质疏松症患者血黏度增加，流速减慢，携氧能力下降，管壁增厚，通透性降低，严重影响骨细胞的新陈代谢，致使骨细胞功能衰减，骨形成功能低下，并呈进行性发展。国内学者王绍萍等利用微循环仪检测股骨头坏死、退行性骨关节炎和骨质疏松症患者甲襞微循环状况，并用田氏积分法进行积分，发现 3 种骨病患者的甲襞微循环都不同程度地发生改变，认为这种改变可能是其发病机制之一，改善微循环可能是治疗和预防骨疾病的有效方法，甲襞微循环检测可以作为观察治疗效果的参考指标。

5.细胞因子与血瘀

血瘀证的细胞和分子水平的研究，目前涉及血小板相关因子、纤溶系统相关因子、血管内皮细胞分泌功能、基因表达等方面。研究发现，炎症因子、VCAM、ANP、ET、CGRP、NYP、NO、PTH 与血流动力学和血液流变学相关，在血瘀证发生发展中起着重要作用。最近研究表明 bcl-2、HSP70、c-fos 基因表达与血瘀证密切相关。骨质疏松症的发生是多基因、多种细胞因子作用的结果。近年研究发现，骨的微循环中存在无数免疫性或造血性细胞因子，如 IL-1、IL-6、TNF-α、TNF-β、ET 、CGRP 、IFN-γ、IGF-1、NO、PTH 等。Hanse 提出 ET 水平升高而导致骨内血脉瘀滞影响骨代谢导致骨质疏松。刘志坤研究表明 ET 可作为血瘀证的重要客观物质指标，血瘀证是绝经后骨质疏松的重要病因病机。微循环中活性氧主要来源于毛细血管内皮细胞和血液中的中性粒细胞，活性氧的过量生成与微循环障碍密切关联。活性氧主要通过增加破骨细胞的数量和活性来刺激骨吸收。Pertynska 观察 40 名绝经后妇女激素替代疗法前后体内活性氧的变化，发现雌激素能直接抑制活性氧的产生，认为雌激素治疗绝经后骨质疏松症可能是部分通过抑制活性氧而影响骨代谢的。可见，许多细胞因子在骨质疏松与血瘀证分子生物学表达上存在交集，而且起着十分重要的作用。由此推断，细胞因子学说与骨质疏松血瘀病机具有极大的相关性。

总之，现代医学关于骨质疏松的几种学说从不同角度阐述了该病的发病机制，中医认为其有共同的切入点，即与血瘀有关。因此，血瘀是骨质疏松的重要病因病机，对骨质疏松症病情的发生发展起着重要作用。

第二节　原发性骨质疏松症的中医衰老机制

一、中医对衰老的认识

（一）中医对衰老的描述

生、长、壮、老、已是人类生命活动的客观过程，其中壮、老、已是衰老的过程，也是衰老的最终结果。《养老奉亲书》云"年老之人，萎瘁为常"，说明老年人的主要生理特点是脏腑机能萎瘁，外表体窍退化，脏腑组织、四肢百骸功能衰退。《灵枢·天年》云"四十岁，腠理始疏，荣华颓落，发颁斑白"，指出老年人的头发变细变脆，毛囊萎缩，色素脱失，头发变白易脱落。《灵枢·脉度》云"肝气通于目，肝和则目能辨五色矣"，年老肝血亏损，两目昏花，视物不清。"肾开窍于耳，肾和则耳能闻五音矣"，老年人肾中精气渐衰，听力多减退。《素问·阴阳应象大论》云"年五十，体重，耳目不聪明矣。年六十，阴痿，气大衰，九窍不利，下虚上实，涕泣俱出矣"，说明年老时目、耳等空窍发生明显的改变。《素问·脉要精微论》云"五脏者，身之强也"，指出五脏是形体强壮的根本，若五脏衰败则形体有相应的衰老退化表现。如"头倾视深"，是精神衰败之象；"背曲肩随"，是脏气精微不能营于肩背，心肺失强之象；"转摇不能"，是肾脏衰败的表现；"屈伸不能，行则偻附"，是肝脏精气衰败的表现；"不能久立，行则振掉"，是肾精亏损的表现。这些充分体现中医学在形态、脏腑、功能方面对机体衰老的认识。

（二）中医对衰老机制的认识

祖国医学对人体衰老机制有较多阐述，概括起来有先天遗传说、后天失养说、主虚说、主虚实说等几种学说。虽然衰老的原因和机制复杂，但目前广泛认为肾虚衰老说是中医衰老学说的核心。

1. 先天遗传说

《灵枢·天年》曰："以母为基，以父为楯。"指出衰老和遗传有密切关系，人的衰老进程和寿命长短取决于父母的遗传基础。先天禀赋强则身体壮盛，精力充沛，不易衰老。反之，先天禀赋弱则身体憔悴，精神萎靡，衰老则提前或加速。

2. 后天调摄说

《素问·病机气宜保命集》提出："少年宜养，防微杜渐；壮年宜治，当减其毒；老年宜保，济其衰弱；耄年宜延，尽其天年。""修短寿夭，皆自人为。"指出情志、饮食起居及劳逸等因素异常都可能导致早衰，人的衰老进程和寿命长短主要取决于后天摄养。《素问·上古天真论》曰："恬淡虚无，真气从之，精神内守，病安从来？"倡导顺应自然变化规律，适应自然环境的变化，调摄精神情志活动，节制生活，加强运动，增强体质，预防疾病，从而达到延年益寿。

3. 主虚说

（1）肾虚致衰说。

肾虚与衰老相关学说源于《黄帝内经》。《素问》强调衰老与否、衰老的速度，决定于肾气的强弱，形成了肾气虚致衰老的理论。肾藏精，主生长发育与生殖，肾中精气是生命机体的原始物质，是脏腑功能活动的原始动力，是决定人的生、长、壮、老、死生命活动的主要条件，故与人体衰老的速度、寿命的长短密切相关。肾气虚损是衰老的根本原因。随着年龄的增长，脏腑虚衰的比率逐渐增加，肾虚最为明显，肾虚是加速衰老的首要因素。

（2）脾虚致衰说。

脾胃为后天之本，气血生化之源，是一身气机升降的枢纽，是长养五脏六腑之根，是一身正气的源泉，是人体抗邪防病、愈病康复、保养生生之气、延年益寿的根本。脾胃虚弱，气血生化不足，元气失养，脏脏组织受损，机体抵抗力削弱，外邪乘虚致病，因病而衰。脾虚可导致脏腑虚损、气血虚弱，从而导致和加速衰老的进程。脾胃健旺则元气充沛，枢机升降有序，自可抗老延年。历代医家多重视脾虚致衰。《素问·上古天真论》云"五七，阳明脉衰，面始焦，发始堕"，提出阳明脉衰是女子最早出现的衰老变化。阳明为多气多血之经，阳明脉衰，也就是脾胃的虚衰。李杲则十分重视脾胃在衰老中的作用，指出"胃之一腑病，则十二经元气皆不足也……凡有此病，虽不变易他疾，已损其天年"。近年研究表明中医脾胃学说中蕴含的现代免疫学思想十分丰富，理论体系比较系统、完整，有力地推动了脾胃学说在抗衰老领域的临床应用。

（3）肝虚致衰说。

《灵枢·天年》曰："五十岁，肝气始衰，肝叶始薄，胆汁始灭减，目始不明。六十岁，心气始衰，苦忧悲，血气懈堕，故好卧。七十岁，脾气虚，皮肤枯。八十岁，肺气衰，魄离，故言善误。九十岁，肾气焦，四藏经脉空虚。百岁，五脏皆虚，神气皆去，形骸独居而终矣。"可见，肝衰的出现标志着人体衰老的开始，肝衰是人体衰老的先导，是衰老这一程序的起动因子。马月香等认为中医肝包括了现代医学的神经–内分泌–免疫及血液循环、消化系统等功能。神经–内分泌–免疫三大系统间相互作用、相互制约，成为机体自稳的整合和调控系统，而沟通这三个系统的信息分子–神经递质、激素、细胞因子的产生均与肝脏有关，故肝在衰老过程中起着重要作用。有学者提出肝郁是加速衰老进程的根本环节。肝主疏泄，是调节气血的枢纽。调肝治肝，保持其功能正常，对于维持气血和调，调畅情志，预防疾病，延缓衰老具有重要作用。肝与衰老的关系符合新的医学模式，对于探索抗衰老的新思路、新方法具有重要的价值和意义。

（4）精气神虚衰说。

中医认为精、气、神是人体生命活动的根本。精、气、神分别代表着生命活动的本原和物质基础、生命活动的动力和能量运动、生命活动的主宰及外在征象。精气神虚衰说认为人体衰老的机制在于精、气、神随着增龄而不断虚衰。

（5）精血津液虚说。

精血津液是构成和维持人体生命活动的基本物质，是脏腑经络、形体官窍功能活动的物质基础。《素问·上古天真论》中指出"竭其精、耗其真、伤其神"是早衰的主要原因。林水淼等认为精血是生命产生的基础，精血虚衰是衰老变化的重要机制。《黄帝内经》云"年四十，阴气自半，起居衰矣"，这里阴气应指津液。体内津液随着年龄的增加而逐渐减少，津液不足是一种病理状态，对人体的脏腑功能、气血运行和阴阳平衡产生一定影响，而老年期津液不足则属衰老所致的生理改变，与老年病的发生、发展有密切的关系。

4. 主虚实说

（1）脏腑虚损说。

脏腑虚损说是中医衰老理论中最具影响的学说之一。五脏虚损既是衰老的生理特征，也是导致衰老的重要原因。脏腑虚损日久则因虚致实，导致痰、瘀、湿等病理产物滋生，以至虚实夹杂，变生它病，加速衰老。因此，衰老以虚为本，以实为标。《灵枢·天年》论述从四十岁起衰老便已开始，五十岁以后，从肝脏起，以十年为一周期，按照木、火、土、金、水的五行相生规律，五脏逐一衰弱，各种老年期的表现相继出现。《灵枢·天年》详细地探讨了五脏精气对生、长、壮、老、已的决定性作用，认为五脏虚损是导致衰老的重要原因，在五脏之中，肾与衰老关系尤为密切，并伴有不同程度的痰瘀。

（2）血瘀促衰说。

气血是构成人体和维持人体生命活动的基本物质，是人体脏腑经络等组织器官进行生理活动的物质基础，与人体生命活动息息相关。《素问·生气通天论》说："气血以流，长有天命。"气血充盈和通畅是人体健康长寿的必要条件。《灵枢·天年》篇说："血气虚，脉不通，真邪相攻，乱而相引，故中寿而终也。"《灵枢·营卫生会》曰："老者之气血衰，其肌肉枯，气道涩。"这里的"脉不通"、"气道涩"均指血脉运行不畅。可见，潜在的血瘀是老年期生理状态的一种特质，是老年病重要的病理因素。据此，有学者提出"虚-瘀-衰老模式"及气虚血瘀是衰老的主要机制；老年人冲任虚，天癸竭，精血亏，肾精不足，脏腑气血生化无源，元气虚而无以运血，血行缓慢，滞而成瘀；或肾阳衰惫，温煦失职，阴寒凝滞，血行不畅，留而成瘀；或肾阴不足，虚火灼津，津液凝聚，脉道不通而成血瘀。再则脾虚气血无以化生，气血虚不足以推动血液运行致瘀。或脾虚统摄失职，血不循经，妄行脉外成瘀。此外，随着年龄的增长，脏腑功能衰退、寒热过度，情志过激均可导致血瘀，而瘀血作为致病因素，又会加重脏腑的虚衰，导致精微不布，使脏腑得不到正常濡养，人体正常生理功能发生障碍，从而加速人体衰老进程。

（3）三焦气化失司衰老学说。

韩景献认为人体的阴阳、气血、津液、脏腑通过三焦气化联系，提出三焦气化失司是衰老的根本原因和众多老年病的关键病机，其核心观点是伴随生命的进程，三焦气化功能逐渐下降，随之出现相应的病变：①上焦气化失司，则心不主血脉，直接影响血液的正常运行；肺失宣降，不能将气血津液输送到全身脏腑。②中焦气化失司，则脾失健运，导致脾运化水谷和水液失常；胃受纳、腐熟水谷的功能低下。③下焦气化失司，则肝失疏泄，气机不畅；肾不藏精，气化失常。日久脏腑功能减退，整体功能下降，而出现衰老。该学说强调气化贯穿衰老疾病的始终，主张抗衰老应重视调理三焦气化，使气血津液升降出入的路径通畅。

二、衰老理论与原发性骨质疏松症

中医衰老理论对原发性骨质疏松症的认识

肾虚是衰老最基本的病机，与原发性骨质疏松症发生发展最相关。《素问·六节藏象论》云："肾者……其充在骨。"伴随着年龄的增加，肾精逐渐衰微，精血枯竭，骨髓之化源不足，骨骼失养，则发为"骨痿"。现代医学研究表明，肾的盛衰与骨矿含量呈负相关，随着年龄的增长，肾虚证的发生率逐渐升高，骨矿含量逐渐减少。肾虚与骨矿含量减少的实质是一致的，主要是下丘脑–垂体–靶腺轴呈退行性病变，功能低下。

脾虚是衰老的关键，是原发性骨质疏松症发生的重要因素。脾为后天之本，主运化，是气血生化之源。随着年龄的增加，脾虚导致水谷精微布散失调，后天之精生成受阻，先天之精无以充养，势必精亏髓空，骨骼失养，发为"骨痿"；现代医学研究表明，中医的"脾"不仅包括整个消化系统功能，而且与机体的免疫系统、造血系统、内分泌系统、体液调节系统、神经系统及物质代谢功能等都密切相关；健脾可调节能量代谢、改善物质代谢，调节蛋白质、糖类和脂质代谢，改善内分泌功能及微量元素代谢，改善免疫功能和减轻自由基损伤，并能延长细胞寿命，从而改善衰老症状，延缓骨质疏松的发生发展。

肝郁是原发性骨质疏松症发病的重要因素。肝藏血，主疏泄，调畅气机，运行气血和津液。脏腑、经络、器官的活动，全赖气的升降出入运动。肝血不足，肝失疏泄，则五脏气机紊乱，升降悖逆，血运失常而成瘀，气不行津而成痰，瘀痰互结，气血运行失常，筋骨失其濡养。肝藏血，肾藏精，"精血同源"，肾精有赖肝血的滋养，肝血不足可致肾精亏损，肾精亏虚，则骨髓生化乏源，骨髓空虚，则骨骼失养；肝血不足，脉络空虚，则筋骨失于濡润，最终导致筋弛骨痿。研究表明，肝郁主要与高级神经活动和自主神经功能失调有关，还与内分泌失调尤以高催乳素失调有关，这是女性绝经后原发性骨质疏松症发生的重要病机。

痰瘀互结是老年病重要的病理因素，原发性骨质疏松症作为一种老年性骨代谢疾病，与痰瘀互结有着密切的联系。《诸病源候论·诸痰候》云："诸痰者，皆由血脉壅塞，饮水积聚而不消，故成痰也。"随着年龄的增加，老年脏腑衰退，津液代谢失常，聚而成痰饮，阻滞人体经络气血津液的正常生成、输布、运行和排泄，导致气机不利，气化失权，日久势必精亏，精亏则髓减，不能充养骨髓而致骨痿。中医素有老年病"多痰多瘀"之说，老年人由于正气不断消耗，气虚无力推动血行，津液停滞局部，日久化生痰浊瘀血，痰瘀互结，引起脏腑功能障碍，加重气血运行不畅，则变证从生，发为原发性骨质疏松症等。骨痛是原发性

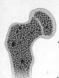

骨质疏松症最常见最主要的临床症状，以腰背、胁肋部疼痛多见，疼痛持久。祖国医学认为"不通"是疼痛发生的病理机制总纲，痰瘀互结，气机不畅，血脉不和，不通则痛。

第三节　原发性骨质疏松症的辨证分型

骨质疏松症的中医辨证分型，一直是中医临床研究的热点，目前临床上仍缺乏统一的标准，不同学者根据对骨质疏松症的理论认识和临床实践，对其辨证分型有着一定的差异。目前的辨证分型方案有多种，主要包括：①2型说：《中药新药临床研究指导原则》将骨质疏松症分为肝肾不足和脾胃气虚2型；《骨伤科学》（中医药学高级丛书）则是脾气虚型和肾阴虚型。②3型说：《中西医结合骨伤科学》（新世纪全国高等医药院校规划教材）提出骨质疏松症证候分型为肾精不足、脾胃虚弱、瘀血阻滞3型；《中医老年病学》（新世纪全国高等中医药院校规划教材）提出肾精不足、气血亏虚、寒湿凝滞3型；《中医伤科学》（全国普通高等教育中医药类精编教材）和《中医骨伤科学》（全国临床中医学中西医结合学专业技术资格考试大纲与指南）则提出肾虚精亏、正虚邪侵、先天不足3型。③4型说：《骨科学》（中西医结合临床丛书）提出肾精气虚、脾胃虚弱、肝肾亏虚、肾虚瘀滞4型；《中医骨伤科临床研究》（全国高等中医药院校研究生规划教材）提出肾阳虚、肝肾阴虚、气滞血瘀、气血亏虚4型。④多型说：《临床骨伤科学》提出10个证型，分别是肾阳虚、肾阴虚、肾精不足、肝肾阴虚、脾肾阳虚、气滞血瘀、肝郁气滞、痰瘀痹阻、肾虚血瘀、气血两虚；《骨质疏松鉴别诊断与治疗》也提出了10个证型，分别为肾阳虚、肾阴虚、肾精不足、肾气虚、肝肾阴虚、心肾不交、肺肾阴虚、脾气虚、脾肾阳虚、气虚血瘀。此外，学术界对该病的中医辨证分型还有真元亏虚、肝肾两虚、脾气亏虚、阳虚督寒、肝肾不足、平人骨痿、风寒湿凝滞筋骨等多个证型。虽然不同的学者对骨质疏松症的分型存在着一些差别，但总的趋势来看，本病仍有一些共性，主要以肾、肝、脾虚证为本，血瘀为标。

我们根据中医理论，深入分析原发性骨质疏松症的中医临床症候特征，结合文献研究及临床实践，发现骨质疏松症是一个多系统、多脏器、多因多果的全身性骨骼疾病，根据"肾藏精主骨生髓""肝肾同源""血瘀论"在中医平衡观、整体观和辨证施治的观点指导下，将原发性骨质疏松症辨证分型为脾肾阳虚型、肝肾阴虚型、肝郁肾虚和气滞血瘀型。我们认为这样的辨证分型方法相对简单实用，符合临床实际情况，有利于指导临床工作中对原发性骨质疏松症的中医辨证。

（一）脾肾阳虚

四诊要点：腰髋冷痛，腰膝酸软，甚则弯腰驼背，双膝行走无力，畏寒喜暖，纳少腹胀，面色萎黄，舌淡胖，苔白滑，脉沉弱。

（二）肝肾阴虚

四诊要点：腰膝酸痛，膝软无力，下肢抽筋，驼背弯腰，患部痿软微热，形体消瘦，眩晕耳鸣，或五心烦热，失眠多梦，男子遗精，女子经少或经绝，舌红少津，少苔，脉沉细数。

（三）肝郁肾虚

四诊要点：腰酸背痛，胸胁胀痛、情绪抑郁，善太息、烦躁易怒、肢酸软痛、舌暗红，舌苔少，脉细弱或沉弦。

（四）气滞血瘀

四诊要点：骨节疼痛，痛有定处，痛处拒按，筋肉挛缩，骨折，多有外伤或久病史，舌质紫暗，有瘀点或瘀斑，脉涩或弦。

第四节 原发性骨质疏松症的中医治则

原发性骨质疏松症属于衰老性疾病的常见病，目前肾虚、脾虚、肝郁、血瘀与衰老相关说已成为衰老学说的主要学说，治疗当以补肾壮骨、健脾益气、疏肝理气、活血通络为原则。此外，调节饮食，调畅情志，不妄作劳等中医养生观仍是防治原发性骨质疏松症的大原则。

（一）未病先防，既病防变

《素问·四气调神大论》说："圣人不治已病治未病，不治已乱治未乱……夫病已成后药之，乱已成而后治之，譬犹渴而穿井，斗而铸锥，不亦晚乎。"治未病是中医学的重要组成部分，当代名医邓铁涛在题为《中医与未来医学》的演讲中曾呼吁"上工必须治未病"，治未病既体现了医学以追求人类健康为目的的本质，又反映了医生的境界。该理论在中医各学科中均有广泛的内涵和外延。

骨质疏松症作为一种全身性疾病，其防治为"金字塔"样模式，模式的第一步是基本措施，即生活方式干预，包括调养精神、体格锻炼、合理饮食、适时养生和预防摔倒；模式的第二步是寻找和治疗引起骨质疏松的继发因素；第二步是药物干预，提高骨密度和降低骨折危险性。从中医"治未病"的理论出发，骨质疏松防治的基本措施包括如下几点：

1.调摄精神

《素问·上古天真论》谓："恬淡虚无，真气从之，精神内守，病安从来？"

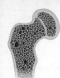

骨质疏松症是一个退行性疾病，患者多是老年人，患者思想负担重，多有忧虑、消极、自卑等不良情绪，应主动与患者交流，讲解有关知识，耐心宣教，消除患者心理负担。精神调摄主要体现在兴奋与抑制的相互克制，从而达到"阴平阳秘，精神乃治"的目的。若精神失调，七情太过，造成阴阳失调，过亢则害，如"怒伤肝""恐伤肾""思伤脾""怒则气上""恐则气下""思则气结"，精神刺激会降低免疫功能而致病。因此调节情志，恬淡虚无，保持心情舒畅，气机调达，减少围绝经期、绝经后妇女及老年人骨矿丢失，降低骨质疏松症的发病率。可见调养精神，就是人类随时调节自己的情志，适应环境变化，以保证身心健康的重要方法。

2. 锻炼体格

"生命在于运动"，适度的体格锻炼，是增强体质，提高抗病能力，预防骨质疏松最有效的方法之一。《素问·上古天真论》早已提出"劳逸有度""形劳而不倦"的观点。运动可以通过力学作用，调节骨代谢，促进骨形成，抑制骨溶解，增加骨量和骨强度。后世养生家根据这种养生方法创造动静结合的各种健身导引，如华佗提倡"人体欲得劳动，但不当使极耳。动摇则谷气得消，血脉流通，病不得生。譬如户枢，终不朽也"的观点，创造"五禽戏"，其弟子坚持锻炼，"年过百岁而犹有壮容"。此外，运动项目的选择应依个人的年龄、健康状况、体能特点选择适当的方式、时间、强度，有益于骨骼的运动有五禽戏、太极拳、气功、散步、八段锦、慢跑、游泳等。

3. 合理饮食

养生之要当以食为本，《素问·脏气法时论》早已提出以"五谷为养、五果为助、五畜为益、五菜为充""谷肉果菜、食养尽之"，并强调"食饮有节""无使过之伤其正"的论述。膳食结构搭配合理是早期预防骨质疏松症的关键，应从儿童时期做起，在骨生长发育阶段，合理的膳食结构可保证足够的钙及维生素D的摄入，控制体重，戒烟、限酒等，以利骨盐沉积，使青春期能够储备更多的骨矿物，获得理想的峰值骨量。因此，应多食含钙量高的食物，如乳制品、虾皮和坚果等。所谓饮食有节则在于饮食定量、饥饱适中，避免无节制的过量摄取；同时要注意五味调和、寒温适当、素食养生等合理的饮食，方可适应人体正常的生理需要，以达到益气血、壮筋骨、健身祛病、延年益寿的目的。

4. 适时养生

中医理论认为人与自然界是一个整体，如《灵枢·岁露论》指出："人与天地相参也，与日月相应也。"说明自然界的运动变化，会影响人体脏腑功能、气血运行而致病，所以强调顺应自然变化规律，做到"起居有常"。中老年人肝肾亏虚，多易感受风寒湿邪，秋冬季节应躲避风寒，春季逐渐增加室外活动，以适时养生，预防骨质疏松症的发生。又如《素问·金匮真言论》言："五脏应四时，各有所受乎。"，说明五脏的功能活动与四时阴阳相适应——"春-肝-生，夏-心-长，长夏-脾-化，秋-肺-收，冬-肾-藏"，所以应顺从四时气候的变化规律来调理脏腑，调畅气血，以适应自然界的生、长、化、收、藏的变化，才能保持人体内外阴阳的相对平衡。

5. 既病早治

《素问·阴阳应象大论》说："故邪风之致，疾如风雨，故善治者治皮毛，其次治肌肤，其次治筋脉，其次治六腑，其次治五脏。治五脏者，半死半生也。"《难经·七十七难》说："上工治未病，中工治已病者，何谓也？然：所谓治未病者，见肝之病，则知肝当传于脾，故先实脾气，无令得受肝之邪，故曰治未病焉……"重视整体综合干预对于骨质疏松症患者应切实贯彻疾病诊治的"四早"理念，即早发现、早诊断、早治疗、早康复。采取中西医结合、药物与非药物等综合治疗，不仅仅用药物治疗，还要结合其他的非药物疗法，如辨证应用针刺及艾灸对骨质疏松症具有明显的防治作用。

（二）健脾补肾，壮骨固本

1988 年邓铁涛在"略论五脏相关取代五行学说"的文章中明确提出"五脏相关学说"的概念，而脾肾相关理论正是其提出的"五脏相关学说"的一个重要子系统。具体到骨质疏松症这一常见病、多发病来说，脾肾相关理论在其防治过程中也发挥着重要指导作用。《素问·五脏生成》曰："肾之合骨也，其荣发也，其主脾也。"骨的生长、发育不仅直接取决于肾，还受到后天脾胃功能的影响。

脾肾相关，表现为骨骼与肌肉关系密切。肾为先天之本，藏精主骨；脾为后天之本，运化水谷精微，主四肢肌肉。当脾运化水谷精微充足时，一方面可以充养肌肉，以强肌肉而健骨骼；另一方面可以充养肾中精气，助肾精充养骨骼。同样，肾中精气充足时，一方面可以不断地充养骨骼，使骨骼健壮有力，另一方面肾阳可助脾之运化，水谷精微得以化生充足，从而充养肌肉，使肌肉丰满壮实。骨骼与肌肉关系密切，《灵枢·经脉》篇就提到："足少阴气绝，则骨枯。少阴者，冬脉也，伏行而濡骨髓者也，故骨不濡，则肉不能着也；骨肉不相亲，则肉软却；肉软却，故齿长而垢，发无泽；发无泽者，骨先死。"说明肌肉软弱无力，可影响骨骼的生长发育，最终可能导致骨枯髓减。

（三）活血化瘀，行气止痛

虚则致瘀，肾虚、脾虚均可导致气滞血瘀；而肝失疏泄，更是直接导致脉络瘀阻。经脉不通则痛，从而表现为骨质疏松症的各种疼痛。因而活血化瘀、行气止痛是治疗原发性骨质疏松症的重要方法。

《素问·调经论》曰："人之所有者，血与气耳……气主煦之，血主濡之。"

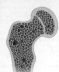

认为只有气血旺盛才能充分发挥其对肢体筋骨的温煦濡养的功能。又曰："经脉者，所以行血脉而营阴阳，濡筋骨，利关节也。是故血和，则经脉流行，营复阴阳，筋骨强劲，关节清利矣"。说明人体骨骼的生长发育，离不开气血的滋润与濡养。人体衰老过程是以气血虚弱过程，气虚则推血无力，渐成血瘀；血虚、血流滞阻，渐而血瘀。因此人体衰老过程中，先形成血瘀，往往此过程出现一系列血瘀证的症候群，而此时仍未达到骨质疏松症骨矿含量和骨密度的诊断标准。在诊断为骨质疏松症的患者中，腰背部固定疼痛是主要特征，此时表现为一系列瘀血证的症候群。有关中老年人流行病学调查表明，老年人都有不同程度的微循环障碍。颜德馨通过观察存在着生理性肾虚的老年人的甲襞微循环，发现微血管形态上异常管祥显著增多，血管张力明显减弱，乳头下静脉丛增多，在微血管流态上见到血液偏暗，血流缓慢等一系列改变。因此微循环的障碍是血瘀证的重要病理改变。有人通过对骨质疏松患者骨组织形态测量比较，发现患者骨小梁内有微血管的改变。原发性骨质疏松症多发生于老年人，早期表现为血瘀证。血瘀导致钙及营养物质不能正常的通过哈佛氏系统进入骨骼，骨小梁变细，数目减少，造成残存骨小梁负荷加重，降低了骨小梁强度，一旦超过了其强度限制，就会使单个骨小梁折断，出现显微骨折。骨小梁断折使微血管破裂，形成血窦，而成瘀血，内部压力增高，这是骨质疏松症疼痛的主要作用机制。骨质疏松越严重，显微骨折数目就越多，血窦越来越多，这正是骨内的"离经"之血瘀，可见瘀血是骨质疏松症的重要病理基础。

（四）疏肝解郁，调畅情志

中医认为"恬淡虚无，真气从之，精神内守，病安从来"，保持积极乐观的情绪、平静和谐的心境，则气血脏腑调和，百病不生。原发性骨质疏松症作为一种衰老性疾病，从根本上讲，目前尚不能治愈。很多患者长期受病痛的折磨，因而容易出现肝气郁结，而肝气郁结又可反过来加重骨质疏松症的病情，由此形成恶性循环，因而疏肝解郁、调畅情志在原发性骨质疏松症的治疗中尤为重要。

首先从情志上干预，深入浅出的讲解有关知识，耐心宣教，消除老年人的心理负担；其次可与社区居委会一起组织形式多样的集体活动，引导他们相互交流，丰富其精神生活，另外，教给老年人一些调整情绪的方法，比如：呼吸调节、音乐调节、自我暗示调节、想象调节等，让他们拥有自主掌控情志的能力。现代研究也证实，保持轻松、愉悦的精神状态，是维持正常骨代谢的必要因素。不良的精神因素，如极度惊慌、悲伤或压抑，可使体内白介素-6等细胞因子分泌增加，从而使破骨细胞增生活跃，加速骨吸收。

（五）饮食有节，起居有常

膳食的均衡、合理是早期预防骨质疏松的关键。《素问·上古天真论》强调

"饮食有节";《素问·生气通天论》曰:"是故谨和五味,骨正筋柔,气血以流,腠理以密,如是则骨气以精,谨道如法,长有天命。"《素问·生气通天论》还说:"味过于咸,大骨气劳。"《金匮要略》也明确谈到饮食过咸可致骨痿:"咸则伤肾,骨伤则痿,名曰枯。"《素问·脏气法时论》更加具体地指出了健康饮食的结构:"五谷为养,五果为助,五畜为益,五菜为充。"

膳食结构搭配合理是早期预防骨质疏松的关键。长期的低钙和高盐饮食、过量的咖啡和维生素D的低摄入,以及吸烟酗酒被认为是骨质疏松的危险因素。自古以来中医提倡以"五谷为养、五果为助、五畜为益、五菜为充",强调饮食要注意五味调和、寒温适当、素荤搭配等,同时注意控制体重、减少肥胖、改变抽烟、酗酒、饮浓茶等不良生活习惯,保存体内钙质,减少骨质的丢失。如《滇南本草》认为烟草"辛,温,有大毒"。《本草汇言》认为"味苦辛,气热,有毒。"《本草纲目拾遗·火部》也载烟"有毒"。《景岳全书·本草正》强调烟为纯阳之物,阳盛气越多躁多火之人最不宜用。摄取过多的盐及蛋白质过量亦会增加钙流失。日常生活中应该避免形成上述不良习惯。

《黄帝内经》曰"人与天地相参也,与日月相应也",强调人与自然是一个整体,生活起居应顺应四时自然变化规律;《黄帝内经》曰:"劳则气耗……久立伤骨,久行伤筋。"就是指劳力过度,可使脏气衰、精血津液耗伤。老年人脏腑机能衰退,易受外邪侵袭,更要顺应季节变化,保持与自然的同步规律,让自己的身体与四季一起"春生、夏长、秋收、冬藏",从而达到气血畅通、"筋韧而骨强适度运动,保持骨量《素问·上古天真论》提出"劳逸有度""形劳而不倦"的观点。《吕氏春秋·尽数》曰:"流水不腐,户枢不蠹,动也。"中医运动观强调动静结合,适度的体育运动可以促进骨代谢。现代医学也证明:运动可以通过力学作用调节骨代谢,促进骨形成,抑制骨溶解,增强骨量和骨强度,是防治骨质疏松最有效、最基本的方法之一。在引导社区老年人进行快走、慢跑、爬楼梯、跳舞、打球、游泳等运动的基础上,派出体疗科教员,教授社区老年人进行自编的适时养生操等有益于骨骼的运动,特别强调老年人运动要循序渐进、持之以恒,从简单、轻量的运动做起,避免复杂、剧烈的运动,防止外力对身体的碰撞,防止摔倒及绊倒。有研究认为非负重锻炼可以逆转健康妇女的骨丢失。英国国家临床试验评价鉴定机构推荐太极拳,认为其可以改善肌力和平衡功能,从而减少老年骨质疏松患者跌倒的风险。同时,适当增加日光浴,可增加钙的吸收能力。

(六)药食同源,辨证施膳

骨质疏松症与营养因素密切相关,特别是在老年男性和绝经后妇女中,营养对骨丢失的速率起着关键性作用,食物疗法在骨质疏松症的预防对策中占30%

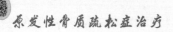

的地位。饮食中应保证足够的钙、维生素 D 和蛋白质摄入。

中医认为，食物也具有类似中药的四气五味、归经、功效等性能，可以养生治病。"药性刚烈，犹若御兵，若能用食平疴，适性遣疾者，可谓良工，为医者当须先洞晓病源，以食治之，食疗不愈，然后命药。"（孙思邈《千金要方·食治》）

第五节 原发性骨质疏松症中医疗法

中医药治疗原发性骨质疏松症历史悠久、经验丰富、方法多样，临床运用多有简便效廉之妙。且随着中医规范化研究的进展，目前对于骨质疏松症的中医治疗，已形成了一些被大多数学者所认可的专家共识。中医认为，补肾阳、滋肾阴、益肾气、填肾精是治疗肾虚的基本途径，临证当辨证施治，注重调理。

（一）内服中药疗法

1.辨证施治

（1）脾肾阳虚型。

病机：脾虚不健，脾精不足，肾精乏源，肾阳不足，骨骼失于温煦、濡养。

治法：温补脾肾、补阳壮骨。

方药：《金匮要略》金匮肾气丸，即山药、茯苓、白术、附子、熟地黄、山茱萸、牛膝、淫羊藿、骨碎补、杜仲、菟丝子、甘草等。

用法：水煎服，每日 1 剂，分 2 次服用。

（2）肝肾阴虚型。

病机：肝肾亏虚，阴精不足，骨骼失养。

治法：滋补肝肾、养阴壮骨。

方药：《小儿药证直诀》六味地黄汤，即熟地黄、山药、山茱萸、茯苓、牡丹皮、泽泻、骨碎补、续断、淫羊藿等。

用法：水煎服，每日 1 剂，分 2 次服用。

（3）肝郁肾虚型。

病机：肝气郁结，肝失疏泄，肾精亏虚，不能充骨生髓，筋骨失养。

治法：补肾调肝，填精壮骨。

方药：骨碎补、狗脊、白芍、柴胡、郁金、当归、玫瑰花、川楝子、川芎、白术、合欢皮、菊花、石菖蒲、甘草。

用法：水煎服，每日 1 剂，分 2 次服用。

（4）气滞血瘀型。

病机：气滞血瘀，阻滞经络，骨骼失养。

治法：理气活血，化瘀止痛。

方药：《医林改错》身痛逐瘀汤，即秦艽、羌活、香附、川芎、桃仁、红花、当归、没药、牛膝、地龙、甘草、五灵脂等。

用法：水煎服，每日1剂，分2次服用。

以上治疗根据患者病情适当加减：虚寒证候明显者，可加用仙茅、肉苁蓉、淫羊藿、干姜等以温阳散寒；阴虚火旺证候明显者，可加知母、黄柏；骨痛以上肢为主者，加桑枝、姜黄；下肢为甚者，加独活、防己以通络止痛；久病关节变形、痛剧者，加全蝎、蜈蚣以通络活血。疗程可为6~12个月；服药1年以上者需监测肝肾功能；严重骨质疏松症可中西医结合治疗。

2. 中成药疗法

中国2009年国家基本药物中成药制剂品种目录药物：仙灵骨葆胶囊。功能主治：滋补肝肾，接骨续筋，强身健骨。适应证：用于骨质疏松和骨质疏松症，骨折，骨关节炎，骨无菌性坏死等。用法：口服，每次1.5g，每日2次。

中国国家食品药品监督管理局审批药物：

①强骨胶囊（2003年，国药准字Z20030007）。功能主治：补肾，壮骨，强筋，止痛。适应证：用于原发性骨质疏松症、骨量减少患者的肾阳虚证候，症见：腰背四肢酸痛，畏寒肢冷或抽筋，下肢无力，夜尿频多等。用法：口服，每次0.25g，每日3次。

②补肾健骨胶囊（2002年，国药准字Z20020056）。功能主治：滋补肝肾、强筋健骨。适应证：用于原发性骨质疏松症的肝肾不足证候，症见：腰脊疼痛、胫软膝酸。用法：口服，每次2g，每日3次。

③骨松康合剂（2002年，国药准字Z20025505）。功能主治：补益肝肾，壮骨止痛。适应证：用于肝肾不足所致的骨质疏松症，症见：腰背肢体疼痛，无力。用法：口服，每次30mL，每日3次。

④金天格胶囊（2003年，国药准字Z20030080）。功能主治：改善骨质疏松患者的临床症状，促进骨形成，增加骨密度，降低骨折发生率。适应证：用于腰背疼痛，腿膝瘫软，下肢痿弱，步履艰难等症状的改善。用法：口服，每次1.2g，每日3次。

⑤骨松宝胶囊（2003年，国药准字Z20030084）。功能主治：补肾活血，强筋壮骨。适应证：用于骨痿（骨质疏松症）引起的骨折、骨痛及预防更年期骨质疏松。用法：口服，每次2粒，每日3次。

⑥六味壮骨颗粒（2002年，国药准字Z20025232）。功能主治：养肝补肾，强筋壮骨。适应证：用于骨质疏松证属肝肾不足者，症见腰脊酸痛，足膝酸软，

乏力。高血压、心脏病、肝病、肾病等慢性病严重者应在医师指导下服用。用法：口服，每日服 20g，分 3 次服用。

⑦骨疏康颗粒（2009 年，国药准字 Z2003255）。功能主治：补肾益气，活血壮骨。适应证：肾虚，气血不足所致的中老年骨质疏松症，伴有腰脊酸痛，足膝酸软，神疲乏力。用法：口服，每次 10g，每日 2 次。

《中华人民共和国药典》（2010 年版）药物：

①六味地黄丸。功能主治：滋阴补肾。适应证：用于头晕耳鸣，腰膝酸软，遗精盗汗。用法：口服，每次 6g，每日 2 次。

②知柏地黄丸。功能主治：滋阴清热。适应证：用于潮热盗汗，耳鸣遗精，口干咽燥。用法：口服，每次 8 丸，每日 3 次。

③青娥丸。功能主治：补肾强腰。适应证：用于肾虚腰痛，起坐不利，膝软乏力。用法：口服，水蜜丸每次 6~9g，每日 2~3 次。

以上药物长期服用未见有明显肝肾功能损害，但高血压病、心脏病、肝病、肾病等慢性病严重者应在医师指导下服用，定期监测肝肾功能。

3. 针灸疗法

（1）针刺。

取穴：足三里、肾俞、脾俞、关元、太溪、三阴交、大椎、太白、腰骶夹脊穴等。

配穴：为痛处所属经脉络穴。

操作：根据病证虚实采用强弱不同的刺激手法，每日针刺 1 次，留针 20min，10 日为 1 个疗程。

（2）灸法。

取穴：大椎、大杼、肝俞、中脘、膻中、足三里、脾俞、肾俞、神阙、关元等。

配穴：为痛处所属经脉络穴。

操作：采用补肾填精、温阳壮骨、疏通经络等中药，如补骨脂、当归、熟地黄、仙茅、淫羊藿、丁香、肉桂等，压制成药饼。用直接灸或隔药灸法。每日灸 1 组穴，每穴灸 5 壮，15 日为 1 个疗程。

4. 药膳疗法

营养要丰富，生活中多食用核桃、山药、黑芝麻、韭菜、羊骨、栗子、香菇、虾皮、木耳、乌鸡等补益肝肾，养胃健脾之品。核桃仁、黑芝麻、栗子、羊骨等食物均为补肾填精之佳品。山药、酸奶、山楂、牛肉、大枣等食物均有良好的健脾益胃功效，通过补益后天之本，以养先天，强筋壮骨，提高骨质与骨量，从而改善老年性骨质疏松症患者的症状。养肝疏肝之品，如多食银耳、猪肝、黑豆等护肝之物，饮用玫瑰花茶等。

在辨证施治原则指导下均可加血肉有情之品，如鹿肉、动物肝肾、鳖甲、鸡鸭肉等。常见药膳有：

（1）淮杞甲鱼汤。

适应证：腰膝酸软，五心烦热，潮热盗汗，头晕、耳鸣，口燥舌干等。

配方：淮山药、枸杞子、骨碎补、甲鱼。

功效：滋阴补肾，益气健脾。

（2）地黄鸡。

适应证：腰膝酸软，时或隐痛，足跟作痛，喜按喜揉，遇劳则甚，休息时减轻，神疲乏力，耳鸣，头昏，齿摇等症。

配方：地黄、乌骨鸡、饴糖。

功效：补肾填精，生髓壮骨。

（3）脊骨粥。

适应证：腰膝酸软，头晕耳鸣，神疲乏力，小腹冷痛，肢冷畏寒等症。

配方：羊脊骨、肉苁蓉、菟丝子。

功效：温肾壮阳，填精补髓。

（4）杞苡米粥。

配方：枸杞子 10g，骨碎补 15g，续断 10g，薏苡仁 50g。

功效：健脾化湿，滋补肝肾，益气血。

（5）归生姜羊肉汤。

组方：当归 20g，生姜 12g，羊肉 300g。

功效：补肝肾，益气血，促进骨痂生成。

（6）芪蒸鸡。

配方：母鸡 1 只，当归 20g，炙黄芪 60g。

功效：补肝肾，益气血，促进骨痂生成。

（7）归炖牛排。

配方：当归 10g，骨碎补 15g，续断 10 克，新鲜牛腩或者新鲜牛排 250g。

功效：和营止痛，祛瘀生新，接骨续筋。

（8）当归炖土鸡。

配方：当归 10g，骨碎补 15g，老母鸡 1 只。

功效：和营止痛，祛瘀生新，接骨续筋，补益气血。

烹调方法上，尽量采用水煮、蒸、焖等方法；少使用煎、炸、烤的方法。在患者膳食供应上，追求色香味俱佳，以增进患者食欲。一些蔬菜如菠菜、苋菜等，含有较多的草酸，影响钙的吸收。如果将这些菜在沸水中焯一下，滤去水再烹调，可减少部分草酸。再则谷类中含植酸酶，可分解植酸盐释放出游离钙和磷，增加利用率。植酸酶在55℃环境下活性最高，为了增加植酸酶的活性，可以先将大米加适量的水浸泡后再洗，在面粉、玉米粉、豆粉中加发酵剂发酵并延长发酵时间，均可使植酸水解，使游离钙增加。

尽量少吃含草酸高的食物草酸盐、植酸盐、膳食纤维，比如蔬菜中的草酸、谷类中的植酸、过高的膳食纤维等，都能影响肠道对钙的吸收，使机体对钙需要量加大。充足的纤维素摄入有助于食物消化和预防一些慢性疾病如结肠癌和心脏病，但纤维素也可能减少钙吸收，尤其是小麦麸皮。典型含草酸盐过多的食品是粉丝、粉皮、凉粉、藕粉、菠菜、空心菜、苋菜、竹笋等。菠菜虽然含钙量较高，但是钙与草酸结合而不能被吸收）。但是像菠菜、空心菜含铁丰富，老年人一般还需要补充铁。因此，这一类蔬菜，可以先在沸水中烫一下，除去部分草酸再烹调食用。对于含草酸高的谷类，可以通过采用发酵的方法，以减少植酸含量。

脾肾阳虚者，适当食用一些温阳壮阳的肉类如牛肉、羊肉、狗肉、麻雀肉、鹿肉、黄鳝、动物肾脏、虾（龙、对虾、青虾等）；蔬菜可选用韭菜、刀豆等；作料可选用茴香、生姜、辣椒、花椒、胡椒等，可少量饮酒以温运血脉，干果可食用核桃仁、大枣、龙眼肉、栗子等。饮料可饮用红茶以温运脾阳；药膳宜食温阳益气之品，如肉苁蓉、淫羊藿、羊肉、狗肉或当归生姜羊肉汤加菟丝子、川断等；平时少饮绿茶，少食生冷、油腻之品，即使在盛夏也不要过食寒凉之品。

肝肾阴虚者，饮食上应保阴潜阳，宜食用具有滋阴作用的清淡食物，肉类选择乌贼、龟、鳖、海参、鲍鱼、螃蟹、牡蛎、海蜇、鸭肉、淡菜、猪皮等，蔬菜选择生山药、旱芹菜、冬瓜、茄子、芦笋、西红柿、苦瓜等等，水果选择苹果、香蕉、西瓜、甘蔗、桃子、梨、山竹，其他如蜂蜜、芝麻、糯米、绿豆、牛奶、银耳等性寒凉食物也可选用，对于葱、姜、蒜、韭、辣椒等辛味之品则应少吃，忌食辛辣、煎炸、油腻炙煿之物。药膳宜食滋阴清热之品，如西洋参、沙参、玉竹、枸杞煲乌鸡、水鱼等。

肝郁肾虚者，平时一定要注意休息，不可以过于劳累，要注意调理。首先要通过精神养生的方法来调节神志和情志，并针对病因采取疏导的方法来进行治疗。饮食要以清淡、营养为主，多吃些具有疏肝理气作用的食物，如芹菜、蓬蒿、西红柿、萝卜、橙子、柚子、柑橘、香橼、佛手等，多吃新鲜水果蔬菜，要适量多吃清肝泻热的食物，如苦瓜、苦菜、西红柿、绿豆、绿豆芽、黄豆芽、芹菜、白菜、包心菜、金针菜、油菜、丝瓜、李子、青梅、山楂及柑橘等。忌食生冷辛辣、油腻等刺激性食物，少吃肥腻食品、甜味品，戒烟限酒。同时更为重要的是要养成良好的生活习惯及健康的生活方式。生活中要注意与别人互动交流，找到自己的爱好和所长，多出去散散心，每天适量运动，减轻自我压力，保持生活规律，心情开朗，避免精神方面的紧张。

血瘀质者，饮食宜选用有活血化瘀功效的食物如多食山楂、黑木耳、桃仁、油菜、慈姑、羊血、黑大豆、黄豆、香菇、红糖、萝卜、葱、姜、蒜等；可少量饮酒如黄酒、葡萄酒等，多吃醋；药膳宜食三七煲生鱼、猪肉等，忌食寒凉、过热、炙烤、油腻之物。

5. 推拿疗法

骨质疏松症一向被视为手法按摩的禁忌证，但越来越多的研究表明轻柔适当的推拿不但对骨质疏松患者无害，反而有很好的治疗作用。推拿相应穴位可明显改善患者临床症状，改善衰老状况。此外，推拿结合针灸治疗骨质疏松症也可取得更好的临床疗效，对腰背痛及其他相应症状的患者疗效显著。

推拿治疗骨质疏松症，一般采用手法按摩，主要手法有"滚、揉、按、摩、点、擦"等手法，具体操作方法：患者取俯卧位，先用滚法充分放松其腰背部紧张痉挛的肌肉；然后用揉法，要揉中带推，使患者的身体跟着手法有节律地产生左右旋转滚动，达到松解轻微错位的目的，调节腰背肌平衡；再用按法从上至下按压脊椎数次，重点按压有突起的棘突，用小到中等的力量，使一些退变失稳错位的椎体得到整复；最后用点法点按足太阳膀胱经的常用穴位，如肝俞、脾俞、肾俞、委中及昆仑等；有向两胁放射痛者，可加用擦法横擦两胁；合并腹痛者，可给予摩腹，手法治疗每天或隔天1次，7次为1个疗程。

研究表明，手法推拿可有效解除肌肉紧张痉挛，加强组织的循环和炎性物质的吸收，促进组织的修复，纠正小关节轻微错位，疏通经络，运行气血，调整脏腑阴阳平衡。推拿手法的要点是从轻到重，用力均匀沉稳，禁止使用暴力，防止意外事故发生，根据患者年龄、体形及骨质疏松的程度来调整按摩的力量。只要用力得当，手法按摩治疗老年性骨质疏松症腰背痛是安全、实用、有效的治疗方法。

6. 外治法

（1）贴敷疗法。

药贴，又称敷贴、贴剂，系指将药物进行加工后做成可黏附于皮肤表面的薄片状制剂。中药穴位药贴避免了胃肠道代谢和肝脏代谢中的首过效应，一方面使药物直接透过皮肤进入体内发挥其药理作用，另一方面刺激相应穴位并循经而行直达病所，起到调整气血、平衡阴阳、扶正祛邪的作用。与口服中药相比，中药穴位药贴具有作用直接、适应证广、用药安全、简单易学、取材广泛、价廉药俭、疗效确切、无创无痛的优点。

我们采用腰背部或其他疼痛部位给予外敷通络消肿膏（组成：侧柏叶15g、

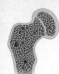
小驳骨 20g、山栀子 12g、木芙蓉 15g、大黄 10g 等），视疼痛部位大小，每日外敷 1~3 贴，能明显减轻患者疼痛，改善腰背部活动功能。何康宏等运用选择肉桂、狗脊、露蜂房三味中药按 2：2：1 的比例进行药液萃取，过滤浓缩后制成膏药基质，文火加热搅拌均匀后涂布摊膏，最终制成所用药贴，选择腰部要穴，督脉的命门、腰阳关，足太阳膀胱经的三焦俞、肾俞、气海、大肠俞、关元为主，发现能提高骨质疏松症患者的骨密度，缓解疼痛。徐亚莉等采用健脾补肾、温阳通脉的穴位针刺，配合中药穴位贴敷能降低骨质疏松症患者疼痛积分值并能概述患者的骨密度。

（2）中药外用熏洗。

《仙授理伤续断秘方》中有记述热敷熏洗的方法，古称"淋拓""淋渫""淋洗"或"淋浴"，是将药物置于锅或盆中加水煮沸后熏洗患处的一种方法。先用热气熏蒸患处，待水温稍减后用药水浸洗患处。冬季气温低，可在患处加盖棉垫，以保持热度持久，药水因蒸发而减少时，可酌加适量水再煮沸熏洗。热敷熏洗法具有舒松关节筋络、疏导腠理、流通气血、活血止痛的作用，适用于关节强直拘挛、酸痛麻木或损伤兼夹风湿者。我们运用具有活血祛瘀、消肿止痛、舒筋活络功效的舒筋外洗颗粒（组成：入地金牛、宽筋藤、牛膝、芒硝等）治疗骨质疏松症，疗效满意。

中药熏洗利于局部治疗，药物经熏洗通过皮肤孔窍、腧穴等部位直接到达患处发挥作用，收效快捷，同时，可通过温热刺激温通血脉、改善局部组织营养，尚可刺激皮肤的末梢感受器，通过神经系统形成新的反射，破坏原有的病理反射联系。功能锻炼促进肢体的静脉和淋巴回流，减少肌肉间的粘连，消除肿胀，预防肌肉萎缩，恢复肌力，克服挛缩，活动关节。

（3）中药超声药物导入治疗。

中药超声药物导入治疗集超声、电疗、局部给中药治疗于一体，具有疏通经络，软化组织，增强渗透性，提高代谢能力，促进血液循环，改善局部组织营养，增强酶的活性等作用，通过相互影响、相互补充，共同发挥出协同治疗作用，对慢性局限性疼痛有一定的疗效。我们将川乌、细辛、香附、当归、红花、乳香、辣椒、延胡索、没药各 15g，浸入 60% 酒精 300mL 中，浸泡 1 周，过滤药液去渣，加入聚乙烯醇，用棉签或纱块蘸取药液均匀涂在相关的穴位或疼痛部位，再通过超声波的按摩与导入，有效改善骨质疏松症患者的疼痛，改善腰背部功能，改善患者的生存质量。

7.刮痧疗法

刮痧疗法是在中医经络腧穴理论指导下，用特制的器具，在体表进行相应的手法刮拭，出现皮肤潮红，或红色粟粒状，或紫红色，或暗红色的血斑、血泡等出痧变化，达到活血透痧、防治疾病等的一种外治法。刮痧疗法是中医特色的非药物外治技术，是中医临床（针灸、按摩、刮痧、拔罐）四大特色技能之一。刮痧疗法作为中医的特殊诊疗技术，在骨质疏松症的治疗中亦有一定的运用，如陈丽兰等运用砭石刮痧治疗原发性骨质疏松症腰背痛，发现可明显缓解患者的腰背部疼痛，认为可通过砭石点刮腧穴，刮拭患者督脉、足太阳膀胱经，刺激放松胸腰背肌肉，调整全身的阴阳之气，全身气血条达，脏腑调和，经络疏通，从而达到治疗、缓解原发性骨质疏松症患者腰背痛的目的。梁兆一亦报道将刮痧疗法运用于老年性骨质疏松症的治疗，操作上以督脉、足太阳经、任脉、足阳明、足太阴经及其穴位为主，亦可选三阴交、足三里、内关、曲池、肾俞、关元、中脘、百会、命门、涌泉穴。

8. 拔罐疗法

拔罐疗法作为中医学传统治疗方法之一，因其操作简单方便，效果显著，民间及医学临床应用十分广泛。拔罐疗法作用于体表皮肤，由表及里，起到通络活血的作用。拔罐疗法在骨质疏松症的治疗中也有较好的运用，如赵荣、刘永兵等应用温针、七星针、走罐、留罐的"整体调节"针罐合用疗法治疗骨质疏松症，结果发现针罐合用疗法能够有效缓解患者的疼痛程度，有效地提高骨质疏松症患者的生存质量。

9. 中西医结合治疗

随着现代生物医学的发展及中医理论体系的深入研究，许多学者通过借鉴复杂性科学、生物信息学、非线性理论、生物化学、分子生物学等其他相关学科的最新研究成果，采用现代数理统计方法、循证医学方法，融中参西，相互渗透研究思路与方法，在中西医结合治疗骨质疏松症方面有一定突破创新，引起社会各界的关注，不仅具有重大学术价值，而且有可观的临床及深远的社会效益。李恩认为骨质疏松是一种全身性代谢性疾病，多因多果，强调临床应根据"生物–自然–社会–心理–个体医学模式"和中医的整体观，寻找中西结合点的共性物质基础，探讨骨质疏松发病因素的多样性和发病机制的统一性，为中西结合防治骨质疏松症提供理论依据。卿多舜等从西医与中医两个不同的角度探讨衰老与骨质疏松和缺钙的关系，发现维生素 D 是先在肝羟化后在肾脏羟化，然后协同钙在骨骼沉着的过程与中医补肾壮骨的治疗理论是相吻合的，其采用口服维生素 D 联合补肝肾、健脾胃、养气血中药治疗骨质疏松症，效果满意。陈虹等采用口服尼尔雌醇联合补肾中药甲蓉片治疗更年期妇女骨质疏松症；石建华采用中医补肾壮骨佐以养血益气之法，以毓麟珠汤加减，配合服用钙尔奇 D；石宇雄给予口服自制中成药骨松安胶囊及骨化三醇；黄天本等应用雌激素替代、补充钙剂和维生素 D、抑制骨的吸收及补益肾气中药；谢恩求采用民间秘方肾灵散热熨，选用鹿茸茴香丸、虎潜丸加减，配合尼尔雌醇、维生素 D 及活性钙，结合太极气功十八式功能锻炼；詹绪祥采用"补肾密骨口服液"并内服含糖钙片、维生素 A D 液滴口服；范中有等采用肌注应用维生素 D_3 针、口服葡萄糖酸钙片、维生素 C 片，结合滋补肝肾的中药（煅自然铜 30g、熟地黄 15g、生地黄 14g、红花 6g、当归 12g、川断 14g、白及 30g、黄芪 25g、土元 14g、牛膝 15g）治疗骨质疏松症，近期远期临床效果十分满意。进一步研究表明，中西药联合治疗骨质疏松症具有良好的协同作用。如顾军毕等在西药组合的基础上加以中药（熟地黄、山茱萸、山药、牡丹皮、泽泻、茯苓、白术、牛膝、杜仲、补骨脂、肉苁蓉、当归、川芎等）治疗原发性骨质疏松症，起效快，食欲增加，服药后的胃肠道副作用小。

骨折为骨质疏松症的重要并发症之一，骨质疏松是引起人工假体下沉的重要因素。因此，抗骨质疏松治疗在骨质疏松性骨折、人工关节置换术后刻不容缓。中西医结合治疗充分体现联合治疗疗效确切的优势。李兆青研究表明采用中西医方法治疗骨质疏松性骨折，能改善骨的结构和质量，使老年患者骨形成和骨吸收偶联过程中负平衡状态得到纠正，促进骨的形成，抑制骨的吸收，防止假体下沉。陈长平等采用口服葡萄糖酸钙、珍牡胶囊、配合中药活血止痛散（透骨草 30g、川楝 15g、骨碎补 15g、当归 15g、片姜黄 15g、牛膝 15g、羌活 15g、白芷 15g、土茯苓 15g、苏木 15g、红花 15g、五加皮 15g、没药 6g、川椒 6g、伸筋草 30g）外洗等中西医结合疗法治疗骨折后期断端骨质疏松，治愈率 100%，X 线片检查示：骨折两端密度均匀，骨小梁排列整齐，骨性愈合。

第六节 中医治疗骨质疏松症存在的问题及对策

中医治疗骨质疏松症取得了较大进展，中医药已经广泛应用于骨质疏松症的临床治疗与康复中，目前主要采用以辨证论治为核心的综合治疗方案，在补钙等基础治疗同时，结合外治法、物理疗法、针灸等多种治疗措施，其中补益肝肾、健脾和胃、活血化瘀等治法成为目前公认较有效的治疗方法。我们经多中心临床研究证实，辨证论治综合治疗方案能明显改善骨质疏松症患者全身情况，减轻疼痛，提高骨密度，降低骨折发生率，提高生活质量，降低病死率，有较好的临床依从性，但目前临床治疗骨质疏松症研究还存在一些问题：

（1）骨质疏松症预防难、止痛难。目前对骨质疏松症的预防尚无特别有效的方法，不能控制其发生和痊愈，只能从提高骨量峰值及缓解骨量丢失方面来减少发病率和缩短进程，缓解症状。疼痛是骨质疏松症最常见、最主要的症状，快速有效地缓解骨质疏松症引起的疼痛是中医药治疗的又一难题。

（2）骨质疏松症治疗见效慢，周期长，患者依从性较低；骨质疏松症患者并发症多，用药容易受限制。由于骨质疏松症需要长期服药，服用中药不能不说是一个负担，研制、开发、提取中药中的有效成分制成中成药以解决部分患者依从性低的问题，很有必要。由于骨质疏松症患者均处于中老年龄层，除骨质疏松症外还常合并其他慢性病，需要同时治疗，此时用药需综合考虑，分清轻重缓急，在这种情况下骨质疏松症常为次要矛盾，治疗用药容易受限制。

（3）中药对骨质疏松症治疗的微观机制的研究尚不深入，中药对骨质疏松症的疗效已经证实，但药物具体作用机制尚不清楚。

（4）目前中医治疗骨质疏松症过程中还存在观察时间不够，在临床研究中缺乏统一的辨证分型、诊断、治疗、疗程和疗效判定标准，使各家临床研究成果可比性较低；缺乏大样本、多中心的随机双盲安慰剂对照试验，缺乏长期观察和跟踪报道等。

（5）对于骨质疏松症患者早期应用中药缺乏临床结局评价，因而中药的干预时机和作用机制尚未明确，在一定程度上影响了中医药疗效的发挥及优势环节的体现。

（6）以抗骨折率和降低再骨折的发生率为研究终点的大型中药临床研究尚未见到，中医治疗方法虽在我国应用广泛但缺乏循证医学证据。

随着我国社会老龄化进程的加速，骨质疏松症患者越来越多，为进一步提高中医药治疗骨质疏松症的疗效，亟须针对中医药治疗的某些优势环节组织攻关研究。目前防治骨质疏松症应对策略与思路应考虑：

（1）骨质疏松症预防难、止痛难，中医治未病治疗研究，开展早期预防。骨质疏松症止痛难，我们的前期研究发现从瘀论治可解决骨质疏松疼痛，应进一步研究活血化瘀法治疗骨质疏松症，以解决骨质疏松症患者疼痛的问题。中医治未病治疗研究尚未普及，应开展早期预防。

（2）构建综合数据管理平台，探索具有现代中医特色的骨质疏松症干预模式。发挥中医学治未病的优势理念，通过文献研究、理论探讨，临床资料的整合，深入研究骨质疏松症病因病机、证候分布规律及疗效评定标准，建立骨质疏松症患者病情信息的综合管理数据平台，积极开展骨质疏松症干预方案的创新性研究，建立具有现代中医特色的干预模式。

（3）对骨质疏松症目前的辨证分型、诊断、治疗、疗程和疗效判定标准，组织进行多中心临床验证，评价其安全性和有效性，加强中医治疗方案的规范化标准化研究，以确定全国统一的辨证分型和疗效评价标准。适当转变观念，结合总体评价与个案评价的优势，完善和规范中医诊断体系，提高中医疗效，建立既符合现代循证医学思想，又能体现中医辨证论治特色的中医疗效评价体系或标准。

（4）运用现代科学技术，阐明中药复方的作用机制，指导临床合理用药。运用系统生物学，基于系统论、多靶点效应整合理论，揭示中药及其复方的药效物质及作用环节，发现中药复杂体系在体内的药代与毒代动力学规律，探索中药最优疾病多靶联合作用的效应机制，努力筛选出更有效的治疗中药，进一步提高临床疗效及指导临床合理用药。深入研究中药有效成分对骨质疏松症治疗的微观机制，分析中药有效成分的作用机制，为临床上开发治疗骨质疏松症药物提供理论基础。开展以抗骨折率和降低再骨折的发生率为研究终点的大型中药临床研究，提供中医治疗骨质疏松症的循证医学证据。

（5）以提高骨质疏松症临床疗效，延缓骨量丢失，提高生活质量为目标，提高骨质疏松症早期的中药治疗率，组织开展中药早期干预对骨质疏松症患者预后影响的临床结局评价研究，为形成临床实践指南提供循证医学证据。

（6）基于复杂性科学的中医基础理论研究，优化骨质疏松症的中医治疗，提高临床疗效。立足慢性病医学研究理论，因人制宜，在整体观和个体化辨治思想的指导下，辨证与辨体相结合，探讨骨质疏松症的临床分期，优化中医治疗方案，以期能最大限度地提高疗效。针对开展骨质疏松症综合治疗方案的优化研究，规范操作规程，建立可推广的中医综合治疗方案，组织进行临床验证，客观评价其疗效，提高中医综合治疗方案的可重复性及临床可操作性，以提高临床疗效和降低骨折发生率。

随着医学模式从生物医学模式向"生物-心理-社会医学模式"转变，中医发展面临新的机遇与挑战，传统医学与现代医学结合已成为未来医学发展的一种趋势，充分发挥中西医结合优势，是挖掘、整理、提高祖国医学宝库最有效的途径，探索具有我国特色的防治骨质疏松症的理想方案，必将对人类健康做出更大的贡献。

第七节　中医疗效评估

一、疗效判定

（一）观察指标

（1）观察治疗前后患者的临床症状。

（2）观察疼痛改善情况。

一方面观察治疗起效时间、疼痛缓解时间，另一方面可使用疼痛视觉模拟评分法（visualanaloguescales，VAS）进行疼痛计分。VAS采用10cm长的直线，两端分别表示"无痛"（0）和"想象中剧烈疼痛"（10）。被测者根据其感受程度，在直线上相应部位做记号，从"无痛"端至记号之间的距离即为评分分数。

（3）观察骨密度值变化情况。采用双能X线（DEXA）骨密度仪测量腰椎、股骨颈观察骨密度情况。

（二）安全性指标

（1）一般体检项目。

（2）血、尿、便常规＋潜血化验（治疗前后分别观测一次）。

（3）心、肝、肾功能检查（治疗前后分别观测一次）。

（4）全身反应（随时记录）。

（三）疗效性指标

（1）观察主要临床症状变化。

（2）生活质量评估。采用国际通用的QUALEFFO-41生存质量量表评价生存质量情况。

（3）经济效益评价。采用骨质疏松症防治经济学评估调查表进行经济学评估。

（4）3年、5年降低骨折的发生率。

建立疾病档案，每6个月随访一次。随访方式可采用面谈、电话或信件（E-mail），询问内容包括一般项目、最近有无骨折和其他疾病及并发症等。

（5）骨折与再骨折。

由医生诊断并有放射科医生或其他实验书面报告的骨质疏松性骨折，病理性骨折（例如肿瘤引起的骨折）和足以使正常骨骼骨折的创伤性骨折被排除在外，面部和颅骨骨折也被排除。定期随访观察，统计不同时期（治疗3年、5年）、不同部位（椎体、髋部、桡骨等）的骨折和再骨折发生情况及其致残率、致死率。了解西药、中成药、中药治疗（干预）后的骨折发生情况。

（四）中医疗效评定

（1）观察中医证候变化。

（2）中医证候量表评分。

中医证候量表评分依据卫生部颁发的《中药新药临床研究指导原则（2002年版）》进行中医证候分级计分，分无、轻、中、重4级，分别计0、1、2、3分，各项症状分值累加即为该患者中医证候总积分，比较治疗前后中医证候评分变化以评价疗效。

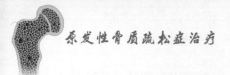

二、疗效判定标准

1. 疾病疗效判定标准

参照《中华人民共和国中医药行业标准·中医病症诊断疗效标准》。显效：胸腰背疼痛基本消失，功能活动正常；有效：胸腰背疼痛减轻，功能活动基本正常；无效：胸腰背疼痛未见减轻，功能活动未见改善。

2. 中医证候判定标准

参照《中华人民共和国中医药行业标准·中医病症诊断疗效标准》。痊愈：症状、体征消失或基本消失，疗效指数 ≥ 95%；显效：症状、体征明显改善，疗效指数 ≥ 75%；有效：症状、体征均有好转，疗效指数 ≥ 30%；无效：症状、体征无明显改善，疗效指数 < 30%。注：疗效指数计算公式（尼莫地平法）：[（治疗前积分−治疗后积分）÷ 治疗前积分] × 100%。

3. 疼痛疗效评定标准

镇痛效果评定标准：①显效：治疗后积分比治疗前降低 2/3 以上；②有效：治疗后积分比治疗前降低 1/3 以上，但不足 2/3；③无效：治疗后积分比治疗前降低不足 1/3，甚至增加。

三、关于骨折干预研究及评价

1. 骨折干预研究（fracture intervention trial，FIT）

（1）髋部骨折的发生率降低分析。

（2）曾无椎体骨折患者椎体骨折的发生率降低分析。

（3）曾有椎体骨折患者再发椎体骨折的发生率降低分析。

2. 降低骨折的多重结果评价试验

多重结果评价试验是一种降低骨折的评价方法。

3. 降低骨折的相关的持续观察试验

（1）治疗 3 年内对椎体骨折的疗效提高率分析。

（2）曾无椎体骨折的患者 3 年内新发椎体骨折的风险降低率分析。

（3）3 年内新发椎体骨折累积发生率降低率分析。

（4）曾有过椎体骨折患者 3 年内至少有 1 次新发中、重度椎体骨折的风险降低率分析。

（5）5 年内 5 次或多次新发椎体骨折的疗效对比分析。

（6）曾有椎体骨折的患者 5 年内新发椎体骨折的风险减低率分析。

（7）曾无椎体骨折的患者 5 年内至少有 3 次新发中重度椎体骨折的风险降低率分析。

四、药物干预的质量控制标准

（1）严格遵照每种药物的适应证和禁忌证、用法、用量和注意事项。

（2）实施过程要结合患者的个体情况加以调整。

（3）监测与随访。

安全性检测：每1~3个月一次，记录不良反应并及时处理。

疗效检测指标：

——临床症状改善情况；

——骨折发生情况；

——骨密度变化情况（至少2年一次）；

——有条件的单位测骨转换指标（开始治疗前及治疗后3~6个月）。

五、疗效监测

（一）抗骨质疏松疗效及患者依从性的监测

目前抗骨质疏松药物主要分为抑制骨吸收、促进骨形成两类。对于绝经后骨质疏松，以选用抑制骨吸收药物为主。使用抑制骨吸收药物后，骨吸收指标（β-CTX）先下降，之后骨形成标志物（PINP）也下降。药物治疗导致的BTMs改变与剂量和给药途径有关。剂量越大，BTMs变化越大，静脉给药比口服变化快。

使用骨形成药物后，骨形成标志物（PINP）先上升，然后骨吸收标志物（PINP）也上升。临床研究显示，CTX和PINP对药物治疗反映良好，个体内变异小。因此CTX和PINP用于抗骨质疏松的疗效及患者依从性的监测。

（二）BTMs在骨丢失和骨折风险预测中的应用

绝经后骨质疏松由于雌激素缺乏，使骨重建率增加，骨吸收大于骨形成，这种状态可在绝经后持续10年以上。骨丢失导致骨密度（BMD）下降，骨微结构破坏，增加骨折风险。对BMD降低的人群，BTMs水平升高会额外增加骨折风险，应及早加强抗骨质疏松治疗。

（三）BTMs在骨质疏松治疗中的监测周期

一般在用药前查BTMs基础值，用药3个月后复查BTMs值，与基础值相比初步确定患者骨转化率是否达到预期的变化趋势，即使用抑制骨吸收药物，BTMs值应下降到基础值的30%以上；使用促骨形成药物，BTMs值应上升到基础值的30%以上。

（四）临床平衡功能评定

临床平衡功能评定的意义有以下几个方面：确定患者是否存在平衡功能障

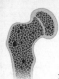
碍；如果患者存在平衡功能障碍，确定引起平衡功能障碍的原因；确定是否需要进行药物或康复治疗；重复评定，以评定治疗手段是否有效；预测患者可能发生跌倒的危险性等。

第七节　中医药防治原发性骨质疏松症的作用机制

现代医学治疗骨质疏松症的主体思想是阻止和减缓骨盐的流失。当前国内外普遍流行使用雌激素、降钙素、钙剂、维生素 D、二磷酸类及氟化物等西药来治疗骨质疏松症，不仅副作用大，而且也不利于骨动态平衡的调节。经过长期的临床应用实践与一系列的实验研究表明，中医药防止骨质疏松症具有较大的潜力与优势，疗效确切、价格低廉、使用方便，克服了西药价格昂贵、副作用大、难以长期服用、依从性较差、治疗效用大为降低的特点，开发应用前景广阔。近年来，运用现代技术和方法，结合现代医学理论，对中药防治骨质疏松症的作用进行了广泛的研究和探讨，证实中药及中药复方对骨有双向调节作用，既可抑止骨吸收，又可促进骨形成，能调节骨代谢，缩短再造周期，提高骨生物力学性能，改善骨的质量，促进骨的康复，且无毒副作用，是防治骨质疏松症较理想的药物。因此，分析探讨中医药防治骨质疏松症的作用机制，研究和开发防治该病有效而安全的新药，具有广阔的应用前景和巨大的社会经济效益。

中药有效成分防治骨质疏松症的药理研究进展

现代药理研究发现，中药含有的防治骨质疏松的活性成分主要有：①植物黄酮类，包括大豆黄酮类、葛根黄酮类、淫羊藿黄酮类、鸡冠花酮类；②香豆素类；③三萜皂苷类；④其他：如鹿茸生长素等。中药有效成分具有作用针对性强、特异性强的特点，并对防治骨质疏松的多个病理环节起效。

（一）对相关激素的影响

相关激素分泌的减少被认为与骨质疏松的发生、发展密切相关。现代研究表明，与骨质疏松发病密切相关联的激素有：雌激素、雄激素、甲状旁腺激素、降钙素、1, 25- 双羟维生素 D_3、糖皮质激素等。维持体内激素处于正常的水平，对于防治骨质疏松的发生发展具有重要意义。中药可兴奋机体垂体-肾上腺轴或垂体-性腺轴的功能，起促性腺激素或类性激素的作用，或增强机体内（尤其是骨组织）雌激素受体数量及敏感性。张晓晖等认为中药植物中属于黄酮类化合物的染料木素、属于香豆素类化合物的拟雌内酯，相当一部分的活血药等都具有雌激素样作用。王婷等认为防治骨质疏松的单味中药主要集中在补阳药和活血药上，这类有效药物的主要成分如植物黄酮类、香豆素类、蒽醌类、甾体类，基本上都有雌激素样活性。陈发胜用自拟固肾汤治疗绝经后骨质疏松症，患者性激素中的雌二醇及骨密度治疗后较原来有显著提高，提示其作用机制可能与提高绝经后骨质疏松患者的激素水平有关。

（二）对骨代谢调节因子的影响

细胞因子通过自分泌或旁分泌和细胞黏附作用，在骨代谢过程中发挥重要作用。骨代谢调节因子主要包括胰岛素样生长因子（IGF）、成纤维细胞生长因子（FGF）、血小板衍生生长因子（PDGF）、雌激素受体、Ⅰ型胶原、骨钙素、转移生长因子-β（TGF-β）、骨形态发生蛋白（BMP）、白细胞介素（IL）、肿瘤坏死因子（TNF）、维生素 D 受体、肌球蛋白重链、基质金属蛋白酶-9、护骨素等。研究表明补肾方药对骨质疏松症上述相关基因表达有调控作用。李俊华等研究提示葛根素对绝经后骨质疏松症患者血清 IL-4、IL-6、IL-10 和雌激素都有调节作用。谢雁鸣等揭示骨碎补总黄酮可能通过调整去势大鼠血清 IL-6、IL-4、TNF-α 水平而提高去势大鼠骨密度。陈虹等研究发现淫羊藿甙治疗骨质疏松的部分机制可能与抑制 IL-6、TNF-amRNA 的表达和促进 TGF- 岛 mRNA 的表达有关。蛇床子总香豆素能促进雌二醇和降钙素的合成、增加血清 E2、CT、TGF-β1 和 BGP 含量，抑制骨高转换，提高去卵巢大鼠股骨骨密度，改善股骨组织形态，预防骨质疏松的发生。而大豆异黄酮抗绝经后骨质疏松骨丢失的分子机制可能与其调控 OPG 和 M-CSF 的表达和 ODF/OPG 值有关。

（三）对骨重建的影响

成骨-破骨细胞是维持骨重建平衡的核心。骨重建失衡是骨质疏松的重要病理基础。因此探讨成骨细胞、破骨细胞的生物活性对防治骨质疏松症具有重要意义。促进成骨细胞的增殖或分化促进骨形成，抑制破骨细胞的活性及抑制骨吸收成为抗骨质疏松重点。研究表明，治疗骨质疏松症的常用中药的有效的药理成分对成骨细胞具有不同程度的作用。骨碎补总黄酮、菟丝子总黄酮、淫羊藿总黄酮、淫羊藿苷、淫羊藿次苷Ⅰ、淫羊藿次苷Ⅱ、淫羊藿定 B、淫羊藿定 C 能促进成骨细胞Ⅰ型胶原的表达和 BGP 的合成，具有促进体外培养的成骨细胞增殖、分化和矿化的作用。巴戟天多糖能显著提高成骨细胞 Cbfα1mRNA 的表达，从而增强成骨细胞活性。葛根素可通过影响碱磷酸酶活性，而促进成骨细胞分化；通过雌激素受体介导促进成骨细胞的骨形成效应。三七总甙可促进大鼠成骨细胞的增殖、分化，促进成骨细胞 OPG 的表达。续断甙在一定的浓度范围内促进人成骨细胞的分化与增殖。蛇床子总香豆素抗骨质疏松作用机制与其抑制成骨细胞产生 NO、分泌 IL-1 和 IL-6 而调节成骨细胞的功能有关。

研究证实，抗骨质疏松的中药具有抑制破骨细胞的活性。已证实，淫羊藿苷

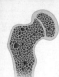

不仅可以明显抑制破骨细胞的分化，同时具有抑制破骨细胞的骨吸收功能的作用，提示淫羊藿苷具有改善骨吸收功能亢进的潜力，并且随浓度增加抑制作用增强。葛根素在骨组织可以增加 eNOS 的表达，并抑制去势大鼠 iNOS 的表达，提示葛根素可能通过调节骨组织微环境内 NO 的产生，影响 OB 和 OC 的功能，从而防止骨质疏松症的发生。葛根素通过抑制骨吸收，刺激骨形成来调控骨代谢，其中抑制骨吸收的效果较强。丹参酮具有抑制骨吸收及降低骨转换率延缓或阻断绝经后快速骨丢失的作用。

梁克玉等应用增骨汤Ⅰ、增骨汤Ⅱ、增骨汤Ⅲ号序贯疗法治疗骨质疏松症518 例，结果表明补肾中药能较好地及时地抑制骨吸收，进而促进骨形成，使骨重建始终处于正性骨平衡状态，增加了骨量，能降低骨质疏松症的发生。

（三）对骨代谢中微量元素的影响

微量元素在人体正常生长发育和维持人体正常的生理功能方面具有重要作用，是机体很多具有生物生化功能酶的组成部分，在调节骨代谢和骨重建中起重要作用。中药能调节体内环境微量元素的平衡，调控多种生化功能酶发挥正常功能。葛根总异黄酮（TIP）因其具有雌激素样活性，对雌激素缺乏引起的骨矿和微量元素丢失具有明显的防治作用，并能改善骨质疏松的生物学效应和提高机体免疫力作用。补骨脂丙酮提取液能增加大鼠骨强度，提高血中无机磷酸盐水平。

（四）对骨密度、骨生物力学性能的影响

骨密度、骨生物力学性能是衡量骨骼强度、韧度的重要指标。许多补肾活血药都具有提高骨密度、改善骨生物力学性能的作用。中药可促进钙离子的吸收和利用，调节血钙浓度，维持骨钙–血钙平衡。骨碎补总黄酮对卵巢切除所致的骨质疏松症大鼠模型具有明显的提高骨密度和改善骨组织形态计量学作用。黄芪总黄酮能提高维甲酸致骨质疏松大鼠的骨密度，增强抗外力冲击的能力，其作用机制可能与其拟雌激素样作用有关。丹参水提物和丹参素能保护糖皮质激素对骨的作用，可以改善与骨重建相密切交流的骨髓微循环环境，提高成骨细胞的活性，促进骨基质的形成和抑制骨吸收有关。葛根、葛根总异黄酮及葛根素对卵巢摘除大鼠的骨吸收具有抑制作用、对骨密度和骨强度具有增加作用。鹿茸生长素可能通过促进大鼠骨Ⅰ型胶原蛋白的合成、抑制其水解吸收从而提高大鼠骨密度，改善骨质量。山茱萸总苷对去势后大鼠的骨代谢、骨密度、骨生物力学指标有良性调整作用。刘庆思等通过实验和临床研究证明补肾健脾活血方能有效提高绝经后骨质疏松症妇女的骨密度及骨矿含量。吴文等研究表明仙灵骨葆治疗绝经后妇女骨质疏松的机制是通过促进骨形成，减少骨质破坏而提升骨量。王健等临床研究证明补肝益肾汤治疗妇女绝经前后骨质疏松症有显著的临床疗效，对患者骨密度有一定的改善作用。

（五）对基因表达水平的影响

骨质疏松是一个多基因疾病，维生素 D 受体基因、雌激素受体基因、Ⅰ 型胶原基因、白细胞介素 –6 基因、低密度脂蛋白受体相关蛋白 5 基因、载脂蛋白 E、瘦素基因和瘦素受体基因等与骨质疏松的关系较为密切。补肾活血中药对基因的表达有重要影响。骨碎补总黄酮可以纠正基因过度表达的大鼠模型，对去卵巢大鼠基因表达水平有一定的影响。淫羊藿甙可以上调 OPG 基因表达，下调 RANKL 基因表达，从而调节骨吸收，这可能是淫羊藿苷防治骨质疏松症的重要机制之一。淫羊藿苷通过升高人成骨细胞 BMP–2mRNA 的表达促进人成骨细胞增殖和分化。蛇床子素可以增加大鼠成骨细胞 OPG 的表达，同时轻微抑制 RANKL 的表达，早期对 RANKL 的表达影响不大。大豆异黄酮抗骨质疏松的作用机制可能与其拟雌激素作用、提高体内雌激素水平、提高机体对钙的吸收与利用、促进成骨细胞 DNA 合成和生长增殖有关。

（六）对信号转导通路的影响

细胞信号转导几乎涵盖了所有的生命现象，是活生物体具有的一种十分重要的生理功能。细胞通过信号转导调控自身代谢、增殖与分化。各种细胞信号转导途径形成精细而复杂的调控网络，向系统化的趋势发展，其复杂和完善程度及其在调控方面的严密性目前尚不清楚。彻底弄清信号转导基因调控规律对了解疾病的发生、发展、转归和预防有重要意义。药物的作用规律与体内信号分子的作用是相符合的。药物要发挥药效，调整机体病理状态，是通过作用于细胞，被细胞识别，改变其功能状态而实现，因为药物在化学结构上与细胞间信号分子是相同或相似的。通过检测调节疾病信号转导通路的基因来分析研究药物主要作用机制与关键物质基础是一个突破点。研究表明，中药的作用规律与体内信号分子的作用是相符合的，信号系统的信息传递与调节可能是中医药治疗疾病的重要机制。细胞信号和传递蛋白类基因表达的变化与中药复方特定阶段成分特征根本相关。因此，紧密联系疾病的信号转导发病机制，探讨中药复方与信号转导关键基因之间的作用关系，对于诠释中药复方的多途径作用机制及关键物质基础具有重大的意义。

我们研究发现补肾健脾活血方抗骨质疏松通过调控 18 个基因介导的 20 条信号转导通路，其中 11 条基因上调，7 条基因下调，有 8 条基因共表达调控大于等于 4 套信号转导通路。其中影响成骨过程信号转导，促进成骨细胞生成，加速骨形成功能的基因有：上调成骨基因如 BMP，上调胶原基因，抑制蛋白酶基因，上调细胞增殖基因如生长因子等。影响破骨过程信号转导，减少破骨细胞生成，抑制骨吸收功能的基因有：抑制破骨因子，抑制细胞增殖基因，下调促细胞凋亡基因如 Caspase3、抑制炎性因子如 IL6、TNF–A 等。补肾健脾活血方作用后

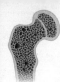

SMAD2、TGF-β 表达显著上调（Ratio 值 > 15），推测补肾健脾活血中药促进成骨细胞增殖与分化，增强成骨功能，促进骨形成，可能是通过干预 SMAD2 介导 TGF-β 细胞信号转导而实现。治疗后 PDGFβ、VEGF 基因上调（Ratio 值 > 10），提示该方可能具有改善骨组织微环境，促进血管生成，增加营养性血流量，改善血循环，从而改善骨的循环，使血液中的营养物质能够正常地通过哈佛氏系统进入骨骼，促进骨重建。许多有关磷酸化的酶或受体明显上调（Ratio 值 > 5），推测补肾健脾活血方可能通过抑制酪氨酸激酶和环氧合酶介导磷酸化调节骨吸收。另外，补肾健脾活血方能广泛上调免疫反应等信号通路的重要信号分子如 CD28、TGF-β、CTLA4 等，上调神经内分泌免疫（NEI）网络中有力的信息传递因子 GNRHR 等（Ratio 值 > 3），推测补肾健脾活血方能提高衰退的 HPAT 轴功能，增强机体免疫功能，重建衰老免疫稳态，也体现中药复方在 HPAT 轴上延缓衰老表现的交叉并综合作用的机制。据此推测，补肾健脾活血方能上调成骨细胞抗凋亡和增殖基因，上调成骨基因和胶原基因，抑制蛋白酶基因，抑制破骨因子，抑制破骨细胞增殖基因，抑制炎性因子，重塑骨重建基因表达良性平衡，并能保护 NEI 网络功能，增强机体免疫功能，延缓衰老。

中医药凭借其独特的优势，发挥其辨证施治、标本兼治和综合治疗的作用特点，能迅速有效地改善患者的临床症状，在治疗骨质疏松症方面引起广泛重视。但中医药防治骨质疏松的作用机制可能是一个多成分、多系统、多途径、网络化的整体过程，各种机制之间互相交错，互相协同，因此，其治疗的靶向作用和机制尚未弄清楚，限制和阻碍了中药复方的开发。目前关于中医药防治骨质疏松虽然取得了很大成绩，但相关研究还存在许多问题：病因病机尚没有完全的统一，对实验研究及新药开发有着很大的影响；对于针对骨质疏松症实验动物模型的构建与在中医理论指导下的骨质疏松症仍存在着不完善的地方；在临床上临床医生都是凭借自身经验治疗骨质疏松症，缺乏临床统一的诊断标准和疗效评定标准，造成一些临床上的误诊。如何从更高的层次更深入地研究中医药学对骨质疏松的认识及揭示中药作用分子机制是摆在我们面前的艰巨任务。今后的研究中需要改进以上问题，不断地深入探讨解决，加强中医对骨质疏松的理论认识的认知深化，提高临床和实验的科学性、可行性与客观性。弘扬中医整体观，立足骨质疏松症发病机制研究，探讨中药复方作用机制是一个重要课题，利用现代先进技术加强中药单方、复方的验证、筛选，对于中医药防治骨质疏松的推广具有重要意义。

第八章

原发性骨质疏松症的预防及护理

第一节　原发性骨质疏松症的预防

一、危险因素的干预

原发性骨质疏松症的危险因素主要分为不可控因素和可控因素两类，不可控因素包括年龄和性别、绝经、遗传和人种，可控因素主要包括低体重、吸烟、饮食因素、缺乏体力活动或制动、钙或维生素 D 缺乏及服用影响骨代谢的药物等。

1. 不可控因素

（1）年龄和性别。

年龄的增长是原发性骨质疏松症的发病的重要因素之一，垂体、肝及骨细胞老化而导致造成生长激素和介质分泌下降，从而使骨的形成减少。此外，肾脏及胃肠功能老化，使肠钙吸收减少。Neelam 的研究更表明，年龄的增长是骨质疏松症的独立危险因素。年龄增大，骨代谢逐渐发生变化，骨吸收大于骨形成而导致使骨量逐渐减少。尤其是女性在绝经期后雌激素、降钙素水平急速下降，最终导致骨密度逐渐减低。据相关研究显示：50~69 岁女性的骨质疏松症的发病率已高达 50%，而相同年龄段男性的骨质疏松症发病率则为 27.5%。

（2）绝经。

女性在绝经期后，由于卵巢的功能逐渐减退而致雌激素的水平明显下降。雌激素的作用主要是降低骨转移和抑制骨吸收，雌激素维持在正常水平是骨量平衡的关键。因此雌激素水平下降会导致骨吸收快于骨形成，而逐渐发生骨质疏松。骨吸收在女性绝经第一年就开始，并在绝经后 5~10 年骨吸收达到最大值。另外有相关研究表明绝经年龄的早晚亦对骨质疏松的患病风险存在显著影响，绝经年龄早的女性有较高的患病风险。而且女性绝经年龄越早，其患骨质疏松的危险性就越高。

（3）遗传和人种。

对骨质疏松症相关的基因的研究现在尚存在争议。迄今文献报道涉及原发性骨质疏松症遗传基础的基因至少有 100 个，其中包括维生素 D 受体（VDR）基因、雌激素受体（ESR1/ESR2）基因和低密度脂蛋白受体相关蛋白 5（LRP5）基因等。对于骨质疏松基因的存在是否可早期筛选及防治骨质疏松症，并据此判断其对治疗的反应性，到目前为止尚无确切的结论。临床上骨质疏松症的评估要与骨质疏松性骨折相关的家族史相结合，如果双亲有髋部骨折病史，那么子女发生骨折的风险将会增加 3 倍。白种人和黄种人原发性患骨质疏松症的危险高于黑种人，骨质疏松症患病率及骨折发生率以白种人最高，黑种人最低。

2. 可控因素

（1）体重和体重指数。

体重指数与骨密度呈显著相关性。身体瘦小，运动量小者发生骨质疏松的危险性较大。低体重指数是老年人发生髋部骨折的重要危险因子，体重指数的增加有助于保护髋部骨折。大多数学者认为低体重可以作为骨质疏松症的预测因素，认为超重是骨质疏松的保护性因素；而另外一部分研究者则发现超重或肥胖是骨质疏松的危险因素，这类人群的骨质疏松及脆性骨折发生率高。

（2）吸烟、酗酒。

大量研究表明，长期吸烟是骨质疏松症的危险因素之一。长期吸烟的女性不仅易患肺部疾病而导致血氧含量降低，从而间接影响骨密度，还容易过早停经，性激素水平下降加快，骨吸收加速，致使骨量过早丢失。有相关统计发现，在有脊柱骨质疏松的男性患者中，吸烟者的比例高达 79%，而对照组中占 63%，长期吸烟者骨量丢失速度超过不吸烟者的 2 倍。吸烟亦可使肠钙吸收减少。

酒精对成骨细胞有毒性作用，有实验显示，健康男性每日饮酒 30g，3 周后血中骨钙素的浓度可下降，这说明成骨细胞活性下降，从而减少成骨细胞增殖，使骨形成减少。但也有研究反对此种观点，认为适当饮酒是骨质疏松症的保护性因素。亦有研究发现适当饮酒能增加降钙素分泌，有助于维持骨密度。可见饮酒量对骨质疏松症的风险存在一定关系，但其中具体关系仍有待实验进一步探究。

（3）运动。

适当的运动可明显增加儿童和青少年的骨峰值，而适量运动对于成年人和老年人则有助于抑制骨吸收，刺激成骨细胞活性，促进成骨作用，从而减缓骨量的丢失。另外，运动还可提高老年人身体的协调性和平衡能力，减少跌倒的发生。

适当运动也促进血液循环，增加对骨组织的营养供给，以达到增强骨质的作用。而长期卧床的患者则由于制动使肌肉萎缩，骨吸收加快，更容易发生骨质疏松和骨折。此外在外运动我们容易接受阳光的照射，可以促进皮肤合成维生素 D，促进小肠对钙的吸收，从而促进了骨的形成。有研究表明，室内工作者骨质疏松的发病风险是户外工作者的 1.779 倍，而极少锻炼人群的骨质疏松发病风险则是经常锻炼人群的 7.867 倍。

（4）钙剂与维生素 D 的摄入。

钙是骨骼的重要组成部分，是维持骨骼强度所必需的，钙的摄入充足对于获得骨量峰值至关重要。我国营养学会推荐健康成年人每天摄入钙元素 800mg，而老年人和绝经期后妇女每天为 1000mg。但是目前的调查显示我国老年人平均每天的饮食摄钙量距推荐量还远远不足，仅为推荐量的一半，因此还需要大量额外补充钙剂。维生素 D 可促进肠道和肾小管对钙磷的重吸收，促进骨形成，增加骨胶原和骨钙素等基质蛋白的合成，促进骨骼矿化，同时还有助于增加肌肉力量，减少跌倒和骨折的风险。因此在补充钙剂的同时还应补充维生素 D，我国营养学会给出的推荐剂量标准为：成年人每天 200U，老年人每天 400~800U。另外，适当日晒可促进皮肤合成维生素 D。

（5）服用影响骨代谢的药物。

性腺功能减退症、Cushing 综合征、甲状旁腺功能亢进、结缔组织病、慢性肾脏疾病、糖尿病、部分血液系统疾病、吸收不良的胃肠疾病及长期制动或太空旅行等对骨代谢有影响，易并发原发性骨质疏松症。如长期服用糖皮质激素、含铝抗酸剂、抗癌药、抗惊厥药、肝素、免疫抑制剂、甲状腺素，或透析液等药物均可引起原发性骨质疏松症。

其他可能引起或促进原发性骨质疏松症的危险因素有饮食习惯（浓茶、咖啡、高盐饮食和低蛋白饮食等）、文化程度、心理因素、地理环境、工作种类等，目前这些因素暂时还没有统一的结论，需要更多、更充分的研究予以证明。

二、骨质疏松的三级预防

1. 一级预防

在儿童、青少年时期，就要开始做好骨质疏松的预防。注意膳食要营养合理，多食用钙、磷含量高的食品，如鱼、虾、鸡蛋、乳制品、骨头汤、豆类、粗杂粮、绿叶蔬菜等。坚持体育锻炼，积极参与户外活动，多接受日光浴，不吸烟、饮酒，少饮咖啡、浓茶及含碳酸的饮料，少食甜咸食物，鼓励晚婚、少育，哺乳期不宜过长，尽可能保存体内钙质等。对有骨质疏松症家族史的高危人群，要做到重点随访，早期防治。

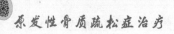

2. 二级预防

人到中年后，尤其是妇女绝经期后，骨量丢失加速进行。该时期的主要措施便是要定期对骨质密度检查：有学者建议女性在 45 岁、男性在 50 岁之后应每年进行一次骨密度检测。对于易患原发性骨质疏松症人群，更是应该定期检测骨密度，并可适当增加检测的频率，以提早发现骨质疏松，并对骨折风险进行及时的评估。亦有学者主张在妇女绝经后 3 年内即开始长期雌激素替代治疗，同时坚持长期预防性补钙。

3. 三级预防

对已经存在骨质疏松的人群，我们应积极进行必要的药物干预，以抑制骨吸收，促进骨形成。同时应加强生活中安全防护，避免跌倒。对中老年骨折患者应早期给予手术治疗，施行坚强内固定、早期活动、理疗、体疗、营养、心理、补钙、遏制骨丢失、提高免疫功能及整体素质等综合治疗，避免卧床而引起失用性骨质疏松。

三、骨质疏松的预防措施

1. 保持良好的生活习惯

尽量避免吸烟、酗酒等不良生活习惯。实践证明，运动是重要的非药物性预防措施之一。青少年和年轻人通过高冲击运动，如跳跃等活动提高骨峰值。老年人应根据自身的身体情况，采取适合自身的运动方式。例如进行散步、跳舞、快走、打球、打太极拳、游泳和适当的负重锻炼等适合老年人的运动项目，每天晒太阳，增加体内的维生素 D 的含量，促进钙的吸收，促进骨的形成，预防骨的丢失，可保持甚至增加骨密度。此外，老年人可以进行渐进抗阻练习，这样有助于骨质疏松症的改善。

2. 合理的膳食

原发性骨质疏松症患者应注意均衡膳食，每日膳食中要加强对富含钙、维生素 D、蛋白质、维生素 C 的食物的补充，例如豆制品、蛋类、海米、乳类、瘦肉、虾皮、芝麻、蔬菜、水果等。吸烟、酗酒、饮浓茶、过量喝咖啡、喝含碳酸饮料均能促使尿钙排泄增加，使骨钙溶出增加，骨量减少，使老年人容易发生骨质疏松症。因此要忌烟酒，控制咖啡、饮料的摄入。

3. 药物干预

易患原发性骨质疏松症人群应保证钙剂及维生素 D 的补充。我国营养学会推荐健康成年人每天摄入钙元素 800mg，而老年人和绝经期后妇女每天为 1000mg，服用的最佳时间是晚上临睡前。维生素 D 的补充剂量标准为：成年人每天 200U，老年人每天 400~800U。若已诊断为原发性骨质疏松症，应合理选用抗骨质疏松药物，酌情给予双膦酸盐类、雌激素类、降钙素类或选择性雌激素受体调节剂（SERMS）等抗骨吸收药物和甲状旁腺激素（PTH）、氟化物等促进骨形成的药物治疗。

4. 防止跌倒

跌倒是导致骨质疏松性骨折的重要危险因素，根据老年人情况采取有针对性的预防措施防止跌倒，可有效降低老年骨质疏松性骨折发生的机会。

跌倒及其危险因素：①环境因素，如光线暗、路上障碍物、地毯松动、卫生间缺乏扶手、路面滑。②健康因素，如年龄、女性、心律失常、视力差、应急性尿失禁、以往跌倒史、直立性低血压、行动障碍、药物（如睡眠药、抗惊厥药及影响精神药物等）、久卧、缺乏运动、抑郁症、精神和认知能力障碍、焦虑和易冲动、维生素 D 不足 [血 25OHD < 30ng/mL（75nmol/L）]、营养不良。③神经肌肉因素，如平衡功能差、肌肉无力、驼背、感觉迟钝。④恐惧跌倒。

5. 定期进行骨密度检查

原发性骨质疏松症的特点是骨强度降低，从而使骨折的危险性增加。大约骨强度的 70% 又是由骨密度决定的，故临床上一直将骨密度测定作为骨强度的替代指标，骨密度是目前诊断原发性骨质疏松症、预测骨质疏松性骨折及监测自然疾病或药物干预疾病的最佳指标。故应定期测定骨密度，尽早发现原发性骨质疏松症并积极治疗。

6. 重视健康教育

大多数老年人对于骨质疏松性骨折危险因素及其严重后果认识不足，往往等到骨折发生时才会到医院就诊。因此，骨质疏松的预防重于治疗，加强卫生宣传及健康教育，提高公众对原发性骨质疏松症的认识。健康教育是预防原发性骨质疏松症最经济、最有效的方法。

四、中医养生理论在防治老年性骨质疏松症中的预防作用

老年性骨质疏松是长期不良生活习惯、不合理饮食结构、缺乏体力活动等多种因素相互叠加的结果。它是进行性而又不可逆的病理过程，一旦发生骨质丢失便很难恢复骨的正常结构，所以必须在骨质疏松发生之前进行骨质疏松症的预防，这与中医养生理论提倡"治未病"有不谋而合之处。《黄帝内经》曰："年四十而阴气自半也，起居衰矣。"且认为女子七七而男子八八则天癸竭，即标志着人体由此逐步进入了老年期，已可出现早衰和种种老年病。《备急千金要方》所谓"四十以上，即顿觉气力一时衰退；衰退既至，众病蜂起，久而不治，遂至不救"。面对早衰现象和渐入老年，前贤反复强调了摄生的重要意义，认为决不可在衰老之后再重保养。因为衰老之体，元气大虚，精血枯竭，脏腑亏弱，

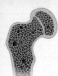

欲求复壮、延年，其亦难矣。这也就是古人"不治已病治未病"之经旨也（《素问·四气调神大论》）。中医的养生之道其主要精神早在《黄帝内经》中就有详细的阐述，如"上古之人，其知道者，法于阴阳，合于术数，饮食有节，起居有常，不妄作劳，故能形与神俱，而尽其天年，度百岁乃去"。其主要精神包括适应四时气候，调摄精神意志，调节饮食起居，注意劳逸结合，提倡体育锻炼等多个方面。这种防病抗衰的积极思想，为骨健康的保障及骨质疏松症的防治指明了方向，尤其是老年性骨质疏松症的防治法则更加鲜明地体现出来，主要包括聚阴存阳，固护元气；顺应自然，调摄精神；调养脾胃，饮食有节；形神共养，动静相适。

1. 聚阴存阳，固护元气

《素问·上古天真论》云："今时人不然也，以酒为浆，以妄为常，醉以入房，以欲竭其精，以耗散其真，不知持满，不时御神，务快其心，逆于生乐，起居无节，故半百而衰也。"可见，过度耗散肾精，影响阴阳的互相生化，必将导致早衰。因此要延缓衰老，避免骨质疏松症的发生，首先要节欲惜精，精足髓旺，则骨骼得以充养；其次要纠正不良的生活习惯，戒除烟酒嗜好，时刻保持良好舒畅的心情。在正常的生理状态下，阴阳保持着动态平衡，称为"阴平阳秘"或"阴阳调和"。肾精是生命的根本，既化生气血濡养脏腑形体，又直接化生肾气主持生命体的生长、发育和衰老，还是繁殖后代的物质基础。因此，历代养生家视之为人生"三宝"之一，并着重强调保养肾精对预防衰老具有重要作用。张景岳认为早衰的产生是由于不知摄生，耗损精气，所谓"残伤有因，唯人自作"，强调挽回早衰"求复之道……总在元气"，指出欲保生重命者，尤当爱护阳气，重视阴精在养生中的作用，在阴阳并重的前提下阴阳互济，达到阴平阳秘。元气乃人身根本，老年人肾气已衰，肾精已亏，元阳耗散，更应该注意节欲惜精，聚存阴精才能护养阳气，使阳有所依，保全阳气也才有助于生化阴精，使阴有所化。精足髓旺，则骨骼得以充养。

2. 顺应自然，调摄精神

《素问·上古天真论》曰："起居有常，不妄作劳。"是指生活起居要有一定规律，才能"生气不竭"。故《素问·四气调神大论》有四季卧起早晚之宜，《素问·生气通天论》有平旦、日中、日西将暮三时劳作歇息之分。中医养生强调要"法于阴阳，调于四时"，注重"春夏养阳，秋冬养阴"。同时要"因人而异、因地而异、因时而异"三因制宜，以求达到"天人合一"及"治未病"的效果。这种顺应自然界生息规律的养生保健理论对于抗衰老、延缓老年性疾病的到来有着无可替代的重要作用。当然有理论的指导，还需要有治疗的物质基础。近年来，国外逐渐重视自然界动植物药物的使用，而我国地大物博，具有丰富的中药资源，更应该重视中药在抗衰老、防治老年性疾病中的突出作用。中医学认为衰老是五脏六腑衰老的综合体现，尤其以肾虚和脾虚最为重要，伴有不同程度的瘀血和痰浊，存在着"正虚夹实"的病理变化。可见，在抗衰老的过程中补肾健脾的同时重视活血化痰是延缓衰老的一个理想途径，是延缓骨质疏松症发生发展的重要法宝。许多学者从衰老的不同角度研究论证了中医药在抗衰老中的积极作用。研究表明，抗衰老中药具有对抗自由基损伤、激活端粒酶活性、延缓免疫功能衰退、改善神经内分泌功能的作用。因此，在顺应自然规律的前提下，充分发挥中药在抗衰老中的作用，对于防治骨质疏松症具有重要意义。

3. 调养脾胃，饮食有节

民以食为天，人以水谷为本。饮食是人体赖以生存的精微物质的基本来源。中医抗衰老理论提出"饮食有节"即强调合理的饮食结构及饮食方式。《素问·痹论》说："饮食自倍，肠胃乃伤。"《素问·生气通天论》所谓"高粱之变，足生大丁"指明了肥甘厚味不宜多食，过则伤脾胃，易生痰、化火，酿生病变。是故要谨和五味，五味和则骨正筋柔，气血以流，腠理以密，如是则骨气以精，谨道如法，长布天命。孙思邈在《备急千金要方·食治》中引用扁鹊所言"安身之本，必资于食……不知食宜者，不足以存生"，指出饮食在防治疾病的发生发展中具有重要指导意义，并将"药食同源"升华到更高的层次，即"食能排邪而安脏腑，悦神爽志以资血气"。张景岳认为"脾胃为水谷之海，得后天之气也……人之自生至老，凡先天之有不足者，但得后天培养之力，则补天之功亦可居其强半"，强调保护脾胃、培补后天之本。所以，日常生活中老年人要有意识地避免过度吸烟饮酒，选食含钙丰富的食品如低脂或无脂牛奶、酸奶、深绿色蔬菜、豆类和豆制品等，做到品种多样化，粗细搭配合理，平衡膳食，对于延缓衰老防治骨质疏松症具有重要意义。

古代素有"养生必以脾胃为先"的说法，所以要谨和五味，五味和则骨正筋柔，气血以流，腠理以密，如是则骨气以精，谨道如法，长布天命。流行病学资料显示，我国的常规饮食结构中普遍存在钙摄入不足和蛋白质摄入不平衡的现象；随年龄增长老年人血清免疫反应性甲状旁腺激素和生物活性甲状旁腺激素含量升高，表明老年人存在着由于钙摄入不足或吸收功能缺陷而造成的程度不同的低钙血症。以上两个因素提示：日常生活中老年人要有意识地适当补充钙质和蛋白质，并注意各种微量元素的吸收，平衡膳食，以有利于钙的吸收和利用。

4. 形神共养，动静相适

祖国医学认为，形与神是统一的，调神与养形紧密结合，乃老年人养生健身之大法。只有将调神与养形密切结合起来，形神共养，形冲俱健，才能防病抗老，健康长寿。如《素问·上古天真论》所云："形与神俱，而尽终其天年，度

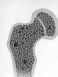

百岁乃去。"张景岳首重"治形",尝谓"吾之所赖者,惟形耳,无形则无吾矣"。他认为人形有二,内形即神气,外形即躯体,提出"养生者,不可不养此形",形神共养,恬淡虚无,则真气从之也。另外,祖国医学还注重动静相结合,以修身养性。《黄帝内经》强调指出:"上古之人,其知道者,法于阴阳,和于术数。""和于术数",即正确恰当运用养生保健方法,如导引、气功、按摩、八段锦、易筋经、太极拳、八卦掌、武术、散步、郊游、登山、打猎、健身操等,都能使老年人筋骨健壮、气血流通,带来健康的体魄。正所谓"人体欲得劳动,动摇则谷气得消,血脉流通,病不得生","流水不腐,户枢不蠹,以其运动故也","养性之道,常欲小劳"之说。《遵生八笺》亦强调:"运动以却病,体活则病离。"老年运动保健应因人制宜,适时适量,体力活动不应超越人体所能承受的限度。华佗指出:"人体欲得劳动,但不当使极尔。"循序渐进,持之以恒,做到"形劳而不倦",才能收到健身的效果。综而述之,日常生活中注重调养形体,修身养性对于延缓衰老防治骨质疏松症具有现实的意义。

户外运动减少是老年人易患骨质疏松症的重要因素。许多研究表明,运动疗法可以保持老年人活体骨内矿物质含量和延缓骨丢失现象的出现,对预防骨质疏松有显著效果。适宜的体育运动一方面可促进消化功能,促进血液循环,增进体液调节,提高机体对各种营养物质的吸收;另一方面,则通过肌肉影响骨代谢,通过收缩产生应力而促进成骨,增加骨密度和骨矿物质含量,改善骨质疏松状况,还可通过增加身体平衡性和稳定性来减少跌倒的发生率,进而减少骨质疏松症患者骨折的发生。但运动改善骨密度水平受 ApoE 基因多态性的影响,不同基因型人群对于运动疗法的敏感性存在差异,导致治疗效果各不相同。因此,根据不同的基因型人群对运动敏感性的差异,制订基于基因多态性的特异性运动处方,实现治疗的个体化,对于防治老年性骨质疏松症具有重要意义。

五、注重中医药在防治老年性骨质疏松症中的作用

积极开展治法优先研究,横向比较补肾、补肾健脾、补肾活血、补肾健脾活血等治法的临床效果,运用现代药理细化对疾病的认识,使得中医中药对老年性骨质疏松症的防治具备了深层次的理论和丰富的经验。中医衰老机制认为人体衰老是五脏六腑功能衰退的综合体现,尤其以脾肾两虚最为重要,伴有不同程度的瘀血和痰浊,存在着"正虚夹实"的病理变化。谭清武等用补肾健脾法和单纯补肾法对照治疗老年性骨质疏松,结果发现补肾健脾法明显优于单纯补肾法。张勉之认为衰老是肾虚血瘀的结果,并从中医学、现代医学两个角度阐述了补肾活血法是有效延缓衰老的方法。邵敏等通过对骨康方拆方研究认为,活血化瘀中药可以明显加强补肾健脾方药防治骨质疏松的作用,可提高全身骨密度、骨矿含量、

血清雌二醇含量。水正等采用辨证分型，同时无论肾阳虚、肾阴虚、阴虚火旺各型均加用活血化瘀药物（丹参、红花等），使疗效有了明显提高，不仅使血瘀症状得到显著改善，而且使肾虚症状得到显著改善，而未用活血化瘀药物的对照组对血瘀症状毫无改善，对肾虚症状改善亦不明显。因此，在抗衰老的过程中补肾健脾的同时重视活血化瘀是延缓衰老的一个理想途径，是延缓骨质疏松症发生发展的重要法宝。

目前，老年性骨质疏松常采用西药治疗，但副作用大、远期疗效不肯定、价格昂贵等，制约了其推广。祖国医学从整体出发，辨证论治，借丰富的中药资源，对延缓衰老、防治老年性骨质疏松症有明显的优势。尤其可以缓解其腰背痛、全身骨痛、乏力等症状，提高雌激素水平，降低骨钙释放，对于现代医学意义上的衰老症状有较大程度的改善。对抗自由基的研究，薛红丽认为补肾活血有抗自由基损伤、延缓衰老的作用。杨勇等用四物汤及各单味药对小鼠自由基代谢及免疫功能影响的比较，发现四物汤全方通过调节自由基代谢及对免疫功能的影响，而起到延缓衰老的作用，配伍后表现出较强的药理活性；对调控衰老基因的研究，王学美等观察五子衍宗丸及其拆方对老年肾虚者外周血白细胞线粒体DNA 缺失，减少有缺陷的呼吸链，增强细胞所需的能量，从而达到维持细胞正常生理，延缓衰老的作用；对调节免疫功能的研究，沈自尹等认为补肾法可以干预衰老的进程，延缓免疫衰老，特别是延缓老年 T 细胞凋亡。钟毅等用补肾健脾活血化痰方药经过临床和动物试验研究显示具有增加机体免疫功能作用；对神经系统的研究，赵伟康等研究发现，固真方能明显延缓老年机体 HPTT 轴的功能退化及延缓老年大鼠下丘脑-垂体-肾上腺-胸腺（HPTQ）轴衰老的作用。

随着我国社会老龄化的到来，骨质疏松的发病率不断增加，严重地影响着老年人的生活质量和身心健康，其防治已成为近年来医学界研究的热点。衰老是健康机体生理功能减退，对疾病易感性增加，最后到达生命终点的一个程序性过程。随着增龄，机体各类器官和组织成分包括骨组织均会同步地以不同的速率衰退或老化。骨组织不论其数量和质量，组织成分和细胞活力都会受衰老规律的支配，骨骼的材料性能及其构筑和其相应的细胞和代谢活动，都是生物进化自然选择的结果，也都受衰老规律的支配。骨质疏松症的发生发展是长期不良生活习惯、不合理饮食结构、不注重体育运动等多种因素相互叠加的结果，它是进行性而又不可逆的病理过程，一旦发生骨质丢失便很难恢复骨的正常结构，所以必须在骨质疏松发生之前开始进行预防，预防是控制骨质疏松的最有效方法。祖国医学历代医家主张通过养生来防治疾病，并积累了丰富的理论和方法，在生活中行之有效。因此，从衰老规律深入对老年性骨质疏松症的认识，深入挖掘中医养生理论在抗衰老中的理论精华，充分发挥中医养生理论对疾病预防的指导作用和中

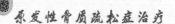

医药在延缓衰老中的保健作用，对延缓骨质疏松症的发生发展、最大限度地运用中医养生相关理论指导抗骨质疏松具有重要意义。

六、治未病理论抗骨质疏松的实践

"治未病"是中医预防治疗学的一大优势，表现出的健康学和社会学问题，已成为当今医学研究的主题。我们要以"治未病"构建自己的学科特色，继承、弘扬中医"治未病"之法则，把握其科学认识论和丰富的实践经验，"勤求古训，博采众长"，要不断更新、发掘与探索对治未病概念的认识，使"治未病"的内容实质不断得到充实、提高和延伸，要在临床实践中不断总结经验才能最大限度地发挥中医中药在预防治疗学方面的潜力，并借助现代医学各种先进技术手段，深入研究饮食起居、劳逸、心理、社会、环境、自然等诸多因素对人类健康的影响机制，探讨各种疾病的发生发展规律及防治措施，提高人类的生活质量，强身健体，延年益寿，让中医药为人类健康事业发挥应有的作用。

1. 张仲景"治未病"学术思想探讨

中医"治未病"思想历史源远流长，是在长期医学实践中不断发展、进步，逐渐形成、完善的系统学说，代表着医学的前沿和方向。医圣张仲景禀《黄帝内经》《难经》之旨，开临床应用之先河，在临床医学实践中不断贯彻、创新和完善"治未病"思想，不仅对后世中医学的发展具有重要影响，而且对当代中医学的理论与临床有积极指导意义，也对现代我国医药卫生贯彻"预防为主"战略方针具有深刻的现实意义。

（1）"治未病"的源流。

"治未病"的概念最早出现于《黄帝内经》。《素问·四气调神大论》曰："是故圣人不治已病治未病，不治已乱治未乱……"指出"治未病"主要是指在机体没有疾病时须顺从四时阴阳，积极养生，即未病先防。《素问·刺热》曰："肝热病者左颊先赤……病虽未发，见赤色者刺之，名曰治未病。"《灵枢·逆顺》曰："上工治未病，不治已病。"指出"治未病"是指通过恰当的治疗以阻止其发展，当属早期治疗的范畴，即欲病救萌。

《难经·七十七难》云："所谓治未病者，见肝之病，则知肝当传之与脾，故先实其脾气，无令得受肝之邪，故曰治未病焉。"即内脏疾病有可能按照五行相乘或相侮的规律传变，在治疗时就应当首先辨明有可能被传的脏器，从而采取相应措施，以防传变，此即既病防变。

从《黄帝内经》《难经》中的论述来看，"治未病"有三层含义，其一为未病先防，其二为欲病救萌，其三为既病防变。

在《黄帝内经》《难经》的思想基础上，张仲景从人体内部脏腑相关的整体观念出发，根据阴阳五行生克制化的理论，阐明脏腑疾病有先后次序相传的规律，从未病先防、既病防变的多侧面论述了治未病的原理、方法，形成了完整的学说。孙思邈将疾病分为"未病""欲病""已病"三个层次，要求医生要"消未起之患，治未病之疾，医之于无事之前"，还明确论证了"治未病"与养性的直接关系，创造了一整套养生延年的方法。朱丹溪云："已病而后治，所以为医家之法；未病而先治，所以明摄生之理。"叶天士未雨绸缪的思想，提出"务在先安未受邪之地"的观点，是指疾病过程中要防变于先，采取主动。

因此可见，中医"治未病"思想奠基于春秋战国时期的《黄帝内经》《难经》，发展于东汉张仲景《伤寒杂病论》，成熟于清代叶天士《温热论》。张仲景承前启后，在继承《黄帝内经》《难经》基础上丰富和发展了治未病理论，对后世"治未病"思想的发挥产生了重大影响。

（2）张仲景"治未病"思想述略。

①未病先防，未雨绸缪。未病先防，即在疾病未发生之前，做好各种预防工作，以防止疾病的发生。正邪是产生疾病的两个重要因素，因此，秉承《黄帝内经》"正气存内，邪不可干"的思想，张仲景从人与自然界密切相关的整体观念出发，强调未病之前当重视养慎，即内养正气，外慎邪风。一是节制房事，勿令竭乏；二是注意饮食有节，避免偏嗜；三是避免邪风、虫兽、外伤等各种致病因素的伤害，即所谓"五脏元真通畅，人即安和"，"若人能养慎，不令邪风干忤经络"，"房室勿令竭乏"，"服食节其冷、热、苦、酸、辛、甘"，"更能无犯王法，禽兽灾伤"。未病之时，内养正气，使气血流畅，阴阳平衡，外慎邪风，内适起居行为，使人顺应自然，与客观环境相协调，抗病力强，虽有不正常的气候，亦不会伤人致病。因此，增强体质，提高正气抗邪能力是未病先防的关键。

②既病早治，防微杜渐。若一时不慎，感受病邪，疾病发生的初期，就应及早采取措施，积极治疗，以防止疾病的发展与传变，这属于"治未病"的另一层含义。《金匮要略》云："适中经络，未流传脏腑，即医治之。四肢才觉重滞，即导引、吐纳、针灸、膏摩，勿令九窍闭塞。"以免病邪深入，病情加重，使患病之体早日康复，此即强调疾病的早期治疗，体现了《素问·阴阳应象大论》"善治者治皮毛"的早期治疗观点。又如肺痈"始萌可救，脓成则死"，强调早治者预后良好；再如"欲作刚痉""欲作奔豚"，在疾病将发未发之际给予及时有效的治疗，可以减轻病痛，缩短病程。另有云"胸痹，胸中气塞，短气，茯苓杏仁甘草汤主之，橘枳姜汤亦主之"，为胸痹轻证的证治。而仲景却设二方以治之，可见仲景对疾病早期治疗的高度重视。

《伤寒论》辨治六经疾病，就反复强调既病早治的重要性，如"患者脏无他病，时发热自汗出而不愈者，此卫气不和也，先其时发汗则愈，宜桂枝汤。"提

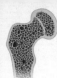

示治疗太阳病或营卫不和之自汗症时，需于患者不热无汗之时，用桂枝汤取汗，使营卫和调即愈。所谓"先其时发汗则愈"，足见其治未病方法应用之巧妙。再如仲景的截汗、截疟等法，启示在某些疾病尚未发作或加重之时，要抓住先机及早应用截断疗法，杜绝疾病的进一步发展。

③已病防传，阻遏蔓延。人体脏腑之间，在生理上有着相互资生，相互制约的五行生克制化关系；在病理上存在着相互影响，相互传变的五行乘侮亢害关系。因此，在诊治疾病时，仅对已病脏腑进行治疗是不够的，还必须掌握疾病发展传变的规律，准确预测病邪传变趋向，对可能被影响的脏腑加以固护，采取预防措施，阻断疾病的传变途径，防其蔓延为患，促使疾病向痊愈方面转化。仲景以肝病为例，系统地阐述了这一传变规律，提出了治肝补脾，防止传变的原则，《金匮要略》指出："夫治未病者，见肝之病，知肝传脾，当先实脾。"强调肝之病，多传变至脾，治疗当"先安未受邪之地"，注意照顾未病的脏腑，以防疾病传变，加重病情。此外，张仲景在《金匮要略》的方剂中，同样体现了"既病防变"的思想，如多数方剂体现了重视温补脾肾。这是张仲景为防杂病后期出现脾肾虚衰之证，影响其他脏腑，导致久虚不复，甚至病情变化，而采用的调补脾肾、扶正祛邪之法。仲景辨治外感病，依六经传变规律，准确地提出预测疾病的"传与不传"及病情好转痊愈恶化的时间，如《伤寒论》云"伤寒一日，太阳受之，脉若静者，为不传，颇欲吐，若躁烦，脉数急者，为传也""伤寒二三日，阳明、少阳证不见者，为不传也""太阳病，头痛至七日以上自愈者，以行其经尽故也"。同时还提出"若欲作再经者，针足阳明，使经不传则愈"，提示对太阳病日久，有传变征兆者，要采取积极的救治措施和针对性预防治疗，先安未受邪之地，防止病情的逆变，阻止病势的发展。

④病盛防危，谨防逆变。对已盛之病，应采取积极救治措施，防其逆变。这是治未病思想更深层次的体现。急危重症有一个从量变到质变的过程，若能防患于未然，在关键的时刻及时救治，多可转危为安，并告诫人们"一逆尚引日，再逆促命期"。如《伤寒论》第320、321、322条中少阴病出现口燥咽干，或自利清水、色纯清、腹痛拒按、或腹胀满不大便等症时，急予大承气汤的少阴病三急下证。《金匮要略》以升麻鳖甲汤治疗阴阳毒，指出五日可治，七日不可治。其中治病的实质就是要迅速阻断已盛之邪毒，阻止病势的发展，使危重患者得到救治。

⑤新愈防复，调养将息。疾病初愈，采取各种措施，防止疾病的复发，是仲景"治未病"思想更加丰富且更具临床实用价值的总结。《伤寒论》于六经病篇之后，设有"辨阴阳易瘥后劳复病脉证并治"，如398条"以病新瘥，人强与谷，脾胃气尚弱，不能消谷"。393条"大病瘥后，劳复者"等。指出伤寒新愈，若

起居作劳，或饮食不节，就会发生劳复、食复、复感之变，所以应慎起居、节饮食、勿作劳、重调理，方能巩固疗效，防止疾病复作，以收全功。所以，病后调摄，防病复作，亦不失为治未病内容的延伸。

（3）张仲景"治未病"思维浅析。

①以五脏与五行的相关性说明"治未病"的途径。张仲景按照五脏与五行的相关性理论，根据五脏与五行之间的生克制化关系，从整体观念出发，取类比象，把五脏六腑的特点与五行之间生克制化的关系相结合，注重五脏六腑之间的生理病理关系的转化，指出为了防止疾病的蔓延，就应该依据这种规律，先治或先安未病的脏腑，以截断其传变的途径，从而使疾病向着痊愈的方向转化。

②调畅气机、调补后天之本为"治未病"的方法。脾属土，为后天之本；肝属木，主疏泄，主情志。两脏为人体气机之枢纽，一升一降，共同调节人体的气机运动。机体生理活动以气机运动和气化过程为基础。气的升降出入必须保持协调平衡才能维持正常的生理活动，这主要依赖于肝和脾的功能协调。调肝疏畅气机，补脾提高正气抗邪能力和顺应自然界气候变化的能力是未病先防的关键。

③顺应五行为"治未病"的行为方式。五行是构成世界的五种基本物质（即木、火、土、金、水），其外延包括五气、五味、五方等，人体生生不息的功能活动正是五脏顺应自然之气变化活动的结果。张仲景"治未病"思想正是按照天人相应的整体观念，要求人们的生活行为都应该顺应五行，方能健康无病。

④六经学说为"治未病"的传变规律和辨治方法。仲景六经学说提出了三阴经与三阳经的传变规律，总体可分为"太阳–少阳–阳明""太阴–少阴–厥阴"两大传变系统，而三阴经与三阳经之间又可以互传，从而形成了完整的疾病传变系统，这一系统学说的建立，科学地反映了中医防治疾病的规律，为中医对于疾病预防提供了基本的理论体系。

（4）"治未病"思想的现实意义。

①"治未病"务在先安未受邪之地。这是具有预防思想的治疗原则，是控制疾病发展的一种积极措施，将疾病控制在早期，防止进入危重阶段，也是人们预防疾病的发生，减轻疾病的损害，延年益寿的需要。

②"治未病"重在防微杜渐。疾病已经发生，在其病渐而未深，微而未甚阶段能及时制止，使之不致蔓延。运用疾病传变理论判别发展趋向，见其微能知其著，对于起病急，变化快的外感病来说其临床意义更为重要。

③"治未病"标志着对疾病认识的深入和医学的高度发展。疾病是由邪正斗争的相对静止性和不断变化的绝对性组成的一个完整的动态过程。从《黄帝内经》提出"治未病"开始，标志着我国医学的发展已从被动治疗提高到主动预防的水平。

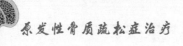

2. 治未病研究抗骨质疏松的构建思路与实践

治未病是采取预防或治疗手段，防止疾病发生、发展的方法，是中医治则学说的基本法则，是解决全球性医疗危机的重要途径。"治未病"健康工程是在中医"治未病"思想的指导下集成健康文化、健康管理、健康保险而创建的新型健康保障模式即KY3H模式，并且在服务内容、服务模式、服务平台、运行机制方面创新，构成中医"治未病"的理念。"治未病"健康工程将推动以疾病为中心的生物医学模式，向以人的健康为目的的、实现个体化诊疗的新医学模式转变。骨质疏松易复发、难治愈，预防是关键。因此以治未病为核心理念，积极开展"治未病"健康工程建设，构建骨质疏松中医特色防治体系具有重要作用。

（1）构建从肾及督脉防治骨质疏松症的KY3H服务。

祖国医学认为肾虚是骨质疏松症最基本的病因病机。我们经过多年的临床实践，根据"肾主骨""八脉隶于肝肾"及督脉理论，在中医平衡观、整体观和辨证施治的观点指导下，结合天人相应观、形神合一观和动态平衡观治未病学的基本理念，创新性提出督脉是骨质疏松症发病的经络学基础，肾虚是其最基本的病因病机，风寒湿三气为诱发，肝郁是关键的病机，血瘀是重要的环节；认为该证属本虚标实，治疗的主要原则是补肾调肝、强督通络、活血止痛，提出治疗的重要途径是"治用、治体、治少阴、通督、活血"。治用即疏肝气，治体即补肝血和养肝阴；治少阴就是填肾精、补肾阳、滋肾阴。因此，构建从体质–肾–督脉–骨质疏松防治体系成为可能。

（2）管理个体人的健康状态风险。

通过健康状态、风险因素、方法要素，在现代医学为载体的条件下通过宏观、中观、微观方面实现三观并用，建立KY3H个人健康状态信息库藏，构建骨质疏松防治综合数据管理平台，进行个体人健康状态辨识、评估风险。

在宏观方面根据个体的体征类型进行宏观观察，在中观主要通过状态进行观察，在微观通过功能影像，通过组织形态进行规范。对所有人提出三防一治，预防病前病、病中病、病后病，从而维护系统整体功能的状态。骨质疏松"未病"之人分为健康和骨质疏松"未病"两类状态；骨质疏松"欲病""已病"之人分为"轻、中、重"三类状态。针对骨质疏松发病的年龄因素、免疫因素及机体病变等外部的环境因素及个体因素，对于未病之人分析危险因素，进行风险管理。为绝经前后妇女、老年人，尤其是高龄人等骨质疏松的高发人群改善状态，防病前病。对于欲病之人，通过自助干预，自我保健操，定期随访、专项检查，文化的干预，健康宣教，注重"成、发、复"的风险。已病之人，主要是"传、源的风险管理"。传是并发症的风险、并发症的风险，应加强综合治疗提高疗效。源的风险是医源性的风险，加强规范治疗、合理用药。

（3）骨质疏松症中医特色干预研究。

①建立骨质疏松症大数据网络平台及防治中心。将治未病的相关内容发布和建立在骨质疏松症大数据网络平台之上，完成自助的健康状态信息管理和查询有关信息的服务。运用中医体质辨识、中医辨证等方法，融合医学体检和生物医学工程技术，采取先进的个性化评估技术，进行体质辨识。同时利用网络平台为患者及有关人员提供快捷方便的有关医学知识，为患者直接提供就医指南。并邀请有关专家解答各种疑难杂症，为患者提供直接和间接服务。

②个体、系统、全程（递进）的特色治疗方案。根据患者病史、病变部位和 CT 或 MRI 检查结果，以及不同病理阶段和临床表现，结合年龄、身高、体重和心理及经济状况等精确设置个性化治疗方案，因时因地因人选用合理的治疗方法，制订正规方案，周密计划、精心组织、精确实施，以大大提高治愈率。根据患者病情的严重程度、自身的条件做出综合的考虑分析后制定出科学的治疗方案。在治疗方法的选择上，建议患者采取递进式治疗，采用最适合的治疗方法，即在保守治疗无效时，应首先考虑微创手术，只有少数不符合微创手术适应证的严重患者，才最后考虑行开放性手术治疗。

③绿色、多层次的特色治疗方案。对首次就诊的患者，首先"五定"：定诊断、定疗法、定疗程、定预后、定费用，为患者选择毒副作用小、疗效最好、痛苦最小、安全系数最高、经济适用、依从性好的绿色治疗方法。针对骨骼退变的致病因素，为有效地治愈体弱多病、久治不愈的慢性、顽固性腰背部疼痛及周身关节疼痛，采取"内外统一、动静结合、中西结合"系统的全身治疗方案。遵循整体平衡理论，采用"多层次、立体化、全方位"的治疗，恢复机体的动态平衡，时刻保持着机体肌肉骨骼的动态平衡。

④中医特色干预方法。

A. 辨证论治、中药内服外用

整理临床资料，总结骨质疏松症多虚、多瘀、多郁的特点，在前期研究基础上，开发研究系列治疗骨质疏松症的中药复方，进一步缓解疼痛，改善功能，提高生存质量。

B. 特色推拿按摩

在中医基础理论的指导下，总结创新推拿手法，提高疗效，降低复发率，形成丰富的经验，探讨治疗骨质疏松症的较规范、安全、可靠的非手术疗法。

C. 特色针刺疗法

在中医基础理论的指导下，采取针刺与穴位注射结合、针灸与梅花针的结合、与中药辨证施治结合的三结合方法，总结平衡针针刺法治疗骨质疏松症，进一步减轻患者的疼痛，促进功能恢复。

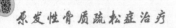

D. 针刀疗法

运用现代化医学新知识，将中医整体观和西医微观相结合，根据肌肉和结缔组织的生理特性，从骨与肌腱、韧带、筋膜的生物力学和运动医学等方面的关系，运用针刀疗法神经粘连松解术，配合定位、定点、定向准确的调衡手法，整复骨与关节错位，恢复肌肉骨骼关节的平衡状态，治疗周身关节疼痛，力求见效快，疗效好，治愈率高，复发率低，无痛苦，无副作用。

E. 特色理疗

根据水冲击原理、悬浮复位原理、营养修复原理等，利用磁疗、干扰电、超声波等使中药作用于病变部位，达到标本兼治。

F. 特色康复疗法

集祖国传统医学之精粹，嫁接现代高科技技术，拟创新提出"让脊柱挺起来"特色康复的新概念，根据"不通则痛、通则不痛"的中医原理、"推举治疗"原理、"经筋膜"理论，运用中药熏蒸、牵引、走罐法、艾灸、功能锻炼等特色疗法，临床因人、因病、因症而异，整体综合防治、积极健康宣教，让疗效显著。

G. 健康调养

按照祖国传统医学"天人相应"的理论，整合西方先进医学和我国古老养生观念，发挥中医特色优势，进行心理平衡调养、行为平衡调养、自我平衡调养、饮食平衡调养、中草药食品平衡调养等五行疗养系列，致力于经典专业的健康养生。

H. 健康文化

秉承"关爱、健康、和谐"的服务理念，围绕"传承创新、弘扬正骨医术、关爱生命、创造健康人生"的服务目标，开展"快乐团队"活动，倡导医患"零距离"沟通，实行优质化服务，服务保障各个环节尽力彰显规范化、人性化、个性化。

⑤发挥科研基础作用，打造临床治未病特色研究型中心。继承和弘扬祖国医学文化，发挥重点学科优势，发挥中医学治未病的优势理念，结合现代科技知识，通过文献研究、理论探讨、临床资料整合，深入研究骨质疏松症病因病机、症候分布规律及疗效评定标准，积极开展骨质疏松症干预方案的创新性研究，探索具有现代中医特色的骨质疏松症的干预模式。基于复杂性科学的中医基础理论研究，立足慢性病医学研究理论，因人制宜，在整体观和个体化辨治思想的指导下，辨证与辨体相结合，探讨骨质疏松症的临床分期，分析中医治疗方法的选择方案。充分运用以复杂性科学的系统方法指导下的现代生物科学技术如生物信息挖掘技术，结合生物学知识的数据挖掘法，多学科、多层次、多角度地评估骨质

疏松症中医临床疗效，利用计算机进行模拟数学计算，制定中医药治疗骨质疏松症优化方案，以期能最大限度地提高疗效。运用系统生物学，基于系统论、多靶点效应整合理论，揭示中药及其复方体内药效物质及作用环节，发现中药复杂体系在体内的药代与毒代动力学规律，探索中药最优疾病多靶联合作用的效应机制，努力筛选出更有效的治疗中药，进一步提高临床疗效及指导临床合理用药。

治未病研究骨质疏松症特色治疗中心将通过深化改革，加速人才培养，加强重点专科建设，改善医疗科研条件，努力开展新业务、新技术，积极开展治未病健康工程，促进人类健康。

第二节 原发性骨质疏松症的护理

原发性骨质疏松症是以骨量减少、骨的微观结构退化为特征的，致使骨的脆性增加以及易于发生骨折的一种全身性骨骼疾病，是一种严重影响老年人的生命及生存质量，并且造成严重的社会及经济负担的疾病。从1998年开始，世界卫生组织就开始参与由国际骨质疏松基金会资助和组织的骨质疏松防治活动，并规定每年的10月20日为世界骨质疏松日。由于我国的人口众多，老龄化程度也在逐渐加剧，老年人骨质疏松患者也在呈逐年上升的趋势。但是到目前为止，还没有绝对安全并且有效的方法能使老年人已经疏松的骨质完全恢复到正常、高质量的骨骼。因此，加强原发性骨质疏松症的护理，是增强老年人生存率及生活质量，减少并发症的有效方法。

一、心理护理

心理护理，是指运用心理学的方法，然后以心理学的理论及良好的人际关系为基础，再通过语言和非语言的沟通，改变护理对象不良的心理状态和行为，促进疾病康复或保持健康的护理过程。在护理原发性骨质疏松症患者的过程中，首先要了解不同患者在心理上存在的差异，做好心理护理，使患者能用好的态度面对疾病，这样才能使患者在接受治疗时处于最佳状态，提高患者的生活质量。

（一）心理特点

由于原发性骨质疏松症患者的治疗时间长、疗效慢、对疾病缺乏正确的认识，严重时还可能需要长期卧床，从而影响患者的生活自理能力，因此患者除了感觉躯体疼痛外，还可能会出现不同程度的焦虑、沮丧及抑郁等不良心理反应，一般焦虑和沮丧的患者表现为心神不宁，担心治疗过程中出现的疼痛、治疗的风险及费用，是否能被家人长期照顾，治愈后机体功能状况的恢复情况等，而长时间的焦虑和沮丧可逐渐发展成抑郁，此时患者的心理更加脆弱，常常表现为暗自流泪、烦躁不安、夜不能寐、食欲降低、胡思乱想等。

上述患者的不良心理反应可导致血压升高、心率加快，甚至加重原有的病情，或因情绪不能自制，拒绝合作而影响正常的检查、治疗和机体康复，给护理工作带来困难。对于患者出现的不良心理反应，护理人员要分析原因，然后实施心理护理措施，使患者能以愉快地心情接受治疗，提高治疗效果。

（二）心理护理

1.告知有关原发性骨质疏松症的有关知识

根据患者不同的年龄、背景、文化程度和心理状态，通过面对面的交流或者健康教育宣教手册，告知患者疾病的相关知识，让患者了解疾病的预防、治疗、功能锻炼、预后及日常生活注意事项等，了解长期进行饮食、运动及药物治疗的重要性，提高对疾病的正确认知能力，增加对疾病治愈的信心，减少对疾病的误解及猜疑。在进行宣教解释时，要尽力做到语速稍慢，声音稍大，通俗易懂，语义明确。由于原发性骨质疏松症是一种慢性疾病，需要长期治疗，帮助患者建立恒心、耐心及顽强的意志，以此来配合治疗。同时向患者介绍同病症的病友，将好的治疗效果及身体恢复情况互相告知，建立良好的病患关系，共同治疗，互相鼓励，以增强其信心，看到希望。帮助患者矫正不良习惯，戒烟、戒酒，保持正常作息，纠正不良饮食结构，保证充足睡眠，恢复良好精神状态。

2.用心沟通和交流

护士应该用真诚关切的态度主动与患者沟通，了解他们的性格、爱好、心理活动和生活状况，交流时语言要亲切通俗，用心与患者沟通交流，建立良好的护患关系，使患者相信护士，敞开心扉，消除顾虑，配合治疗；充分维护患者的自尊及隐私权，建立信任感，悉心倾听患者的诉说，表示同情及理解；尽力为患者营造整洁、温馨、舒适、安静、安全的环境，消除因环境不佳而引发的心理不适；帮助患者建立积极乐观的生活态度，保持良好的心理状态，积极配合治疗。

对有心理问题的患者给予开导，帮助他们纠正心理失衡状态，鼓励患者多参加社交活动，适当的娱乐、听音乐、冥想，能使情绪放松以减轻疼痛，这样不仅有利于消除患者的负面心理，减轻不舒适症状，提高治疗效果，促进康复，还有利于改善患者的生活质量。

3.与家属沟通，共同鼓励患者

家庭是老年人物质和精神生活的依托，护理人员要与家属沟通，告知家属骨质疏松的有关知识，让家属了解疾病的预防、治疗、功能锻炼、预后及日常生活注意事项等，了解长期进行饮食、运动及药物治疗的重要性，化解家属的顾虑，鼓励家属共同帮助患者树立战胜疾病的信心。鼓励家属多来病区探视，与患者多聊一些轻松的家庭话题，建立和谐美好的亲情关系，适当满足患者的生活需求，减少患者的孤独感和被遗弃感。

二、疼痛护理

疼痛是原发性骨质疏松症患者最常见的症状，一般骨质丢失 12% 以上时即可出现骨痛，且最常见的是腰背痛，其次是膝关节、肩背部、前臂，而且夜间和清晨醒来时疼痛会加重，日间会减轻，负重能力也减弱，活动后常常会导致肌肉劳损和肌肉痉挛，疼痛加重，这些疼痛给患者带来了诸多困扰，所以缓解疼痛尤为重要。

（一）评估疼痛的程度

目前，临床上用得比较多的疼痛评估的方法有：

（1）数字评估法：患者选择一个能代表自己疼痛感受的数字表示疼痛。见图8-1。

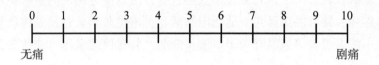

图 8-1　数字评估法

（2）面部表情疼痛评分量表法：适用于任何年龄，特别是老年人及表达能力丧失者。见图 8-2。

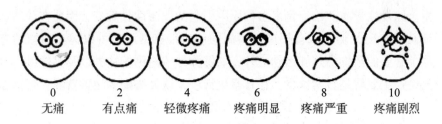

图 8-2　面部表情疼痛评分量表法

（3）词语描述法：让患者选择一个能代表自己疼痛感受的程度。

无痛　　轻度痛　　中度痛　　重度育　　极度痛　　最痛

（二）疼痛护理

1. 解释引起疼痛的原因

向患者解释骨质疏松为什么会出现疼痛及疼痛的特点，使患者能够理解在骨

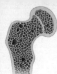
质疏松的情况下，疼痛不可避免，只有通过治疗和改善自身的生活状况，尽量减轻疼痛，提高生活治疗。应介绍有哪些情况能使疼痛加重，有哪些方法可能使疼痛缓解，同时要注意安全保护，避免发生骨折而加重病情。

2. 药物止痛

（1）遵医嘱给患者使用合理的镇痛药物，如塞来昔布等。同时了解镇痛药物的副作用及耐药性，在患者的疼痛缓解或停止时及时告知医生，并询问是否停药。

（2）掌握疼痛发作的规律，尽量在疼痛发作前给药，减轻患者的痛苦，如晨起和睡前。

（3）护理人员的活动应安排在药物起效的时间。

3. 护理措施

（1）患者疼痛急性发作期，需注意观察疼痛的部位、性质、程度及体位关系。

（2）症状较轻者可予以轻柔按摩及热敷等方法以促进局部的血液循环及舒适感，缓解疼痛，并且卧床休息，适当限制活动，避免久坐久行及肢体负重。对于疼痛剧烈不能忍受者可遵医嘱给予口服止痛药，并建议患者尽可能休息，注意观察药物的疗效及不良反应。

（3）告知患者平时要注意保暖及避免寒冷刺激，天气变化时注意增减衣物，睡觉时盖好被子，平时用温水洗漱，避免受凉，可以防止肌肉痉挛，缓解疼痛。

三、饮食护理

由于原发性骨质疏松症是由多种原因引起的代谢性骨病变，因此在预防和治疗骨质疏松症时，加入饮食护理对疾病的治疗很有帮助，可以提高治疗的有效率，除了必要的药物治疗和运动之外，能够弥补体内钙的缺失以及其他维生素的缺乏的途径主要就是日常饮食。在日常生活中，饮食搭配要注重营养，包括充足的钙、维生素 C、维生素 D 及蛋白质的摄入，良好的营养对于老年人预防及治疗原发性骨质疏松有重要意义。根据自身营养状况的不同，科学合理地指导饮食，注意三餐的合理分配，主食多样，副食多吃富含钙、磷和维生素 D 的食物，荤素搭配，食量适度，粗细合理搭配，限制食盐，少吃甜食。

（一）多食含钙高的食物

原发性骨质疏松症患者都有着不同程度的骨质丢失，而形成骨质的重要原料是钙，并且钙又是骨骼正常生长、发育的必需元素。研究表明，较高的钙摄入量与绝经妇女骨量较高有关。因此，原发性骨质疏松症的患者要求补充足够的钙，才能平衡体内钙的代谢。正常老年人每日钙的摄入量应不少于 800mg，对于患有原发性骨质疏松症的老年人，则每日摄入的钙应为 1000~1200mg 为宜。钙摄入的最佳来源是奶制品，250mL 牛奶中有 250~300mg 钙，所以老年人要坚持喝牛奶，但要注意要避免牛奶与菠菜同餐，因为菠菜内含草酸，与牛奶中的钙形成不容易被吸收的草酸钙，从而影响钙的吸收。其他富含钙的食物有：蔬菜（如大白菜、卷心菜）、虾皮、豆类、坚果等。

（二）多食含维生素 D 高的食物

为了保证钙的良好吸收，膳食中还必须保证足够的维生素 D，维生素 D 与甲状旁腺激素的协同作用来维持体内血钙水平的稳定，能促进肠内钙吸收。人体内维生素 D 的主要来源是日光照射，除了接触阳光，还可以从饮食中补充足够的维生素 D，富含维生素 D 的食物包括动物肝脏、蛋黄等。

（三）多食含磷高的食物

磷是钙磷代谢中不可缺少的营养素，尽管人体对磷的需求有限，但适量摄入也很重要，因此食物中的钙磷的比例要高于 2∶1，才能有效预防和治疗原发性骨质疏松症。磷在动植物食物中含量都很丰富，富含磷高的食物有：全谷类（莲子、糙米等）、乳制品、坚果类等。

（四）多食含蛋白质高的食物

蛋白质是生命的物质基础，缺乏蛋白质可能导致机体内各器官组织系统的功能紊乱与结构异常。有研究认为，蛋白质的缺乏会影响骨的生成，膳食蛋白质不足可引起负氮平衡，低的蛋白质摄入量与股骨和椎骨骨质的丢失呈显著正相关，进而导致成骨细胞不能建造必需的有机基质，使骨形成减少，而高蛋白饮食可以有效增加机体钙的吸收。有研究表明，为了使骨骼健康，老年人应摄入比现有推荐量更多的蛋白质，富含蛋白质的食物包括：鱼、虾、瘦肉、黄豆、奶制品等。

（五）多食含维生素 C 高的食物

维生素 C 的缺乏会影响骨的生成，从而增加原发性骨质疏松症的发生率，富含维生素 C 的食物包括：新鲜蔬菜、水果、黑木耳、板栗、松仁等。

（六）戒烟酒、低盐食物、避免饮用浓茶及咖啡

戒烟酒、低盐食物、避免饮用浓茶及咖啡，这些措施有助于提高患者骨峰值，才能有效预防和控制原发性骨质疏松。吸烟可增加骨吸收，抑制骨形成；烟碱能直接或间接刺激破骨细胞，还使碱性磷酸酶活性增加，使骨吸收和骨形成之间平衡失调。减少盐的摄入，同样能实现补钙，因为盐的摄入量越多，尿中排出钙的量就越多，钙的吸收也就越差。研究表明，长期摄入酒精会抑制骨形成，促进骨吸收，最终造成骨量丢失、骨质疏松症。咖啡因有促使尿钙排泄导致负缺平衡作用，使骨矿物质降低。

（七）中医辨证分型饮食护理

（1）肝肾阴虚型：饮食宜滋阴补肾之品，忌辛辣油腻、肥甘厚味。可多食红枣、动物肝脏等，膳食食谱有百合莲子粥、沙参麦冬泡茶饮、生地煲乌鸡等。

（2）脾肾阳虚型：饮食甘温益气之品，忌凉润辛散、生冷、硬固之品。可多食山药、莲子、干姜、桂圆等，膳食食谱有羊脊骨粥等。

（3）气滞血瘀型：饮食宜行气活血之品，忌辛辣刺激之品。膳食食谱有当归炖脊骨、丹参瘦肉汤、川芎红花煲老鸡等。

四、用药护理

原发性骨质疏松症最主要的治疗方法是药物治疗，用药须在医生的指导下服用，不盲目相信保健品，向患者强调药物服用的重要性。护理人员要向患者讲解每种药的用法、注意事项及可能出现的不良反应，用药后要严密注意观察药物的疗效及不良反应。常用治疗原发性骨质疏松症的药物有钙剂及维生素 D（阿法骨化三醇、骨化三醇）、降钙素（鲑鱼降钙素）、唑来膦酸及中药。

（一）钙剂

钙剂空腹服用吸收效果好，最佳服用时间是临睡前，服用钙制剂要多饮水以防形成结石。但是需要注意的是，过量补钙会使血液中的钙含量过高，可导致高钙血症，引发肾结石、血管钙化等。

（二）维生素 D（阿法骨化三醇、骨化三醇）

维生素 D 能促进肠道对钙的吸收，而阿法骨化三醇、骨化三醇可以产生维生素 D，所以临床上多是服用阿法骨化三醇、骨化三醇来补充机体的维生素 D。宜饭后服用，并且要避免与绿色蔬菜同服，忌油腻食品。骨化三醇的不良反应是血钙过多，偶见的急性症状包括食欲减退、头痛、呕吐和便秘，慢性症状包括营养不良、感觉障碍，伴有口渴的发热、尿多、脱水、情感淡漠、发育停止及泌尿道感染。如果发现药物过量应立即停药，必要时洗胃或催吐以防进一步吸收。

（三）降钙素（鲑降钙素、鲑鱼降钙素）

降钙素主要作用是抑制破骨细胞的活性，刺激成骨细胞的形成及活性，由甲状腺素滤泡旁细胞合成和分泌的肤类激素，可减低血浆中钙、磷浓度，抑制钙、磷的吸收。降钙素的不良反应包括恶心、呕吐、头晕、轻度的面部潮红伴发热感，同时应警惕由低血钙造成的四肢抽搐现象，所以在用药的同时要适量的摄入钙和维生素 D。

一般选择皮下注射或者肌肉注射，药物保存在冰箱（2~8℃）里，一旦开启安瓿，要立即使用。由于此药有可能导致过敏反应，所以用药前必须进行皮肤试验（1：100 稀释）。皮肤试验方法如下：取一支降钙素（50IU/支），用 1mL

注射器取 0.1mL 药液，再加生理盐水稀释至 1mL，充分混匀后在前臂内侧给予 0.1mL 皮内注射（约 0.5IU），观察 20min，阴性反应为皮试部位无红肿、无异常全身反应，阳性反应为皮试部位皮丘隆起，出现红晕硬块，直径大于 1cm，或周围出现伪足，有痒感。

（四）密固达（唑来膦酸注射液）

适用于绝经后的妇女的骨质疏松症，用于治疗 Paget's 病（变形性骨炎），一年只滴注一次，全面提升骨密度的药物。用药前需要检查患者骨密度及肾功能肌酐清除率（不推荐肌酐清除率小于 35mL/min 的患者使用）和血钙水平，并在使用前补足钙和维生素 D，静滴前后均要给予 750mL 补液，并且静滴时间不得少于 15min，不能与其他药物混合使用，在静滴的过程中要注意患者有无不适、药物有无外渗，并在静滴密固达当日多饮水，达 2500mL。用药后三天内，要严密观察患者是否发生不良反应，如发热，全身关节痛，并且指导正确服用非甾体抗炎药以预防不良反应。

（五）中药

中药汤剂宜温服，每日饭后 1h 服用，饮用前先加热，服用后要注意观察患者是否肠胃不适。

五、安全护理

随着预期寿命的延长和人口结构的改变，骨科因骨质疏松症住院患者越来越多。老年患者由于机体及心理原因，常影响其住院安全问题。安全是做好护理工作的基础，老年患者的安全管理是老年病科护理工作的重点。老年人属于健康脆弱人群，如何使老年护理更好地适应老龄化社会的挑战，是 21 世纪护理人员面临的重要课题。由于老年患者生理、病理的改变，易发生跌倒、误食、误吸、坠床等意外。护理人员应加强防范意识，并根据现存的或潜在的不安全因素制定有关管理规定，很多意外是可以预防的。

（一）与安全有关的内在因素

衰老是老年人体器官结构发生变化，致使生理机能降低，体弱多病，机体衰老，五官、躯干及四肢的功能逐渐下降的主要原因。如老年人由于角膜不够透明，透光减少，老年性缩瞳等原因，使到达视网膜的光线减少，晶状体变黄，巩膜透明性减弱，出现视物昏花；听力减退；尿频、夜尿多、夜间起床次数增加；感觉迟钝；肌张力强度减少；高、低血压致头晕；语言、行动缓慢、关节僵硬等都会给老年人的安全带来威胁。

（二）与安全有关的外界危险因素

不适当的灯光；浴室或楼梯缺少扶手；马桶坐椅过低；不平整或过滑的地

面；不合适的助行器；环境内障碍物过多或阳光过度刺眼；不当的身体约束；物品不定点放置。

（三）与骨科老年患者本身疾病有关的安全因素

老年人因骨骼肌肉系统的退行性改变，使骨骼、关节、韧带、肌肉的结构和功能受到损害，降低了人体的稳定性，如骨质疏松、关节疾病等；因骨折致肌肉萎缩；因骨疾病采取手术治疗致步态不稳。因创伤、疼痛、长期卧床等引起心肺功能受损：如心力衰竭、心律失常；肺部疾病如肺部感染等；神经功能受损；药物不良反应：如镇静安眠剂、降压剂等的影响；其他如穿不合适的鞋子，营养不良、脱水等。

（四）骨质疏松症老年患者常见的安全问题

1. 坠床

坠床通常是与老年患者平衡感觉减退，纠正失衡的能力减低等有关。如有的患者在睡眠过程中翻身幅度较大，当腿大部分离床而悬空时，或身体部分在床沿上时都感觉不到，这时如果患者稍一活动就会使腿连身躯一起坠床到地上。骨折的老年患者住院时，来到医院这个陌生环境，骨折后引起疼痛，术后伤口的疼痛导致睡眠障碍，如失眠、多梦。另外，病情需要卧床休息，往往出现烦躁不安的情绪，如果不上护栏等保护措施，有可能会从床上摔下来而致皮肤破裂或血肿，严重者导致骨折发生。

2. 跌倒、滑倒、烫伤

目前，世界上很多国家已经或正在把住院患者跌倒率作为临床护理质量控制的一项指标。老年人行走缓慢，脊柱骨折、下肢骨折康复患者落地学行走，容易再次滑倒、跌倒，或在洗手间发生意外。如蹲下排便后站不起来；便秘时用力过度排便导致乏力跌倒。老年人的皮肤对热的感觉较迟钝，使用热水袋时温度过高，理疗时仪器离皮肤距离稍近，温度稍高可导致皮肤烫伤。

3. 呛咳、误吸、误食

老年人由于神经反射性活动减慢，使吞咽肌群互不协调，容易造成吞咽障碍，进食时容易呛咳，还可以引起吸入性肺炎。另外，据报道，误吸、误食窒息致死患者占每年总死亡率的1.3%。故针对老年患者的特点：耳聋眼花，记忆力减退，咀嚼缓慢，特别是椎体压缩性骨折、下肢骨折的老年患者，需要卧床休息。在进食过程中由于体位不当，吞咽不利引起呛咳以致造成吸入性肺炎，或者食物堵塞呼吸道导致窒息而死亡。也因视力模糊而误食，误将外用药当作内服药服下，如外用药水口服。

（五）老年患者的安全评估

评估老年患者此次发病后活动能力及自理能力；评估患者有无易跌倒的不安

全倾向，如行走能力、视力情况、鞋子是否合适、衣服是否过长、辅助步行器是否合适等；评估患者有无坠床的不安全倾向，如神志是否清楚，有无躁动等。评估老年患者自行服药能力及药物疗效和副作用；评估老年患者对温度的敏感性，热水袋的好坏、使用情况；评估老年患者的既往病史，有无直立性低血压、眩晕、心脏病、骨关节病症等；评估老年患者的营养状况、体质情况。

（六）护理对策

1. 风险评估

（1）入院后分析患者的高危因素，做好预见性护理。患者入院后护士及时进行护理评估，评估内容包括一般资料，护理体检、心理社会评估、教育需求评估及生活处理能力的评估，根据评估分析患者存在哪些高危因素，并作为护理诊断排列顺序的依据，针对患者个体存在高危因素的具体情况，制订个体化护理计划，通过提出预见性护理措施，指导护士有重点地对患者进行观察及护理。只有搞好评估，工作才有针对性、主动性、预见性，才能更有的放矢地制订和实施护理计划，为患者提供主动、连续、全方位的服务。例如腰椎压缩性骨折，检查骶尾部等处皮肤有问题及时处理；脊柱损伤者不能翻身者，建立翻身卡，防止压疮。

（2）护士长应有敏锐的观察力和风险防范意识，注重管理的前瞻性。定期进行风险评估，发现可能导致的护理风险因素，要组织人员及时讨论应对方法并提醒有关人员注意。护士长要注意管理的科学性、系统性，合理地安排利用护理人力资源，护士的工作能力必须符合各级护理人员工作职责，特别是实施整体护理的责任护士应该有发现问题与解决问题的能力。

2. 加安全管理的措施

强化安全意识，突出防范效应，安全是做好护理工作的基础，必须把安全防事故提到管理的重要议事日程。增强护理人员安全意识，加强责任心，严格执行各项规章制度，树立安全第一、质量第一、患者第一的思想，做到早期发现、早期教育。

3. 护理措施

（1）了解老年患者的心理状态，做好说服工作。主动询问、关心、体贴、鼓励患者，耐心倾听患者的诉说，鼓励患者说出心中的感受，了解他们的心理、生理需要，给予满足。在护理过程中要注意观察并掌握他们的生活规律和生活习惯，要把某些事情做在前头，使他们做什么都可以得心应手。及早发现患者情绪变化，跟患者谈心，及时跟患者家属联系，多探视。安慰和关心患者，做好交接班，多巡视，了解患者心理状态，做好防预措施。

（2）防坠床。我们可以采取以下措施来预防患者坠床，如床边上床栏，躁

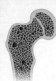

动患者进行保护性约束，必要时给予镇静剂。经常巡视患者，发现患者睡在床边时，务必将患者扶移致床中央。对视力减退的患者，加强防护措施，起床上厕所时要有人陪伴，室内光线要充足。

（3）防跌到、滑倒、烫伤。在老年患者走动范围内的地面不可有任何障碍物，以防老年患者行走时被绊倒或滑倒。刚拖完地面时，地面湿而滑，告知患者不要下地走路，地面保持干燥清洁，设置"小心地面滑"标记。告知老年患者做事动作宜缓慢，例如上下床时动作宜缓慢。指导老年患者在走动前要站稳、站直后再起步，行动不便或肢体无力的老年患者最好用拐杖或轮椅。在走路时最好穿大小合适、鞋底不滑的鞋。脊柱骨折、下肢骨折康复老年患者落地学行走时，一定要有人陪伴。做好老年患者日常生活护理，帮患者倒开水，提供患者方便。使用热水袋时温度宜50℃左右，做理疗时，仪器离皮肤距离稍远些，温度稍低，以免烫伤皮肤。

（4）防呛咳、防误吸、防误食。老年患者在进食、服药时，要采取舒适的体位。饭前保持心情舒畅，病情允许应尽量让其取坐位或半坐卧位，进食后保持这种姿势30~40min。但病情不允许抬高床头，如椎体压缩性骨折的老年患者在进食、服药时、采取右侧卧位，进食速度要慢，每次进食量要少，要给患者充足的时间进行咀嚼和吞咽。嘱患者吃饭时不要讲话，不要看报。进食的食物要软、易消化、富营养，避免粗糙、干硬、辛辣的食物。服药将药片压碎以利于吞咽。对吃流质容易呛咳的老年患者应把食物做成糊状。对视力功能差的患者，老年痴呆症的患者的外用药及外用药水要放置好，避免误吸、误食。

（5）预防卧床老年患者的并发症发生。首先跟患者及家属做好解释工作，了解到并发症的危害性，使患者积极配合护理工作。老年患者的身体抵抗能力差，随天气的变化，增减衣服，防感冒。指导患者做深呼吸，病情允许可做扩胸运动。有痰时，鼓励患者多饮水，指导有效咳嗽咯痰，把痰液咳出。鼓励患者多做抬臀运动。设立翻身卡，臀部垫水垫，下肢牵引的患者，用小软枕垫起足跟，定时翻身拍背，按摩受压部位，预防压疮的发生。给予患者饮食指导，指导患者多吃新鲜蔬菜、水果，保持大、小便通畅。

（6）密切观察老年患者术后的生命体征及病情变化。做好术前健康宣教，老年患者术后安置在监护病房，按医嘱根据麻醉方式予去枕平卧位，禁食的时间，告知患者不要抬高头部，以免引起头痛。如果出现呕吐，头转向一侧，防止呕吐物进入气管引起呛咳。床边上床栏，注意静脉滴注滴速，保持各管道通畅，固定妥当。留置静脉套管针接上肝素锁，防接头脱落，保持静脉管道通畅。注意术区敷料有无渗血，置患肢于功能位，注意观察患肢末端血运，肤温，感觉，指（趾）活动情况。床边心电监护，密切观察生命体征及病情变化，持续低流量吸氧，保持呼吸道通畅。术后伤口疼痛，按医嘱适当使用止痛药。

随着骨质疏松症住院老年患者的增多，根据老年人的特点，护理人员在照顾、护理骨质疏松症住院老年患者中发挥独特而重要的作用，在临床护理中应不断学习新知识，不断地总结经验，进一步提高了老年人的护理质量，更重要的是改善老年人的生活质量。

第三节 运动指导

由于绝经期妇女的体能下降，内分泌功能衰退，而运动可使人体内分泌发生正向改变，从而提高体内性激素水平，促进骨骼生长发育及钙的保留与沉积，增加骨组织的血流量，促进成骨细胞活性升高；又由于老年人的户外活动比较少，导致光照不足，体质下降，从而影响了皮肤维生素 D 的合成与体内钙磷的吸收，而运动时，全身和骨骼的血液循环可明显恢复，刺激骨组织对钙及其他矿物质的吸收利用，肌肉的收缩和扩张对骨骼有刺激作用，能促进骨形成，减少骨量的流失，可以达到预防和治疗原发性骨质疏松症的目的。因此，坚持长期有计划、有规律的运动，建立良好的生活习惯，对延缓骨质丢失有一定的作用。

一、适当日照

晒太阳是利用日光进行的一种锻炼，能对机体起到温热作用，可使身体发热，促进血液循环和新陈代谢，有利于生长发育，增强人体活动功能；也能促进体内维生素 D 的生成。老年人接受适量的阳光有助于防治骨质疏松症，但是长时间晒太阳可能诱发皮炎、白内障、老年斑等疾病。因此晒太阳的最佳时间是下午 3 点钟以后到傍晚时分，20~30min 为宜，因为这一段时间阳光中的紫外线偏低，能使人感到阳光温暖柔和。

二、力量训练

美国运动医学会推荐，预防原发性骨质疏松症的运动方案是力量训练、健身跑步和行走，要求至少每周进行 2 次，每次 1h，具体如下：① 20min 行走、跑步或增氧健身运动；②然后 5min 跳绳；③ 40min 力量训练（握拳、上举、抬膝等）。力量训练相对于其他运动项目（慢跑、打太极、游泳、登山等）具有简单、易于操作、便于控制和不受场地限制等优点。需注意的是早晨体温和血压高，这段时间中老年人不宜参加剧烈运动。

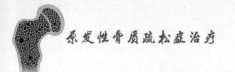
三、护理措施

（1）根据患者的具体身体状况进行对症运动指导，鼓励其多下床活动和在阳光充足、气候温暖条件下的户外运动，坚持适量、全面以及微超量恢复性训练原则，注意不要做引起肌肉过度疼痛的运动，防止外伤、摔倒，加强关节的保护。

（2）所有的运动均为有氧运动，运动强度适宜，如散步、慢跑、太极推手等活动，以患者身体发热出汗、轻度疲乏、肌肉有酸痛感，但休息后能恢复，且精神愉快、精力充沛、食欲和睡眠正常，及全身各部位无明显酸痛不适为度表明运动量适宜。根据心率判断运动强度，运动的最佳适宜心率 =170 - 年龄，老年人运动后净增心率达 51%~71% 者为中等运动强度；根据呼吸频率判断，运动后若增加 5~10 次 /min，表明适宜。

（3）运动时循序渐进，逐步加强，先活动大肌肉，再活动小肌肉，最终做到尽量多的肌肉得到活动，使其相应的骨骼受到一定的生理压力。

（4）根据患者不同症状采取不同性质的运动。

腰背疼痛者，可由腰背弓直至全弓，由五点支撑到四点、三点支撑，飞燕式，进行腰背肌锻炼。见图 8-2 至图 8-5。

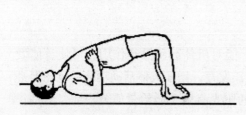

图 8-2　五点支撑

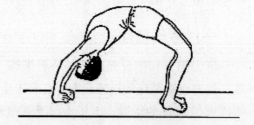

图 8-3　四点支撑

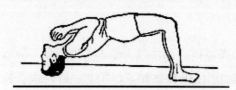

图 8-4　三点支撑

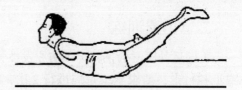

图 8-5　飞燕式

下肢无力者，可做主动或被动的直腿抬高运动，以反复放松、绷紧大腿小腿肌肉方式来进行锻炼。见图 8-6。

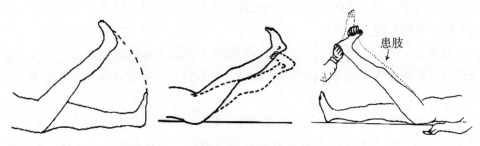

患肢

图8-6　主动直腿抬高运动及被动直腿抬高运动

　　由于严重骨质疏松和运动受限，不得不卧床者，可以在膝关节下垫软枕，保持患者膝关节于功能位。平时不仅要加强患者的皮肤护理，勤翻身，更要协助患者进行各关节活动训练，如可以扶患者坐起，协助其依次活动肩、肘、手指、髋、膝等关节，以达到运动目的。见图8-7。

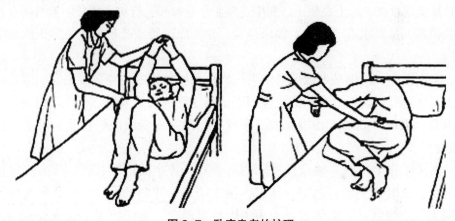

图8-7　卧床患者的护理

　　（5）在进行运动时，做好安全防护，预防跌倒。注意上下楼梯使用扶手，尽量穿平跟鞋，避免摔倒及骨骼磨损；上厕所、洗澡时避免动作过大过快；早晨起床要坐稳后再起，避免突然站立。

第四节　循证护理在骨质疏松症健康教育中的应用

　　随着人口的老龄化，骨质疏松及由此而造成的骨折严重影响着老年人的生活质量。高龄、早期绝经、阳性家族史、瘦小身材、钙摄入不足、体力活动少、慢性疾病等均是本病的易患因素。如何预防骨质疏松性骨折是降低骨质疏松性骨折发病率的关键，亦是骨质疏松症研究的重点。预防的关键措施之一是积极开展骨

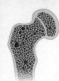

质疏松症健康教育。如何提高骨质疏松症健康教育的效果，是骨质疏松症专科护士不断探索的问题。

临床中，骨质疏松症专科护士进行以循证护理为基础的循证教育，发给患者一份骨质疏松症知识问卷，问卷内容分为 5 个部分：饮食与营养、合理运动、用药知多少、化验与检测及骨质疏松症相关知识。健康专题教育与"骨质疏松教育与交流"活动中，先由护士进行问卷调查，然后根据问卷中存在的不同问题发给相关的健康教育资料，让患者带着问题对照学习。患者在接受 2 个月的健康教育后，接受全面的问卷考核。基于骨质疏松症专科调查表和国际通用的研究生存质量较为完善的 SF-36 量表（中文版）设计问卷考核表，参照 SF-36 计分方法进行评估。重点观察骨质疏松症患者对骨质疏松所持的态度、膳食构成、运动方式、用药知识、如何预防骨质疏松性骨折及其并发症、掌握程度以及健康教育投入时间量和患者接受教育的顺应性。参与专题讲座的人员由研究骨质疏松防治的教授或副教授、博士或硕士研究生、专业营养师和主管护士担任。参与问卷调查的护理人员要求有 5 年以上临床经验，并参加过骨质疏松症相关知识的系统培训。

实践证实，跌倒是导致中老年人骨质疏松性骨折的主要危险因素。因此护理人员针对骨质疏松性骨折的危险因素，确定跌倒高危人群，帮助评估诱发跌倒因素，采取有效的干预措施和健康教育，是降低骨质疏松性骨折发生率的关键。

临床工作中单纯靠临床经验和固有模式，传统的健康教育，具有一定的局限性，患者接受教育的顺应性差，护士缺乏求知的动力，对教育问题研究不深入、不细致，不能体现以人为本的护理理念。循证护理（evidence based nursing，EBN）是护理人员在护理实践中运用现有最好、最新的科学证据对患者实施护理，它对提高护理服务的质量有着重要意义，其源于临床护理又高于临床护理，是护理学科的新领域。目前人们追求健康理念、健康质量，这对医疗护理提出了新的挑战。EBN 是整体护理进一步深入的必然结果，是健康教育的重要组成部分，尤其对于患有慢性疾病的患者，更为突出。临床中我们尝试开展以循证护理为基础的循证教育，针对以往健康教育中发现的问题，查阅大量的相关资料，采取实例和相关证据向患者讲解，让患者保持情绪稳定，寻找适合自己的良好生活方式，加强锻炼运动，掌握骨质疏松症的相关知识，强调预防骨质疏松性骨折对改善生活质量的意义，大大提高了健康教育的水平。循证教育是护理工作在新形势下的一种有益尝试，必将开创出健康教育的新局面。

目前，骨质疏松教育正在向"治疗教育"发展，骨质疏松公众防病意识差，治疗意识差，基层单位、医护专业人员水平不平衡，以及社会经济问题等，是制约骨质疏松健康教育的重要因素。用循证护理指导健康教育，可直接或间接促进知识在教育中的综合应用，丰富健康教育的内容，在实践过程中不但能激发团队精神和协作气氛，同时还能有效提高护理人员整体知识水平，促进医护和谐，节约卫生资源，解决健康教育中存在的一些深层次问题，值得探讨和实践。

第九章

医 案 精 选

【病例1】赵某，女，52岁，教师，江西人，因"腰背部疼痛、活动受限3年，加重3天"于2015年5月15日入院治疗。入院症见：神志清，精神可，易烦躁，纳可，眠差，小便正常，大便干，三日一行，舌红少苔，脉弦细数。

患者既往体健，3年前因劳累后出现腰背部酸痛，疼痛沿脊柱向两侧扩散，仰卧或坐位时疼痛减轻，直立后伸或久立、久坐时疼痛加剧，日间疼痛轻，夜间和清晨醒来时疼痛加重，劳累时加重，无下肢麻木和放射痛，无间歇性跛行。后月经量渐少，经期不规律，时感五心烦热，乏力、气短、口渴、便干。6个月后绝经，自觉出现驼背，感腰背部酸痛明显，弯腰、直立行走时疼痛加重，且日轻夜重，出现易怒、焦虑不安，常感头痛、失眠、耳鸣，日常活动后易出现胸闷、气短。反复在当地医院门诊及住院治疗，具体诊治不祥。今为明确诊治，遂来我院，门诊经检查以"骨质疏松症"为诊断收入院。

入院查体：胸廓对称无畸形，双侧呼吸运动度一致，语颤正常，叩诊呈清音，双肺呼吸音清，未闻及干湿啰音。腰椎轻度侧弯后凸畸形，腰背部无明显肿胀，双侧腰肌紧张，腰部广泛压痛（+），叩痛（+）。腰椎屈伸、旋转活动受限。双下肢肌力、肌张力正常，双下肢末端血运、感觉及趾活动正常，双直腿抬高试验70°（−），加强试验（−），"4"字试验（−），托马斯征（−）。VAS疼痛评分7分。

影像学检查：腰椎X线片示胸腰椎退行性变，骨质疏松，脊柱侧弯。

骨密度：T值−2.89。

实验室检查：促卵泡激素（FSH）46.8U/L，雌二醇（E2）8.39pg/mL。

骨质疏松三项：β−胶原降解产物（CROSSL）1.08ng/mL，总Ⅰ型胶原氨基端延长肽（TP1NP）70.63ng/mL，N端骨钙素（OSTEOC）56.33ng/mL。

入院诊断：

中医诊断：骨痿（肝肾阴虚型）。

西医诊断：绝经后骨质疏松症。

中医方面：

辨证：肝肾阴虚，骨骼失养。

治法：滋补肝肾，养阴壮骨。

方药：六味地黄丸加减。

熟地黄 15g	山药 15g	山茱萸 15g
茯苓 20g	牡丹皮 12g	泽泻 15g
枸杞子 15g	狗脊 15g	制首乌 15g
当归 10g	杜仲 10g	甘草 5g
威灵仙 15g	郁金 15g	

用法：水煎服，日 1 剂。

西医方面：

给予静滴骨肽注射液改善骨代谢，口服碳酸钙 D_3 片、阿法骨化醇片补钙。

住院治疗 7 天后自觉腰背部无明显疼痛，腰椎活动可。出院后继续给予六味地黄丸口服，易怒、焦虑不安、头痛、失眠、耳鸣、胸闷、气短等症状明显好转。

按：患者腰背部疼痛、活动受限 3 年，此属中医"骨痿"范畴。缘患者绝经后，肝肾渐衰，任脉虚，太冲脉衰少，天癸竭，受体质、疾病、营养、社会环境、精神状况等影响，不能适应其生理变化，体内阴阳失调，脏腑气血紊乱，气血失调，精血两亏，冲任失滋，精血无以营养筋骨，筋骨缺乏营养，则筋骨痿缩。肝肾亏虚，精髓损耗，气血运行迟缓，经络气血不畅，筋脉骨髓失养，日久髓减骨枯，发为本病。舌红、苔少为肝肾阴虚之象。脉弦细，为痛之征。综观脉症，本病以虚为本，系慢症，病位在骨，总属肝肾阴虚之骨痿。方中六味地黄丸滋阴补肾，填精益髓，起补肾止痛之功；制首乌、枸杞子益精填髓，当归补血，威灵仙止痛。诸药共凑补肝肾，强筋骨之功。

临床研究表明，中药治疗绝经后骨质疏松症有独特优势，疗效显著，副作用小，价格低廉，可长期服用。

【病例 2】张某，女，75 岁，退休人员，广州人，因"腰背部疼痛，活动受限 5 年余，加重 5 天"于 2014 年 11 月 21 日入院。入院症见：神疲乏力，面色萎黄，驼背畸形，腰膝酸软，畏寒喜暖，纳少腹胀，眠差，大便溏，小便清长，舌淡胖，苔薄白，脉沉弱。

患者有高血压病病史 8 年，自服降压药，血压控制可。5 年前因弯腰抬重物后出现腰背部酸痛，弯腰或久站时疼痛加重，休息后稍缓解，无下肢麻木、放射痛，腰部活动受限，在我院就诊，经X线片及检查诊断为"腰1椎体压缩性骨折、原发性骨质疏松症、高血压病"，嘱卧床休息，给予补肾壮骨中药，口服骨松宝胶囊，中药外敷，指导腰背肌功能锻炼。后时感腰背部疼痛，活动受限，给予对症治疗，症状时轻时重。5天前蹲下上厕所后突然出现腰背部疼痛，弯腰及直立行走时痛甚，无下肢放射痛，腰椎活动明显受限，自服药物及休息后症状无明显缓解，为明确诊断及进一步治疗，遂给予入院。

入院查体：胸廓对称无畸形，双侧呼吸运动度一致，语颤正常，叩诊呈清音，双肺呼吸音清，未闻及干湿啰音；腰椎稍向右侧弯，后凸畸形，腰背部无明显肿胀，双侧腰肌紧张，腰部广泛压痛（＋），叩痛（＋）。腰椎屈伸、旋转活动受限。双下肢肌力、肌张力正常，双下肢末端血运、感觉及趾活动正常，双直腿抬高试验70°（－），加强试验（－），"4"字试验（－），托马斯征（－）。VAS疼痛评分8分。

影像学检查：X线片示胸腰椎骨质疏松，腰1椎体压缩性骨折，脊柱侧弯。

骨密度：T值 –3.02。

骨质疏松三项：β–胶原降解产物（CROSSL）9.18ng/mL，总Ⅰ型胶原氨基端延长肽（TP1NP）60.52ng/mL，N端骨钙素（OSTEOC）48.53ng/mL。

入院诊断：

中医诊断：骨痿（脾肾阳虚型）。

西医诊断：①原发性骨质疏松症；②腰1椎体压缩性骨折；③高血压病。

中医方面：

辨证：脾肾阳虚，骨骼失养。

治法：温补脾肾，补阳壮骨。

方药：《金匮要略》金匮肾气丸加减。

干地黄 20g	山茱萸 15g	山药 15g
泽泻 12g	茯苓 12g	牡丹皮 12g
肉桂 5g	附子 5g	干姜 10g
淫羊藿 10g	菟丝子 12g	杜仲 15g
牛膝 12g		

用法：水煎服，日1剂，分2次服用。

中成药给予仙灵骨葆胶囊、骨疏康颗粒口服。

西医方面：

给予静滴骨肽注射液改善骨代谢，静滴前列地尔注射液改善微循环，口服碳酸钙D$_3$片、阿法骨化醇片补钙。

住院治疗 12 天后患者感腰背部无明显疼痛，腰椎活动可，神清，精神可，面色红润，驼背畸形，纳眠可，大小便正常，苔薄白，脉沉。

按：患者腰背部疼痛，活动受限 5 年余，此属中医"骨痿"范畴。脾主肉，脾虚致骨痿，脾为后天之本，主运化，主肌肉四肢，布精微，化水湿，充养肾精。肾为先天之本，温养脏腑组织，气化水液，须靠脾精的供养。所谓"肾之合骨也，其荣在发，其主脾也"。若脾气虚弱，运化不力，脾精不足，则肾精乏源。脾气虚弱，中阳不振，气血不足，津液不布，肌肉消瘦，倦怠乏力，肢体痿弱不用，则致骨痿。脾肾阳气虚衰，不能温煦形体，则出现腰背疼痛，神疲乏力，纳少脘胀，肌肉消瘦，面色萎黄或㿠白，少气懒言，大便溏泄，舌淡苔白，脉沉弱。综观脉症，本病以虚为本，系慢症，病位在骨，总属脾肾阳虚之骨痿。方中金匮肾气丸重用干地黄滋阴补肾生精，配伍山茱萸、山药补肝养脾益精，附子大辛大热，温阳补火；肉桂辛甘而温，温通阳气，二药相合，补肾阳，助气化；泽泻、茯苓利水渗湿，牡丹皮活血散瘀。诸药合用，助阳之弱以化水，滋阴之虚以生气，使肾阳振奋，气化复常，则诸症自除。

【病例 3】张某，女，82 岁，退休工人，广西人，因"腰背部及双胁部疼痛、活动受限 16 年，加重 1 周"于 2013 年 10 月 21 日入院。入院症见：神清，精神可，腰背部疼痛，活动受限，伴双胁部疼痛，情绪抑郁，善太息，烦躁易怒，纳可，眠差，无发热恶寒，无咳嗽咳痰，小便正常，大便干结。舌暗红苔少，脉细弱。

患者有高血压病病史 17 年，自服降压药，血压控制可。有冠心病病史 12 年，自服药物，症状控制可。患者 16 年前无明显诱因下出现腰背部疼痛，活动受限，伴双胁部疼痛，劳累及动怒后加重，在当地医院诊断为"骨质疏松症"，给予对症治疗，具体不详。后反复在当地医院门诊及住院治疗，症状可缓解，但腰背部及双胁部疼痛反复。1 周前因家庭纠纷与家人吵闹后感腰背部及双胁部疼痛甚，腰椎活动明显受限，自服药物及休息后症状无明显缓解，经人介绍，来我院诊治。

入院查体：腰椎侧弯后凸畸形明显，双侧腰肌紧张，腰部广泛压痛（＋），叩击痛（＋）。腰椎屈伸、旋转活动受限。双下肢肌力、肌张力正常，双下肢末端血运、感觉及趾活动正常，双直腿抬高试验 70°（－），加强试验（－），"4"字试验（－），托马斯征（－）。VAS 疼痛评分 7 分。

影像学检查：X 线片示胸腰椎骨质疏松，脊柱侧弯，胸 12、腰 1 椎体压缩性陈旧性骨折。主动脉硬化。

腰椎骨密度：T 值 –3.21。

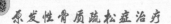

骨质疏松三项：β–胶原降解产物（CROSSL）5.37ng/mL，总Ⅰ型胶原氨基端延长肽（TP1NP）69.24ng/mL，N端骨钙素（OSTEOC）49.10ng/mL。

入院诊断：

中医诊断：骨痿（肝郁肾虚型）。

西医诊断：①骨质疏松症；②胸12、腰1椎体压缩性陈旧性骨折；③高血压病；④冠心病。

中医方面：

辨证：肾精亏虚，肝气郁结，骨骼失养。

治法：补肾调肝，填精壮骨。

方药：自拟补肾调肝方加减。

骨碎补 15g	狗脊 15g	白芍 30g
郁金 15g	当归 15g	玫瑰花 10g
川芎 10g	白术 15g	合欢皮 15g
菊花 10g	川楝子 10g	柴胡 12g
石菖蒲 15g	甘草 5g	

用法：水煎服，日1剂。

中成药给予骨康胶囊、金天格胶囊口服。

西医方面：

给予静滴骨肽注射液改善骨代谢，静滴前列地尔注射液改善微循环，口服碳酸钙 D_3 片、阿法骨化醇片补钙。

住院治疗13天后患者感腰背部及双胁部疼痛明显减轻，腰椎活动可，神清，精神可，纳眠可，大小便正常，舌红苔薄，脉弱。

按：现代医学认为，骨质疏松症病因病理根本在于骨重建失衡，骨吸收大于骨形成。本例患者高龄，由于受体质、疾病、营养、劳逸、社会环境、精神状况等影响，情志内伤，肝失条达，疏泄失常，郁久不解，机体不能适应其生理变化，体内阴阳失调，脏腑气血功能紊乱，日久则筋枯骨萎。肝血不足，脉络空虚，筋脉失濡，或肝失疏泄，脉道闭阻，气血壅塞，则血不荣筋，筋病及骨，致骨脆弱不健，临床上出现腰背部疼痛，下肢抽筋，胁肋胀痛，视物模糊等。高龄骨质疏松症的发生发展与肾中阴阳的"质"和"量"失衡以及肝郁密切相关，其病因病理与肝郁肾虚病机具有一致性。

研究表明，抑郁症是骨质疏松症的常见并发症之一。抑郁导致骨矿含量减少可能机制之一是高皮质醇血症。高皮质醇血症可导致生殖轴的抑制和性腺激素减少（主要是雌激素水平的下降），而体内低水平的雌激素是骨质疏松症的危险因子。抑郁可促使促肾上腺皮质激素释放激素增多和垂体–肾上腺皮质轴系统功能失调，高水平糖皮质激素作用于骨骼糖皮质激素受体，导致骨吸收增加，破骨作用增强。抑郁患者骨矿含量减少的另一可能机制是 Leptin 对通过下丘脑的中枢调节机制抑制骨形成。抑郁是引发骨质疏松的重要因素之一，抑郁情绪激发交感神经系统释放去甲肾上腺素，去甲肾上腺素损伤生成骨骼的细胞；忧郁者体内的皮质醇浓度较高，黄体素与生长激素浓度的降低，让骨质流失；大脑通过激素来与身体的其他部分"对话"，从而"诱导"了骨质流失和其他问题；抗抑郁药物则能逆转去甲肾上腺素生成的过程，促进骨骼生长。研究表明抑郁与骨丢失之间的关联，在年轻女性中关联性最强，诊断为抑郁的患者都有发生骨质疏松的风险，而且年轻女性的风险更高。

随着社会的发展，人均寿命的延长，生活节奏的加快，竞争的激烈以及社会压力的不断增加，情志易伤，脏气易抑，老年性疾病发病率逐渐增高，老年人抑郁障碍发病率呈显著上升趋势，严重危害老年人的身心健康。现代新医学模式已向生物–社会–心理–环境模式转变，在躯体疾病发生、发展过程中继发出现的抑郁状态或抑郁综合征应引起越来越多医务工作者的重视。骨质疏松症发病率较高，病情缠绵，长期迁延不愈或治疗不当，且并发症较重，对患者的心理状态产生不良影响，心理压力沉重，常伴有情绪低落、焦虑烦躁等精神症状，同时长期住院、治疗也限制了患者正常的交往，从而易使患者出现自卑、孤独的情绪反应，使患者生活质量严重下降。

我们临床观察老年骨质疏松症患者的时候，发现许多患者心理承受能力差，易出现悲观、恐惧心理，常感到悲伤、沮丧、气馁和抑郁。当被问及他们这些情绪改变的原因时，许多的回答暗示这些是长期反复受慢性疼痛的折磨，无法完成角色期待、控制力下降，导致的许多负性情感。我们认为高龄原发性骨质疏松症抑郁情感可能来源于骨质疏松症对躯体的影响，而抑郁可导致骨质疏松症进程的加快，影响骨质疏松症的治疗及预后。慢性疼痛往往影响患者情绪、性格及社会关系，导致患者情绪低落，进一步加重患者的抑郁状态。目前已形成共识，情绪因素与骨质疏松症的关系可以认为是一种互为因果的双向调节系统，两个子系统处于一个相互作用的恶性循环中。

肝郁与骨质疏松症相互影响。从中医辨证思维来看，骨质疏松症患者病前病后都普遍存在着"郁"的变化。从发病学理论上分析，郁既可是骨质疏松症的发病原因，又可是骨质疏松症既病后病机病理变化的结果。骨质疏松症患者存在着一个"因郁致痿"和"因痿致郁"的循环系统，二者均相互影响，互为因果，形成恶性循环，使骨质疏松症病机变得更加复杂，使治疗变得更加棘手。这亦是无论高龄骨质疏松症的病机如何转变，都有肝郁存在的关键所在。因此，肝郁肾虚的变化是高龄骨质疏松症的主要病理特点。我们认为，高龄骨质疏松症临证以肝

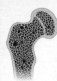

郁肾虚型为主，以肾为本，肝肾功能失调为标，见症因阴阳偏颇而异，其病因病机有以下特点：①随着衰老的发生、发展，先天之精趋于衰竭，必然出现肾虚，形成高龄骨质疏松症发病的多种致病因素；②由于受环境、精神状况等影响，久病必郁，出现肝郁，肝郁与肾虚相互影响，加重病情，变生他症。诚然，肝郁肾虚病机难以全面概括和准确体现骨质疏松症在病因病理、临床表现上的复杂性、多样性，但其与骨质疏松症复杂的病机病理和多样的临床表现是相吻合的，符合其虚实夹杂、本虚标实的病机特点。

我们临床发现高龄原发性骨质疏松症患者多虚、多郁，其病因病机常为先天禀赋不足，后天失养，或频于房事，生育过多，或久病体弱，耗伤肾精。或年老体弱，腠理疏松，抗邪无力，外邪乘虚而入，痹阻经脉，损伤正气，使肝肾精亏。久治不愈，或治疗失当，长期紧张担忧，情志抑郁或暴怒伤肝，或受惊吓恐惧，或外邪阻滞致肝气郁结，肝失疏泄，日久气机不畅，血液瘀滞，脾失健运，痰湿内聚，气血化生不足，肾精亏虚，不能充骨生髓，筋骨失养，骨痿不用，常形成虚实夹杂之肝郁肾虚证。该证属本虚标实，治疗的主要原则是补肾调肝，提出"治用、治体、治少阴"。治用即疏肝气，治体即补肝血和养肝阴。治少阴就是填肾精、补肾阳、滋肾阴。据此筛选中药组成防治高龄原发性骨质疏松症的补肾调肝方。该方由骨碎补、狗脊、白芍、柴胡、郁金、当归、玫瑰花、川楝子、川芎、白术、合欢皮、菊花、石菖蒲、甘草等组成，诸药合用，解肝郁，补肾虚，强筋骨，切中病机，标本兼治，疗效甚佳。

大量临床研究结果表明，补肾调肝方能明显改善骨质疏松性疼痛症状，明显改善骨质疏松症患者肝郁肾虚的中医临床症状，而且用药期间未见明显毒副作用，疗效确切，使用安全可靠，而且避免了许多西药治疗副作用较大的缺点，适于广大老年患者服用。此外，要对高龄骨质疏松症患者做好有针对性的心理治疗和心理护理，使他们能从生理学和病理学的角度对骨质疏松症的发病机制、转归及预防有所了解，从而保持健康的心理状态，面对现实，树立抗骨质疏松的信心，积极配合治疗。

【病例4】李某，男，75岁，退休人员，因"反复腰痛、活动受限10年，加重1周"于2016年8月23日入院。入院症见：腰背部疼痛，痛有定处，痛处拒按，筋肉挛缩，纳眠差，大便干结，小便正常。舌质紫暗，有瘀点，脉弦涩。

患者有高血压病病史12年，自服降压药，血压控制可。10年前因扭伤致腰背部疼痛，疼痛沿脊柱向两侧扩散，日轻夜重，休息可稍缓解，劳累后疼痛加重，无下肢麻木、放射痛，腰椎活动受限，在当地医院诊断为"腰扭伤、骨质疏松症"，给予对症治疗，具体不祥，腰背部疼痛减轻，腰椎活动明显好转。后时感腰背部及周身关节疼痛，后反复在当地医院就诊，诊断为"骨质疏松症"，积极抗骨质疏松治疗，具体不祥，症状可缓解。1周前因搬重物后感腰背部疼痛甚，腰椎活动明显受限，自服药物及休息后症状无明显缓解，遂来我院诊治。

入院查体：胸廓对称无畸形，双侧呼吸运动度一致，语颤正常，叩诊呈清音，双肺呼吸音清，未闻及干湿啰音。腰椎轻度侧弯，腰部无明显肿胀，双侧腰肌紧张，第三、四腰椎棘突压痛（＋），叩痛（＋）。腰椎屈伸、旋转活动稍受限。双下肢肌力、肌张力正常，双下肢末端血运、感觉及趾活动正常，双直腿抬高试验 70°（－），加强试验（－），"4"字试验（－），托马斯征（－）。VAS 疼痛评分 8 分。

影像学检查：X 线片示胸腰椎骨质疏松，胸腰椎退行性变，脊柱侧弯。

骨密度：T 值 -3.25。

骨质疏松三项：$\beta-$胶原降解产物（CROSSL）0.98ng/mL，总 I 型胶原氨基端延长肽（TP1NP）62.48ng/mL，N 端骨钙素（OSTEOC）46.84ng/mL。

入院诊断：

中医诊断：骨痿（气滞血瘀型）。

西医诊断：①骨质疏松症；②高血压病。

中医方面：

辨证：气滞血瘀，阻滞经络，骨骼失养。

治法：活血化瘀，理气止痛。

方药：《医林改错》身痛逐瘀汤加减。

秦艽 15g	川芎 15g	桃仁 10g
红花 10g	甘草 10g	羌活 15g
没药 10g	当归 15g	五灵脂 10g
香附 10g	牛膝 15g	地龙 15g
乳香 10g	青皮 10g	

用法：水煎服，日 1 剂，分 2 次服用。

中成药给予大活络胶囊、瘀血痹胶囊口服。

西医方面：

给予静滴骨肽注射液改善骨代谢，静滴丹参注射液改善微循环，口服碳酸钙 D_3 片、阿法骨化醇片补钙。

住院治疗 15 天后患者感腰背部及周身关节疼痛明显减轻，腰椎活动可，神清，精神可，纳眠可，大小便正常。

按：骨质疏松症的发生发展与机体衰老、劳损或感受外邪导致气血失和不运，血脉滞涩，经脉痹阻而罹病。《灵枢·天年》说："血气虚，脉不通，真邪相攻，乱而相引，故中寿而终也。"《灵枢·营卫生会》曰："老者之气血衰，其肌肉枯，气道涩。"这里的"脉不通""气道涩"均指血脉运行不畅。可见，潜在的血瘀是老年期生理状态的一种特质，是老年病重要的病理因素，而骨质疏松症属于骨衰老，发病与年龄确切相关，病因病机当与血瘀有着不可分割的关系。老年人冲任虚，天癸竭，精血亏，肾精不足，脏腑气血生化无源，元气虚而无以运血，血行缓慢，滞而成瘀；或肾阳衰惫，温煦失职，阴寒凝滞，血行不畅，留而成瘀；或肾阴不足，虚火灼津，津液凝聚，脉道不通而成血瘀；或脾虚气血无以化生，气血虚不足以推动血液运行致瘀；或脾虚统摄失职，血不循经，妄行脉外成瘀。此外，随着年龄的增长，脏腑功能衰退，寒热过度，情志过激均可导致血瘀，而瘀血作为致病因素，又会加重脏腑的虚衰，导致精微不布，而致"骨不坚"。中医学认为，气血对骨骼的滋养是骨骼维持正常形态和功能的关键，而一旦瘀血阻滞，脉络不通，骨失气血滋养，必发为"骨痿"。可见，血瘀是骨质疏松症的重要环节，与骨质疏松症的发生发展密切相关。

骨质疏松症最常见最主要的临床症状表现为腰背痛，疼痛多持久，痛处往往固定不移。叶天士认为"痛为脉中气血不和也"，王清任《医林改错》指出"痛不移处"或"诸痹证疼痛"定有瘀血，由此认为骨质疏松症与血瘀密切相关。临床发现骨质疏松症患者多有舌下脉络曲张、舌紫暗有瘀斑，口唇紫暗红，皮肤黏膜瘀斑，脉诊多见弦细脉等症状，与"痛""瘀"相符。鉴于此，我们认为，骨质疏松症是一种慢性骨疾病，病程较长，久病必瘀，血瘀为骨质疏松症发生发展的必然阶段及重要环节，强调骨质疏松症血脉瘀阻的病机特点，其证与气血功能紊乱和失调有关，认为从瘀论治骨质疏松症应贯彻始终，临证多以叶天士久病入络和张锡纯活血化瘀理论为准绳，着重以活血化瘀、通络止痛为法，常用当归、丹参、郁金、川芎作为基础活血化瘀药，偏于气滞者加用白芍，偏于血瘀者加用赤芍。

气与血是构成人体的基本物质，也是人体生命活动的动力和源泉，它来源于水谷，化生于脏腑，既是脏腑经络功能的动力，又是脏腑功能活动的产物。气血的流畅和平衡是气血发挥正常生理功能的基础，也是人体健康的基本条件。反之，气血不和，百病乃变化而生。临证应善于利用气与血的协同关系，提倡化瘀必先调气，气行则血流自畅，通过疏畅气机，达到活血化瘀的目的。

气是人体内活力很强运行不息的极精微物质。《素问·阴阳应象大论》云："精化为气。"而肾藏先天之精，因此肾藏精的生理功能对于气的生成至关重要。肾中阳气为肾脏功能的主导，与肾藏精化气关系密切。临证应注重温肾壮阳气以化瘀，要善用附子以温壮阳气，用黄芪益元气，使气血畅通，辅以制川乌，屡获良效。肝有协调脏腑之功，与气血运行关系密切，一旦肝的功能失常，常引起气机失调而导致多种疾病发生，因女子以肝为先天，故强调绝经后骨质疏松症应注意肝气郁滞的病机特点，治疗应重视肝的疏泄功能对调节血液运行和气机升降的影响，临证化瘀常配合疏肝利湿法，旨在使气机通达，血行流畅，以利肢体功能恢复。推崇香附，常与川芎、丹参等活血药相配，多与郁金、柴胡等疏肝药合用。还常将柴胡与桔梗、牛膝、枳壳巧为配伍，能调畅气机，有行气活血之妙，临床随证加减，收效显著。

　　脾胃为气机升降枢纽，脾主升清，胃主通降，为生化之本，若脾气失健而不升，胃气失和而不降，则气机升降失常。临证化瘀宜健脾胃，颇多效验。苍术气香而性燥，质重而味厚，泄浊降胃气，配升麻质轻而味薄，升发脾气，临床辨证加入所用的诸方中，用治骨质疏松症所致的胸背痛，颇多效验。

　　【病例 5】郭某，女，59 岁，退休人员，湖南人，因"腰背部疼痛、活动受限 5 年，加重 1 个月"于 2015 年 5 月 22 日入院治疗。入院症见：神清，精神可，腰背部疼痛，活动痛甚，腰部转侧困难，膝软无力，偶感眩晕耳鸣，无发热恶寒，无咳嗽咳痰，纳眠差，小便正常，大便干结。舌红，苔少，脉弦细。

　　患者既往体健，5 年前因劳累后出现腰背部酸痛，日轻夜重，遇劳加重，在当地医院诊断为"骨质疏松症"，给予对症治疗，具体不详，症状时轻时重。近 1 个月来因装修住宅感腰背部疼痛明显，自服仙灵骨葆胶囊及西乐葆片，外敷活血止痛膏后，腰背部疼痛未见明显缓解，腰椎屈伸旋转活动困难。今为进一步治疗，遂到我院就诊，门诊医生经询问病史及体查后拟"骨质疏松症"为诊断收住院。

　　入院查体：腰椎生理曲度变直，腰背部无明显肿胀，双侧腰肌紧张，局部按压痛，腰背部广泛压痛（+），叩击痛（+）。腰椎屈伸、旋转活动受限。双下肢肌力、肌张力正常，双下肢末端血运、感觉及趾活动正常，双直腿抬高试验 70°（−），加强试验（−），"4"字试验（−），托马斯征（−）。VAS 疼痛评分 7 分。

　　影像学检查：胸腰椎 X 线片示胸腰椎骨质疏松。

　　腰椎骨密度：T 值 −3.10。

　　骨质疏松三项：β− 胶原降解产物（CROSSL）3.04ng/mL，总 I 型胶原氨基端延长肽（TP1NP）81.07ng/mL，N 端骨钙素（OSTEOC）63.21ng/mL。

　　入院诊断：

　　中医诊断：骨痿（肝肾阴虚证）。

　　西医诊断：绝经后骨质疏松症。

　　中医方面：

　　辨证：肝肾阴虚，骨骼失养。

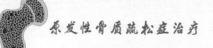

治法：滋补肝肾，养阴壮骨。

方药：六味地黄丸加减。

熟地黄 15g	山药 15g	山茱萸 15g
茯苓 20g	牡丹皮 12g	泽泻 15g
枸杞子 15g	狗脊 15g	制首乌 15g
当归 10g	杜仲 10g	甘草 5g
威灵仙 15g	郁金 15g	

用法：水煎服，日 1 剂，分 2 次服用。因患者不愿意服中药，故方药暂不给予。

西医方面：

给予静滴唑来膦酸注射液，静脉滴注时间大于 15min，给药前适当补液。给予静滴骨肽注射液改善骨代谢，口服碳酸钙 D_3 片、阿法骨化醇片补钙。后于2016 年 3 月、2017 年 4 月入院静滴唑来膦酸注射液及对症支持治疗，痊愈。

按：现代医学认为绝经后妇女由于卵巢功能逐渐衰退和消失，体内雌激素减少，神经内分泌系统不能适应，发生功能紊乱，骨代谢失常，骨吸收高于骨形成，发生骨质疏松，表现为矿物质和骨基质减少，骨的微细结构发生变化，骨的韧性降低，骨折危险性明显增加。

目前骨质疏松症的国内外治疗现状，多以基础治疗加临床治疗的综合治疗方案为主。基础治疗即钙剂加维生素 D 治疗；临床治疗即 FDA 通过的四种治疗药物：二膦酸盐、雌激素、雌激素受体选择抑制剂、降钙素等。二膦酸盐治疗骨质疏松症的机制主要是作用于破骨细胞，它能特异性聚集在破骨细胞表面，破坏其细胞膜，使之不再具有吸收骨质的活性，从而抑制骨吸收，降低骨转换，并通过改变使破骨细胞活化的骨基质性质抑制新生破骨细胞形成。二膦酸盐阿仑膦酸钠，每周 1 次，对于提高老年骨质疏松症患者的骨量和骨质，起着不可替代的作用，但其不良反应也明显，主要不良反应是胃肠道反应，如恶心、呕吐、腹痛、腹泻，对食管炎、食管溃疡、吞咽困难者禁用。阿仑膦酸钠价格较贵，许多患者因经济原因不考虑使用。

第三代二膦酸盐：唑来膦酸钠注射液，每年 1 次，连用 3 年，对于提高绝经后骨质疏松症患者的骨量和骨质，起着不可替代的作用。并且，每年 1 次，免去天天服药的麻烦，患者依从性较好。

目前雌激素替代疗法被认为是绝经后骨质疏松症的有效方法，但应用雌激素有一定危险，存在许多并发症，如引起周期性阴道出血，刺激子宫内膜增生，导致子宫内膜癌发病率升高，而且服用不方便，剂量不易掌握，其长期应用的安全性、可接受性及用药途径仍在研究之中。雌激素依赖性肿瘤（乳腺癌、子宫内膜癌）、血栓性疾病、不明原因阴道出血及活动性肝病和结缔组织病为绝对禁忌证。子宫肌瘤、子宫内膜异位症、胆囊疾病和垂体泌乳素瘤者慎用。对于绝经后骨质疏松症患者，尤其是绝经早期伴更年期症状，雌激素补充疗法十分有效，若年龄超过 55 岁，且没有明显的更年期症状，建议选用阿伦膦酸钠并补充活性维生素 D。

　　激素治疗的方案、剂量、制剂选择及治疗期限等应根据患者情况个体化，就用最低有限剂量，坚持定期随访和安全性监测。如果骨量下降明显伴有骨痛或骨关节炎的老年患者，降钙素十分有效，目前鲑鱼降钙素作用强应用广，可发生抗体和过敏性皮疹，皮下或肌内注射的不良反应为面部、手部潮红。

　　中医药治疗骨痿积累了丰富的临床经验，根据中医肾主骨理论及中老年人机体整体的气血变化规律，按照补肾、健脾、疏肝、益气、养血、活血的治则，获得了较好的疗效，而且安全性高，优势十分明显。临床研究表明：中医药补肾健脾活血方具有明显改善骨密度和骨强度的作用，表明中医药治疗骨痿不仅可提高骨量，增加骨密度，还可改善骨的显微结构，增加骨的强度，提高骨的生物力学性能，从而减少骨折发生率。中医以"标本兼治"为治则，以补肾壮骨、活血通络为法，但患者不愿意服中药及中成药，综合考虑患者的病情，结合患者的意愿，遂给予静滴唑来膦酸钠注射液为主治疗，配合补钙。

　　我们临床所见，绝经后妇女的心理情绪变化及社会因素对骨质疏松症的发生、发展和康复有很大影响。许多患者存在着不同程度的精神因素和心理障碍，因此积极开展心理诱导和绝经后健康教育，嘱患者慎怒，善静养，勿性急，务必保持心情舒畅，注重调理饮食，加强锻炼，劳逸结合，使经脉气血畅通，促进疾病早日康复。我们认为增强患者自我保健意识，保持心理平衡十分重要，同时配合药物可事半功倍；如不注意调养或伤心脾或损胃气或郁怒伤肝，招致阴精暗耗定可加重病情，不利于疾病痊愈和身体机能的恢复。

　　【病例 6】魏某，女，61 岁，因"腰背痛、活动受限 1 年，加重 2 天"于 2010 年 9 月 3 日初诊。既往有腰 1 椎体压缩性骨折病史。查体：腰椎生理曲度变直，压痛明显，双侧腰大肌紧张，双直腿抬高试验 70°（－），加强试验（－）。腰椎屈伸活动受限明显。骨密度检查提示重度骨质疏松。舌紫暗，舌下脉络曲张，苔薄黄，脉弦。

　　诊断：

　　中医诊断：骨痿（气滞血瘀型）。

　　西医诊断：①原发性骨质疏松症；②腰 1 椎体陈旧性压缩性骨折。

　　辨证：气滞血瘀，阻滞经络，骨骼失养。

　　治法：活血化瘀，理气止痛。

方药：当归、丹参、郁金各 15g，川芎 10g、黄芪 30g、补骨脂 12g，杜仲 12g、女贞子 12g、白芍 15g、枳壳 15g、泽泻 12g、甘草 10g。7 剂，日 1 剂，水煎服。

2010 年 9 月 10 日二诊：腰背痛明显减轻，腰椎活动明显改善，舌暗红、苔微黄，脉弦。上方去丹参，加香附 12g，桑寄生 15g，日 1 剂，水煎服。

2010 年 9 月 17 日三诊：服药 7 剂，诸症已愈。上方继续服 7 剂，以巩固疗效。

按：骨质疏松症多因年老脏腑衰退，气血虚弱，运行失常，致气滞血瘀，痹阻筋络，筋骨骼失其濡养致脆弱。治当着重活血化瘀，在遣方用药方面，用当归、香附、郁金以活血化瘀、通畅血脉，改善局部的血液濡养。配以补骨脂、女贞子补肾壮骨，伍以白芍柔肝、柴胡疏肝、黄芪补气、川芎行气、枳壳理气，共调气机。诸药合用，活血化瘀、补肾壮骨、通络止痛，定有效验。

【病例 7】刘某，女，70 岁，退休人员。2017 年 11 月 10 日初诊。

主症：反复腰背部疼痛、活动受限 4 年，神疲乏力，面色㿠白，腰膝酸软，畏寒喜暖，纳少腹胀，眠差，大便溏，小便清长。舌淡胖，苔薄白，脉沉弱。

诊断：

中医诊断：骨痿（脾肾阳虚型）。

西医诊断：原发性骨质疏松症。

辨证：脾肾阳虚，骨骼失养。

治法：温补脾肾、补阳壮骨。

方药：《金匮要略》金匮肾气丸加减。

干地黄 20g	山茱萸 15g	山药 15g
泽泻 12g	茯苓 12g	牡丹皮 12g
肉桂 10g	附子 5g	淫羊藿 10g
牛大力 10g	千斤拔 10g	补骨脂 10g

7 剂，水煎服，日 1 剂，分 2 次服用。

2017 年 11 月 17 日二诊：腰背部疼痛减轻，腰部活动改善，下肢酸软，精神可，面色㿠白，畏寒喜暖，纳少腹胀，眠差，大便溏，小便清长。舌淡胖，苔薄白，脉沉弱。上方去牡丹皮 12g，加巴戟天 10g，干姜 10g，日 1 剂，水煎服。

2017 年 11 月 24 日三诊：服药 7 剂，腰背部疼痛进一步减轻，腰部活动进一步改善，下肢酸软改善，畏寒喜暖，纳眠可，偶有腹胀，大便溏，小便正常。舌淡红，苔薄白，脉沉弱。上方加仙鹤草 30g，水煎服。

2017 年 12 月 1 日四诊：服药 7 剂，腰背部疼痛，下肢酸软无力明显好转，腰部活动明显改善，畏寒喜暖，偶有腹胀，纳眠可，大便溏，小便正常。舌淡红，苔薄白，脉沉弱。上方去附子 5g，加黄芪 15g、党参 15g，水煎服。

2017 年 12 月 8 日五诊：服药 7 剂，腰背部疼痛不明显，下肢酸软进一步好转，腰部活动可，畏寒喜暖，无腹胀，纳眠可，大小便正常。舌淡红，苔薄白，脉沉弱。上方去肉桂 10g，加菟丝子 12g，水煎服。

2017 年 12 月 15 日六诊：腰背部无疼痛，无下肢酸软，腰部活动可，无畏寒喜暖，纳眠可，大小便正常。舌淡红，苔薄白，脉沉缓。守上方 15 剂，诸症皆平。随访至今未复发。

按：此属中医骨痿范畴。肾为先天之本，主骨生髓，肾阳为命门之火，推动着骨骼的生长、发育、强壮，脾胃乃后天之本，气血生化之源，"清阳实四肢"，人体的强劲运动依赖水谷精微化生的清阳之气，先后天相互自助，共同促进，不断充养脏腑和骨骼，故脾肾强劲则筋骨坚固有力，但随着年龄的增大，机体脏腑功能逐渐衰弱，肾阳温煦能力下降，火不暖土则脾虚，化源不足，不能濡养骨骼，则骨枯髓痿，容易引起骨质疏松，故临床治疗当以温补脾肾、补阳壮骨为主。

【病例 8】王某，女，52 岁，退休人员。2017 年 9 月 22 日初诊。

主症：腰背部及双胁部疼痛、活动受限 5 年，面红，易烦躁，纳可，眠差，小便正常，大便干，舌红少苔，脉弦细。胸腰椎 X 线片示胸腰椎骨质疏松。骨密度：T 值 −2.76。

诊断：

中医诊断：骨痿（肝肾阴虚型）。

西医诊断：原发性骨质疏松症。

辨证：肝肾阴虚，骨骼失养。

治法：滋补肝肾，养阴壮骨。

方药：六味地黄丸加减。

熟地黄 15g	山药 15g	山茱萸 15g
茯苓 15g	牡丹皮 12g	泽泻 15g
枸杞子 12g	制首乌 15g	当归 10g
白芍 15g		

用法：日 1 剂，水煎服。

中药通络消肿膏（侧柏叶 15g、小驳骨 20g、山栀子 12g、木芙蓉 15g、大黄 10g 等）外敷腰背部。活络油外涂腰背部及双胁部。

2017 年 9 月 26 日二诊：服药 3 剂，患者腰背部及双胁部疼痛稍减轻，腰椎活动受限，面红，烦躁，纳可，夜间多梦易醒，醒复难眠，偶有耳鸣，小便可，大便难。舌红，苔少，脉弦细。上方加生地 20g、酸枣仁 15g、远志 15g，白芍量增至 30g，水煎服。继续给予中药外敷。嘱患者注意休息，畅情志，避风寒。

2017 年 10 月 8 日三诊：服药 7 剂，腰背部及双胁部疼痛减轻，腰椎活动改善，精神可，纳眠可，无耳鸣，小便正常，大便可。舌红，苔薄白，脉弦细。上方去生地 20g，加玫瑰花 15g，水煎服。

2017 年 10 月 16 日四诊：服药 7 剂，腰背部及双胁部疼痛明显减轻，腰椎活动进一步改善，精神可，纳眠可，大小便正常。舌红，苔薄白，脉弦细。上方去酸枣仁 15g、远志 15g，加女贞子 15g、枳壳 12g，水煎服。

2017 年 10 月 23 日五诊：服药 7 剂，腰背部及双胁部无疼痛，腰椎活动可。精神可，心情愉快，面色红润，纳眠可，大小便正常。舌淡红，苔薄白，脉细。效不更方，守上方再服 10 剂，痊愈，随访未复发。

按：《黄帝内经》云："肾者水也，而生于骨；肾不生则髓不能满……肾气热则腰脊不举，骨枯而髓减，发为骨痿。"本案患者年过半百，脏腑阴阳失衡，五脏功能下降，肝肾阴虚。肝藏血主筋，肾藏精主骨，"精血同源""肝肾同源"，藏血和藏精之间的关系实际上是精和血之间存在的相互滋生相互转化关系。血的化生有赖于肾中精气的气化；肾中精气的充盛有赖于血液的濡养。若肝失条达，耗伤阴血，肝血不足，则导致肾精亏虚，使骨髓失养，髓枯筋燥，痿废不起。肾虚日久，亦必损及肝，渐而发为肝肾阴虚之骨痿。治当滋阴补肾，填精益髓。肝肾得补而髓海得充，气血得养而筋骨得荣，故疗效佳。

【病例 9】杨某，男，81 岁，退休干部。2017 年 5 月 5 日初诊。

主症：周身疼痛 16 年，加重 1 月。腰背部、双胁部、双髋部、双腕部、双足跟部酸痛，时轻时重，劳累、久立时加重。神疲，面白，情绪抑郁，善太息，易怒，纳眠差，无发热恶寒，无咳嗽咳痰，夜尿频，大便溏稀。舌暗红苔白，脉弦细弱。坐轮椅入科室就诊。胸腰椎 X 线片示胸腰椎骨质疏松，双侧跟骨骨刺形成。骨密度：T 值 -3.17。

诊断：

中医诊断：骨痿（肝郁肾虚型）。

西医诊断：骨质疏松症。

辨证：肝郁肾虚，骨骼失养。

治法：补肾调肝，填精壮骨。

方药：自拟补肾调肝方加减。

| 骨碎补 15g | 狗脊 15g | 白芍 30g |
| 郁金 15g | 当归 15g | 玫瑰花 10g |

川芎 10g	白术 15g	合欢皮 15g
菊花 10g	川楝子 10g	柴胡 12g
石菖蒲 15g		

用法：水煎服，日1剂。

2017年5月12日二诊：服药7剂，腰背部、双胁部、双髋部、双腕部、双足跟部酸痛稍减，精神差，面白，情绪抑郁，善太息，纳眠差，无发热恶寒，无咳嗽咳痰，夜尿频，大便溏稀。舌暗红苔白，脉弦细弱。上方去菊花10g，加制川乌10g（先煎）、全蝎10g，水煎服。关节痛处给予中药通络消肿膏（侧柏叶15g、小驳骨20g、山栀子12g、木芙蓉15g、大黄10g等）外敷及活络油外涂。

2017年5月17日三诊：服药7剂，周身疼痛明显减轻，精神好转，仍抑郁，善太息，纳眠差，无发热恶寒，无咳嗽咳痰，夜尿频，大便溏。舌暗红苔白，脉细弱。上方去制川乌10g，加菟丝子15g、山药15g、威灵仙30g，水煎服。

2017年5月26日四诊：服药7剂，周身疼痛进一步减轻，精神可，心情稍舒畅，纳可眠差，无发热恶寒，无咳嗽咳痰，夜尿减少，大便溏。舌暗红苔白，脉细弱。上方威灵仙量减至15g，水煎服。

2017年6月2日五诊：服药7剂，周身疼痛明显减轻，精神可，心情舒畅，纳眠可，夜尿进一步减少，大便可。舌淡红苔薄白，脉细沉。上方去威灵仙15g、合欢皮15g，加黄芪15g、徐长卿30g，水煎服。

2017年6月9日六诊：服药7剂，周身疼痛不明显，精神好，心情舒畅，纳眠可，夜尿显明减少，大便正常。舌淡红苔薄白，脉沉缓。上方去威灵仙15g、合欢皮15g，加黄芪15g、徐长卿30g，水煎服。

2017年6月16日七诊：服药7剂，诸症皆愈，周身无明显疼痛，精神好，心情舒畅，纳眠可，大小便正常。舌淡红苔薄白，脉沉缓。上方加灵芝15g，水煎服。服药10剂，以巩固疗效。

按：患者年老，阴阳脏腑虚弱，肝肾功能亏虚，"肝主筋，肾主骨"，肝肾亏损，气血功能紊乱，精血无以营养筋骨，筋骨缺乏营养，筋骨萎缩，且肾气为一身元气之本，肾气虚则无力推动血液运行，血流瘀滞，痹阻经络，不通则痛，故见周身疼痛。患者平素烦躁易怒，情绪抑郁，肝气郁结，肝失疏泄，气机不畅，积聚于胸，则见胁肋胀闷疼痛。患者病程长，"久病必瘀""久病必虚""久痛必郁"，虚-瘀-郁形成恶性循环，致经络不通，则出现疼痛、功能障碍。舌暗红苔少，脉细弱为肝郁肾虚之象。治宜补肾调肝、填精壮骨，当补三焦，补先天、后天之火，"少火生气"，阳长阴生，髓益充，骨益养，气血经络复通，痛可止矣！骨可修矣！终收全功！

致谢

感谢以下科研项目对本套丛书的支持：国家自然科学基金（81674004、81673786、81373653、81302991），广东省科技计划项目（2016A020216024），广东省建设中医药强省专项优势病种突破项目－骨质疏松症（粤中医函〔2015〕19号）。

感谢广州中医药大学附属骨伤科医院的重视与支持。

感谢老前辈刘庆思教授生前对本套丛书的关心与指导。

感谢各位编委在书稿收集、整理、撰写中的辛勤付出。

感谢广东科技出版社工作人员对本套丛书从立项、策划、编辑到出版，尽心竭力，细心细致，思虑周全的工作，最终让本套丛书能顺利面世。